U0943623

肺癌早期诊断与多学科治疗示例

主编 / 李厚文

主要编者（按姓氏笔画排序）

田大力　刘宏旭　许　顺　李　玉　李　光　李亚明　李厚文　杨春鹿　邱雪杉　沈启明

张申众　赵明芳　韩立波　鲁继斌　黎　庶

参编者（按姓氏笔画排序）

于　潜　关庆楠　孙　楠　孙长博　孙艳彬　杨向红　谷文升　张　伟　范晓溪　赵俊刚

姜文君　党　军　徐宝宁　崔　肃

编写秘书

李　放　李瑞娜　吴　山　邹卫东

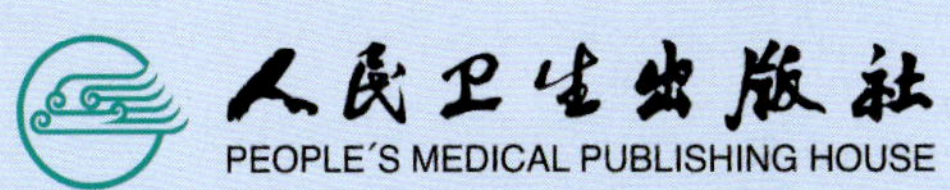

致　谢

侯桂春　李万东　佟　赤　戴　旭　毕新梅　李宝杰　金　升

王　军　武旭红　阚　丹　常晓琳　王　霞　武　丽　孙丽梅

柴亚晶　王　宇　秦跃军　庄　茁　刘　宇　张洪岩　王　春

徐慧慧　王　晴　汤　隽　李红媛　刘思洋　刘艳萍　吴　琳

吴　卓　张丹丹　张　磊　郑福爽　韩　旭　吕健梅

青年医生之良师

肿瘤患者之福音

中国医科大学

赵群

肺癌早期诊断
与多学科治疗示例

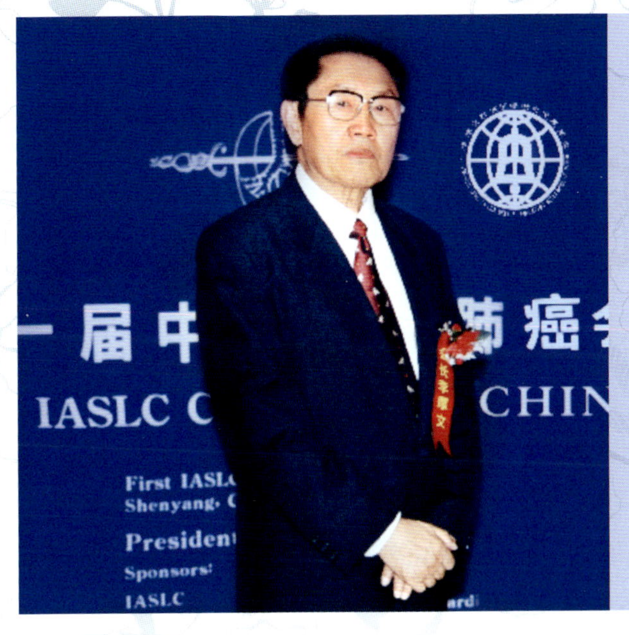

主编简介

李厚文，1927年6月出生，辽宁省丹东人，中共党员。我国著名胸外科专家，中国医科大学胸外科教授，博士生导师，中国医科大学前任校长兼肿瘤病研究所所长，中华医学会肺癌诊治会诊中心主任，中国医学基金会理事，辽宁省肺癌专业委员会主席，国务院授予特殊贡献专家，首批辽宁省优秀专家。

自1955年开始从事胸外科临床及科研工作。50余年来，在肺癌领域从流行病学、病理学、免疫学到临床的早期诊断，及对晚期癌的外科疗法、放射疗法、化学疗法综合治疗方面有着深入的研究及丰富的经验。较早地提出大脑预防放射及肝转移插管化疗预防，规范了各型肺癌的术前放射剂量与外科手术时期的关系。尤其在气管、支气管肿瘤外科治疗方面，经多学科的合作，从实验研究过渡到临床，1982年在第三届IASLC（国际肺癌研究协会）大会上发表气管隆突切除及重建术的专题报告，从此，他所领导的这个领域始终在国内处于领先地位。小细胞肺癌国际上一直认为是非外科适应证，但他早在20世纪60年代初即提出包括外科疗法在内的综合治疗，由于取得了25%的5年生存率的效果，深受国际上重视，从此引向国际间合作研究。

1984年主编我国第一部肺癌专著——《肺癌的基础与临床》，1985—1990年主持完成“七五”、“八五”国家攻关课题“肺癌早期诊断”，规范了我国肺癌的早期诊断及标准化治疗，相关成果获辽宁省科技进步一等奖。1989年组建成立卫生部中日医学教育中心，将日本的医学进展和技术引进国内，同时提高我国医学界在国际的知名度。于1999年9月8日受IASLC委托，在中国举办第一届中国国际肺癌学术会议，任大会主席，从此中国肺癌研究及学术活动正式与国际接轨，并于2005年8月15日再次担任第四届中国国际肺癌学术会议主席。2011年11月中华医学会胸心外科学会授予李厚文教授“杰出贡献奖”。2011年12月1日吴阶平医学基金会设立第一个以著名医学专家命名的专项教育基金——“李厚文肺癌医学教育发展基金”，用以提升中国肺癌医学诊疗和科研水平，发展肺癌领域医学教育事业。2012年9月中国医师协会胸心外科分会授予李厚文教授“杰出贡献奖”。

主要著作有《肺癌的基础与临床》、《纤维支气管镜图谱》等8部，发表论著100余篇；获得各类奖项和荣誉40余项。

序 1

20 世纪 60 年代是国内胸外科肺癌专业发展的早期阶段，胸外科及麻醉专业等诸多领域的发展，是随着肺癌与肺结核发病率的差异，而逐渐分化、成熟的。当年上海的吴善芳、黄偶麟，山东的苏应衡，湖北的张明泉，北京的黄孝迈、辛育龄、黄国俊，辽宁的李厚文等相互呼应，在肺癌的专业上共同成长起来。李厚文教授是从一所大学的附属医院走出来的，因此他从 20 世纪 60 年代起步到 80 年代初期，组织相关专业，共同撰写了《肺癌的基础与临床》一书，此书影响了年轻一代从事肺癌的临床医生的成长过程。从 20 世纪 70 年代后期开始，国际上出现了肺癌发病率的高峰期，而且肺腺癌逐渐替代了肺鳞癌高发病率的历史。肿瘤的分子生物学研究亦在 21 世纪初期迅速崛起，引领了生命科学的快速发展，在肺癌领域更为显著。

在 1982 年第三届 IASLC（国际肺癌研究协会）上，李厚文教授以 1978 年版肺癌 TNM 分期为标准，结合数百例中国肺癌患者的研究数据，分析了国内肺癌治疗情况，尤其肺腺癌的发病率由少变多，以致逐渐替代了肺鳞癌的高发病率，西方人称为“东方人肺癌”的特征！从此，亚洲人患肺癌的特征引出了“亚洲人群、非吸烟女性、肺腺癌”在分子学上高出西方人“表皮生长因子受体（EGFR）”突变特征的研究。根据这种特征，EGFR-TKI 在亚洲人群中收到了独有的治疗效果。

1999 年，李厚文教授与全国同仁，尤其是 IASLC 的中国会员们共同策划、举办了第一届 IASLC 中国肺癌学术大会（1999 年 9 月 9 日于沈阳），随后的数年，IASLC 中国肺癌学术大会分别在北京、南宁及哈尔滨相继召开，孙燕院士主编的《肿瘤时讯》自 2003 年始源源不断引进各种肿瘤的前沿科学，这些共同推动了国际肺癌学界研究成就的共享，我国肺癌的治疗逐渐从单学科转变为多学科共同参与，实施个体化治疗肺癌的理念。

肺癌发病率居十大恶性肿瘤之首，其与吸烟人群、工业发展、社会环境污染等因素密切相关。中国近 10 年肺癌的研究及临床走向、发展，国家规划的“十二五”卫生防癌计划中，已明确提出对十大恶性肿瘤，尤其突出在肺癌的早期诊断方面要求，强调了多学科诊治的个体化规范导向，李厚文教授承接吴阶平医学基金会创立的“李厚文肺癌医学教育发展基金”专项基金，近一年来矢志于培训从事肺癌研究的人才，以人才战略为主线，首先着眼于更多年轻医生参与肺癌的认证出发，从社会人群中发现早期肺癌，进一步推进到多学科会诊中去，遵循符合个体化要求的原则，他动员了辽宁地区以中国医科大学附属第一医院、附属盛京医院、附属第四医院，辽宁省肿瘤医院，沈阳市胸科医院，盘锦市中心医院等为主的从事肺癌领域的技术团队，编写了此部专著，供相关学科共同参考。

切望社会各界，尤其国内医务界同道们支持与指正！

2013 年 11 月

序 2

肺癌作为一种独立的恶性肿瘤，近30年来已成为全世界发病率及死亡率最高的恶性肿瘤！肺癌涉及学科十分广泛而复杂，过去对其内在规律知之甚少，而现今，对肺癌的治疗已进入分子靶向时代，个体化治疗已成为主流，可以说看到了曙光！我国对肺癌的防治工作已有50年的历史，与国际各领域间的合作也逐步加深。面对国家“十二五”规划，尤其是肺癌的临床治疗领域，也正努力向“确切诊断、严格标准、规范治疗”方向发展。为了实现肺癌临床早期诊断这一要点，中国医科大学及其附属第一医院、附属盛京医院、附属第四医院，辽宁省肿瘤医院，沈阳市胸科医院及盘锦市中心医院组织了肺癌相关各学科专家教授为本书撰写了专题，并指导中青年医生整理完成相应的典型病例，供医务界及社会相关人士参考。

本书既涵盖了肺癌各领域的最新进展，又应用了国际的新标准进行了严格认证，以求传授给读者认识肺癌进而去策划肺癌的规范化治疗的能力。书中各领域教授尽量以最新文献为依据，采用第7版IASLC分期系统，力求明确解读，规范标准。例如书中提到：对于在肺叶周边生长的早期癌，若拟行楔形切除，CT三维成像对于判断肿瘤生长方式及位置尤为重要。病理新分类中肺腺癌分为浸润前期、微浸润期及浸润期，这对临床评估预后意义重大。在肺癌化疗方面，由于多药联合不仅不增加疗效，反而增加毒性反应，故只涉及了第三代新药及分子靶向药。放射治疗中，ⅠA期病灶≤2.0cm，外科疗效与立体定向放射（SBRT）疗效相当，特别对于那些不适合外科手术治疗的患者，也是一种合理的选择！^{18}F-FDG标记的PET/CT显像在本书病例中也多有涉及，对异质性很强的肺癌结节性病变的诊断及有无全身性转移方面的诊断极具参考价值。由于高分辨率胸部CT的广泛应用，越来越多的早期肺癌病变被发现，如肺腺癌的浸润前病变，即非典型腺瘤性增生（AAH）、原位腺癌（AIS）及微浸润性腺癌（MIA）。由于其病理学特点，瘤细胞以贴壁样生长方式（Lepidic）为主，除肺泡间隔略增宽外，肺泡依然具有含气功能。甚至进展到微浸润性腺癌期，其间质浸润仍≤0.5cm。故在胸部CT上表现为磨玻璃样影像（GGO），或进入微浸润性腺癌期（GGO基础上伴少量≤0.5cm小致密影）。因而在PET/CT上表达的SUV值也因肿瘤细胞侵入间质的数量少，相对的细胞糖代谢量也少，故常常达不到各医院设定的标准值，造成诊断困难。

随着本书出版之日的临近，特此感谢在这多年不遇的酷暑之际为肺癌防治大业日夜兼程、默默奉献的各界肺癌相关专业的专家、教授、中青年医生等，尤其我们要感谢老校长、我们大家的老师李厚文教授，感谢他和他的团队为这项公益事业付出的努力！各位读者若能从此书中得到肺癌早期认证的能力，且能体会到肺癌与吸烟的相关性，我们诚挚地邀请您加入到戒烟的志愿队伍中来！

2013年11月

肺癌早期诊断
与多学科治疗示例

前 言

回顾30年前国际上已开始重视“随着工业发展所致空间、水源污染，尤其在我国已出现肺癌与胃癌发病率竞相攀登之势！”。辽宁地区以中国医科大学为主力，先后在抚顺、庄河分别以肺癌、胃癌为主要目标，进行了“早期诊断”的攻关课题研究，引领全国对两大癌的防控工作。由于人力、经济条件等各种因素，始终未能形成规模，走出低谷！

近20年来，中国在肿瘤方面、分子生物学领域与国际间深层次合作未能同步；肺癌又突现出高发时期，肺癌中两大类型——鳞癌与腺癌，已从鳞癌为主转向以腺癌为主的局面。东西方国家间的地域之差形成了人种遗传性的差异。在东方国家肺腺癌的发病优势，早已被西方学者称之为“东方人的肺癌”。因此，在20~30年间，世界上对肺腺癌的分子生物学研究也在加强，肺癌发病率在这20年间也成倍地增长，不仅仅是因为类型的变化，近年世界调查每年140万人死于肺癌，美国为16万人/年，中国为40万人/年（相当于十年前的两倍）。据学界推算2011~2030年癌症将增加一倍，即1320万~2140万人/年。为此，我国在2011年，国务院发布了对以肺癌为首的十大癌的防治决定！

2012年7月15日，由吴阶平医学基金会决定在国内成立“李厚文肺癌医学教育发展基金”，对我个人这是一次历史性推动，因为用一个单病种定向，其突出了一个主题——联合国内外肺癌领域学术界，以医学教育为主线、培养人才为战略，紧紧依靠社会力量，打造一个源源不断的肺癌学术梯队，既要适应国际间要求，又要具备防癌一线能力的中青年医生团队，走向全国。

2013年4月25日，*Hem Onc Today*《肿瘤时讯》转载了国际上“全基因组测序为癌症治疗的未来”为题：表述了近六年基因组学研究的最新数据，这表明这一蓬勃发展的领域将永久地改变癌症诊断和治疗的未来。根据这一理念，从专业上实感距离太大，但从中却找到了今后办肺癌医学教育的核心要素，强化以肺癌的基因领域的理念去指导临床的诊疗方向！

依此，由中国医科大学及其附属第一医院、附属盛京医院、附属第四医院，辽宁省肿瘤医院，沈阳市胸科医院及盘锦市中心医院联合组织了11位教授及20余位中青年医师，由多学科参与共同编写了此部《肺癌早期诊断与多学科治疗示例》，本书自2013年5月开始筹划，尽可能引用近年一部分病例作为本书的起点，引入分子生物学检测作为治疗的主线，展示给读者参考，在此，诚望国内几位先导：吴一龙、赫捷、张学、韩宝惠、王绿化、支修益、王恩华等及国内同道们能为本书指正！尤其在肺癌的分子生物学领域，能作为中青年医生的启蒙者，让我们走在一起吧！

本项目在实施过程中，得到了辽宁省政府、辽宁省卫生计划生育委员会及辽宁省财政厅等的大力支持和帮助，在此一并表示感谢！

李厚文

2013年11月13日

中英文名词对照

中文	英文缩写	英文全称
肿瘤	T	tumor
淋巴结	N	node
远处转移	M	metastasis
小细胞肺癌	SCLC	small cell lung cancer
非小细胞肺癌	NSCLC	non-small cell lung cancer
磨玻璃影	GGO	ground glass opacity
孤立性肺结节	SPN	solitary pulmonary nodule
标准摄取值	SUV	standard uptake value
非典型腺瘤样增生	AAH	atypical adenomatous hyperplasia
原位腺癌	AIS	adenocarcinoma in situ
微浸润性腺癌	MIA	minimally invasive adenocarcinoma
细支气管肺泡癌	BAC	bronchioloalveolar carcinoma
免疫组织化学	IHC	immunological histological chemistry
经胸穿刺活检	TTNA	transthoracic needle aspiration
超声支气管镜引导下经支气管针吸活检	EBUS-TBNA	endobronchial ultrasound-guided transbronchial needle aspiration
电视辅助胸腔镜手术	VATS	video-assisted thoracic surgery
三维适形放射治疗	3DCRT	3 dimensional conformal radiation therapy
调强放射治疗	IMRT	intensity modulated radiation therapy
图像引导放射治疗	IGRT	image guided radiotherapy
体部立体定向放射治疗	SBRT	stereotactic body radiation therapy
表皮生长因子受体	EGFR	epidermal growth factor receptor
酪氨酸激酶抑制剂	TKI	tyrosine kinase inhibitor
棘皮动物微管相关蛋白样 4	EML4	echinoderm microtubule associated protein like 4
间变性淋巴瘤激酶	ALK	anaplastic lymphoma kinase
体能状态	PS	performance status
1 秒钟用力呼气容积	FEV1	forced expiratory volume in 1 second
完全缓解	CR	complete remission
部分缓解	PR	partial remission
疾病稳定	SD	stable disease
疾病进展	PD	progressive disease

目　录

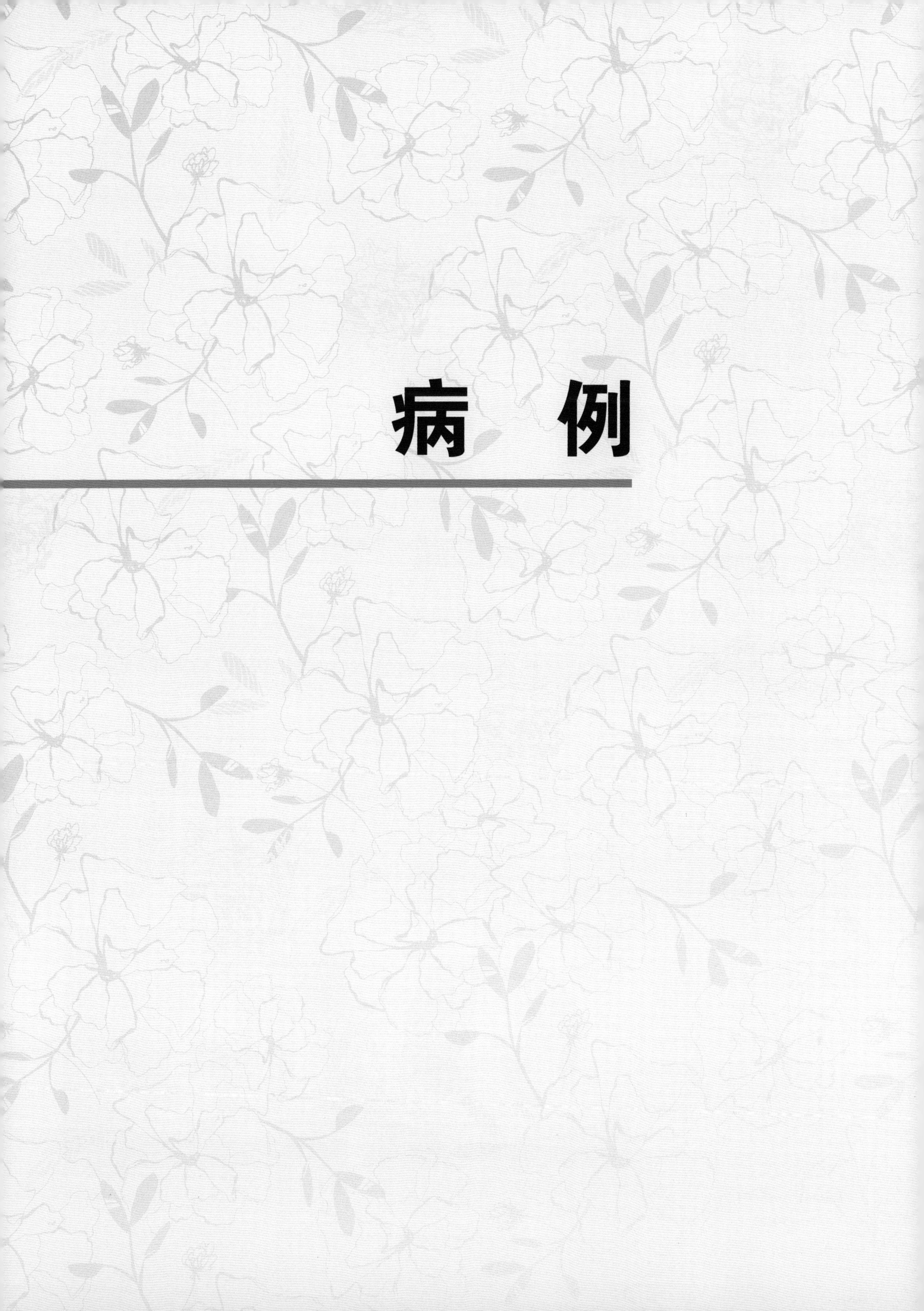

病　例

01　ⅡA 期小细胞肺癌

病史简介

性别：女　　　出生日期：1941-02-08

现病史

患者以“咳嗽伴乏力 1 个月，检查发现右肺上叶肿物 1 天”为主诉入院。患者 1 个月前无明确诱因出现咳嗽伴乏力，无咳痰及痰中带血，未治疗，症状无缓解，1 天前就诊于我院胸外科门诊，行 CT 检查发现右肺上叶肿物入院。病来患者无发热，无胸痛、气促，体重变化不明显。

个人史

40 余年前肺结核病史；无吸烟饮酒史，无粉尘及污染物接触史。

辅助检查

血生化检查、心肺功能未见明显异常。

胸部 CT 见图 1。

纤维支气管镜见图 2。

余全身各部检查均未见异常。

肿瘤系列神经元特异性烯醇化酶 23.83ng/ml，余无异常。

术前诊断及分期

右肺上叶占位性病变，鳞癌可能性大；T2bN0M0，ⅡA 期

手术情况

患者术前拒绝行穿刺检查明确组织病理，术前诊断不明，于 2012-06-04 行胸腔镜下右肺上叶切除，淋巴结廓清术。

术后病理见图 3。

术后诊断及分期

右肺上叶小细胞癌；T2bN1M0，ⅡB 期

术后治疗

“依托泊苷 100mg/m^2 $d_{1\sim3}$+ 顺铂 30mg/m^2 $d_{1\sim3}$”方案化疗，第 4 周期化疗时患者出现右下肢深静脉血栓，抗凝后好转，终止化疗。

图 1　肺上叶后段见椭圆形肿块影，边缘呈分叶状，周边见模糊片状影；邻近胸膜牵拉、增厚，大小约 5.22cm × 3.5cm，CT 值 25Hu；增强扫描明显强化，CT 约为 45Hu。双侧肺门不大，纵隔居中，其内未见肿大淋巴结

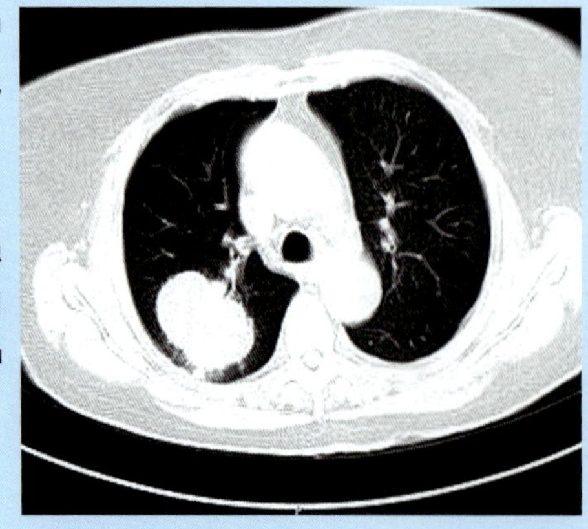

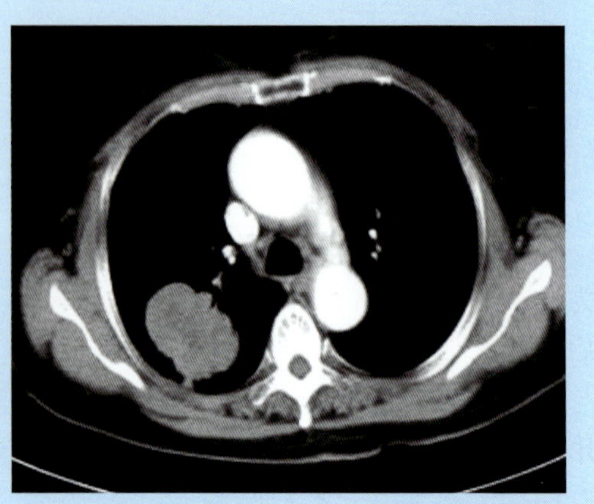

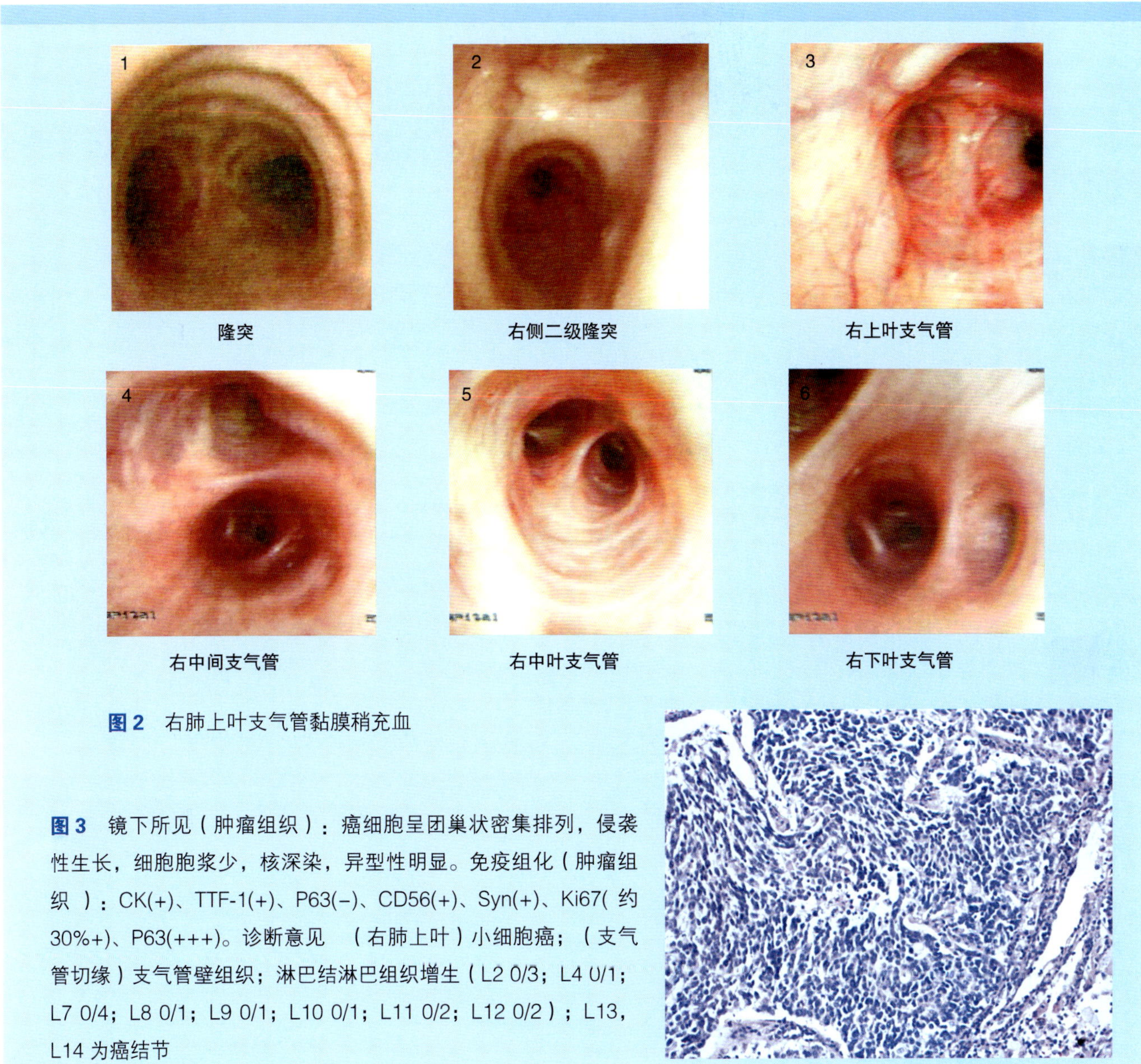

图 2 右肺上叶支气管黏膜稍充血

图 3 镜下所见（肿瘤组织）：癌细胞呈团巢状密集排列，侵袭性生长，细胞胞浆少，核深染，异型性明显。免疫组化（肿瘤组织）：CK(+)、TTF-1(+)、P63(−)、CD56(+)、Syn(+)、Ki67(约30%+)、P63(+++)。诊断意见 （右肺上叶）小细胞癌；（支气管切缘）支气管壁组织；淋巴结淋巴组织增生（L2 0/3；L4 0/1；L7 0/4；L8 0/1；L9 0/1；L10 0/1；L11 0/2；L12 0/2）；L13，L14 为癌结节

随访

现患者术后 14 个月，至今未见局部复发及远处转移。

李厚文点评

术前临床诊断为肺癌（可能为鳞状细胞癌），由于属ⅡA 期，故术前应进行脑 CT 检查。此例术中病理诊为小细胞肺癌，行右肺上叶切除＋纵隔淋巴结廓清术。术后病理诊断为小细胞肺癌，并 L13，14 组转移。术后推荐化疗：EP 方案（依托泊苷 100mg/m^2 $d_{1\sim3}$+ 顺铂 30mg/m^2 $d_{1\sim3}$）自术后第 4 周开始，并在化疗第一周期后与纵隔放疗同步。同时行 PET/CT 全身检查。放射量为 50Gy。在化疗第 4 周期后患者出现右下肢深静脉血栓，用抗凝药（速碧林＋华法林）治疗，由于患者全身状态不佳，未能继续化疗及行脑预防性放射。

02 同侧非同肺叶多中心肺腺癌

病史简介

性别：女　　出生日期：1951-03-24

现病史 患者以“咳痰带血 1 周”为主诉入院。患者 1 周前无明确诱因出现咳痰带血伴前胸疼痛及周身乏力，于当地医院行 CT 检查发现右肺肿物来诊。病来患者无发热，无胸痛、气促，体重变化不明显。

个人史 无肿瘤病史，无吸烟饮酒史，无粉尘及污染物接触史。

辅助检查

血生化检查、心肺功能未见明显异常。

胸部 CT 平扫 + 增强：见图 1。

纤维支气管镜见图 2。

脑骨肝及肾上腺检查示无远处转移证据。

肿瘤系列，癌胚抗原测定 9.25ng/ml。

术前诊断及分期 右肺上叶占位性病变，恶性可能性大；右肺中叶结节。若右肺中叶结节为良性：T2aN0M0，ⅠB 期；若右肺中叶结节为恶性：T4N0M0，ⅢA 期。

手术情况 2012-12-18 在全麻下行右肺上叶、中叶切除、淋巴结廓清术，术后病理见图 3。

术后诊断及分期 右肺上叶、中叶腺癌；T4N0M0，ⅢA 期

术后治疗 化疗药物靶标检测及基因突变检测见下表。

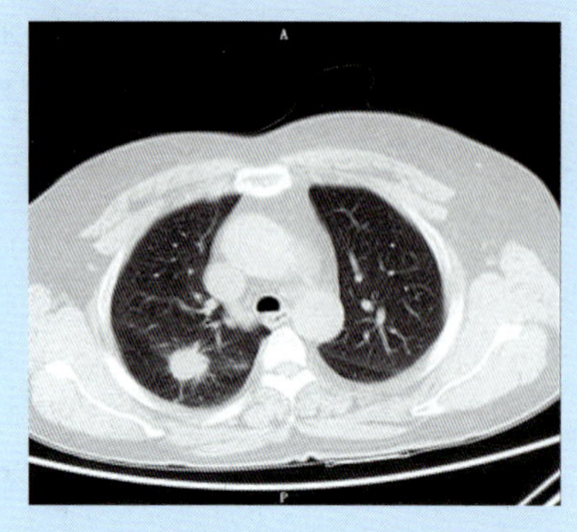
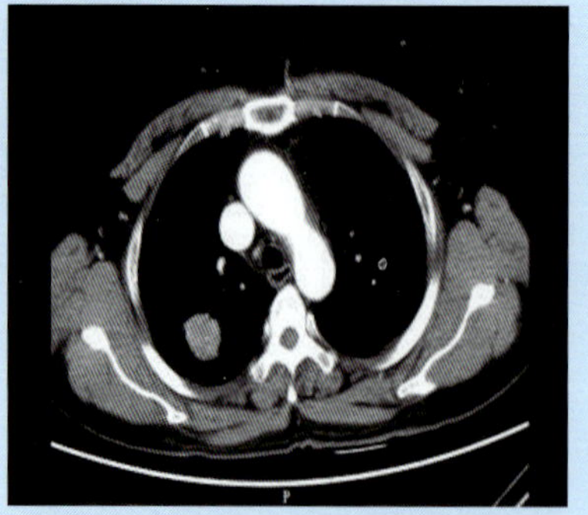

A

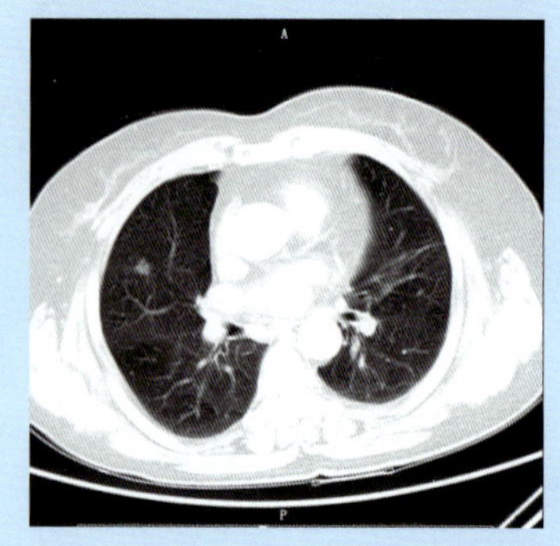

B

图 1 A：右肺上叶见团块影，边缘可见毛刺，邻近胸膜可见增厚，病变大小约 3.2cm × 2.5cm，平扫 CT 值约 41Hu，增强后可见强化，CT 值约 65Hu，延迟期 CT 值约 73Hu。双侧肺门不大，纵隔居中，其内未见肿大淋巴结。B：右肺中叶见结节影，边缘可见小毛刺

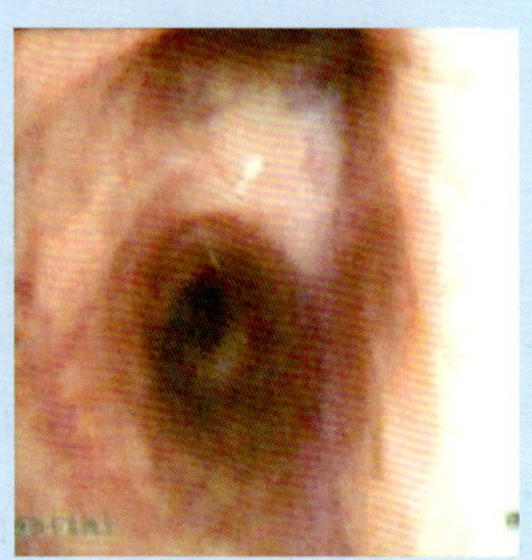

右肺二级隆突

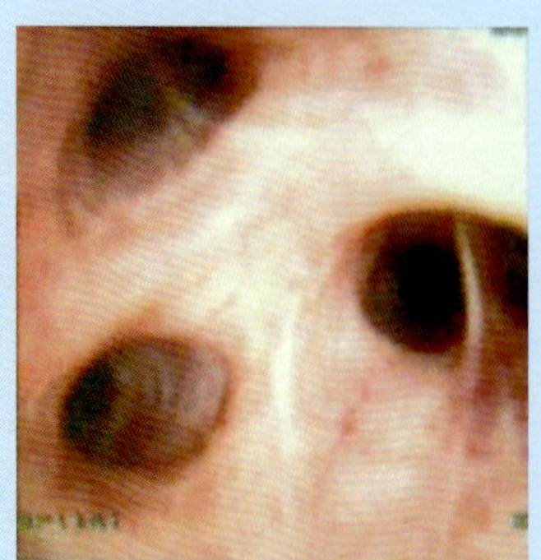

右肺上叶支气管远端

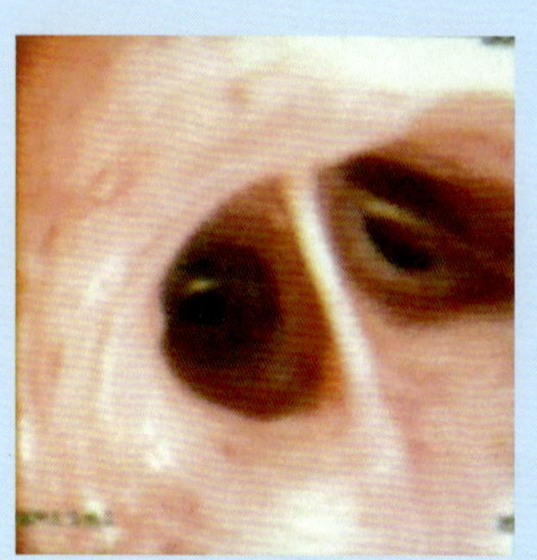

右肺上叶后段支气管

图 2 气管环清晰，黏膜正常，隆突锐利，血管纹理清晰，左右肺支气管段以上开口正常，未见新生物

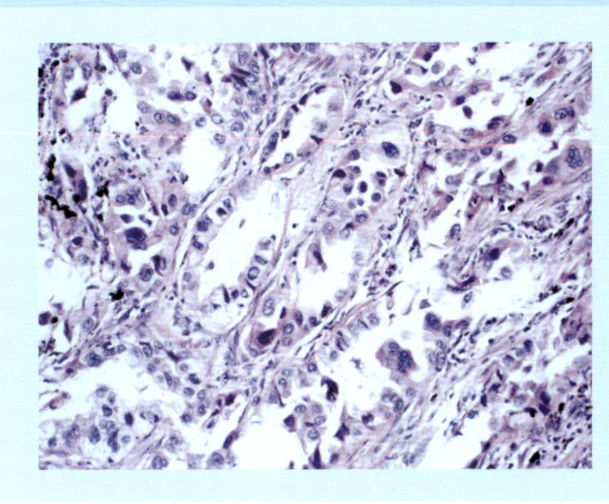

图 3 镜下所见（右肺上叶肿瘤组织）：癌细胞呈腺腔样排列，部分沿肺泡壁生长，细胞核大深染，可见病理性分裂象。免疫组化：右肺上叶肿物 CK7(+)、CK5/6(−)、P63(−)、TTF-1(+)、Ki67(+15%)、SPB(弱 +)；右肺中叶结节 TTF-1(+)、P53(−)、Ki67(+5%)。诊断意见：(右肺上叶肿物)腺癌(高分化，以腺泡样和沿肺泡壁生长为主)；（右肺中叶结节）腺癌(高分化，沿肺泡壁生长为主型)；L2(0/1)，L7(0/2)，L10(0/1)，L11(0/4)，L12(0/2)，L13(0/1)，L14(0/2) 淋巴结淋巴组织增生

建议患者一线化疗选择靶向药物，但因患者经济条件欠佳，遂一线化疗选择“吉西他滨 1000mg/ m^2+ 顺铂 30mg/ $m^2 d_{1-3}$ q21d”方案化疗 4 周期。

表 EGFR 基因外显子 21 突变

检测项目	检测数据	结果	提示
ERCC1 mRNA 表达	≥ 20.8%	低	ERCC1 基因 mRNA 表达水平与铂类疗效负相关
TYMS mRNA 表达	≥ 63.3%	中偏高	TYMS 基因 mRNA 表达水平与氟类 / 培美曲塞 / 卡培他滨疗效负相关
RRM1 mRNA 表达	≥ 32.9%	中偏低	RRM1 基因 mRNA 表达水平与吉西他滨疗效负相关
TUBB3 mRNA 表达	≥ 67.9%	中偏高	TUBB3 基因 mRNA 表达水平与抗微管类疗效负相关
EGFR E19 基因突变	野生型	无突变	EGFR 基因外显子 19 缺失突变与吉非替尼 / 厄洛替尼 / 埃克替尼疗效正相关
EGFR E18 基因突变	野生型	无突变	EGFR 基因外显子 18 突变与吉非替尼 / 厄洛替尼 / 埃克替尼疗效正相关
EGFR E21 基因突变	P.L858R(CTG>CGG)	突变	EGFR 基因外显子 21 突变与吉非替尼 / 厄洛替尼 / 埃克替尼疗效正相关
EGFR E20 基因突变	野生型	无突变	EGFR 基因外显子 20 突变与吉非替尼 / 厄洛替尼 / 埃克替尼疗效负相关

随访 现患者术后 8 个月，至今未见局部复发及远处转移。

李厚文点评

1. 此病例为双原发病灶，病理类型分别归类为浸润性腺癌（右上叶肿物）、微浸润性腺癌（中叶结节），病变较早阶段曾被称为细支气管肺泡癌，此病以单一结节多见，也可呈多中心性或弥漫性改变，临床症状多种多样，缺乏特异性，生物学特性有惰性发展的趋势，早期生长可相当缓慢，病灶的动态观察和跟踪随访十分重要，因其沿肺泡壁附壁生长的方式决定了其转移途径和特点，以肺内转移多见，淋巴结及血行转移少见，多于肿瘤的晚期出现。

2. 此病例特点腺癌亚型多中心，推荐对各病灶分别力争根治。

3. 分子靶标检测 EGFR 突变阳性，二线治疗推荐应用 EGFR TKI 治疗。

03 肺腺癌伴胸水

病史简介

性别：男　　　出生日期：1983-05-14

现病史

患者以“检查发现左肺占位性病变 2 周”为主诉入院。患者 2 周前因扁桃体炎就诊于当地医院抗炎治疗，行胸部 CT 检查时发现左肺肿物，进一步行支气管镜活检确诊为腺癌来诊。病来患者无发热，无胸痛、气促，体重变化不明显。

个人史

无肿瘤病史，无吸烟饮酒史，无粉尘及污染物接触史。

辅助检查

血生化检查、心肺功能未见明显异常。

胸部 CT 平扫 + 增强：见图 1。

胸腔积液超声示左侧胸腔与腋后线第 10 肋间可见无回声区，范围约 4.25cm × 1.97cm。暂不宜定位穿刺。

纤维支气管镜见图 2；活检病理示：肺腺癌。

脑骨肝及肾上腺检查示无远处转移证据。

肿瘤系列未见异常。

术前诊断及分期

左肺下叶腺癌伴胸腔积液；若胸腔积液为良性，则 T2aN1M0，ⅡA 期；若恶性，则 T2aN1M1a，Ⅳ期

手术情况

患者患侧胸腔存在少量胸腔积液，穿刺抽液困难，术前无法明确积液性质，于 2012-12-11 全麻胸腔镜下见左下叶近乎不张，胸腔内少量淡红色胸水，未见胸膜及心包转移结节，无转移证据，遂行胸腔镜辅助下左肺下叶切除、淋巴结廓清术。术后病理见图 3。

图 1 左肺下叶可见团块影，大小约为 3.87cm × 3.44cm，边界较清，密度较均匀，CT 值约为 33Hu，增强扫描轻度不均匀强化，CT 值约为 49Hu，延迟扫描 CT 值 62Hu，病变远端呈片状致密影，增强扫描亦见强化，邻近胸腔内可见少量液性密度影。双侧肺门不大，纵隔居中，其内未见肿大淋巴结

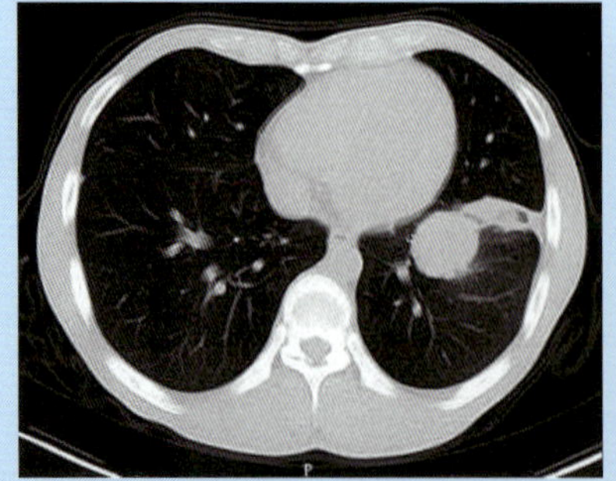

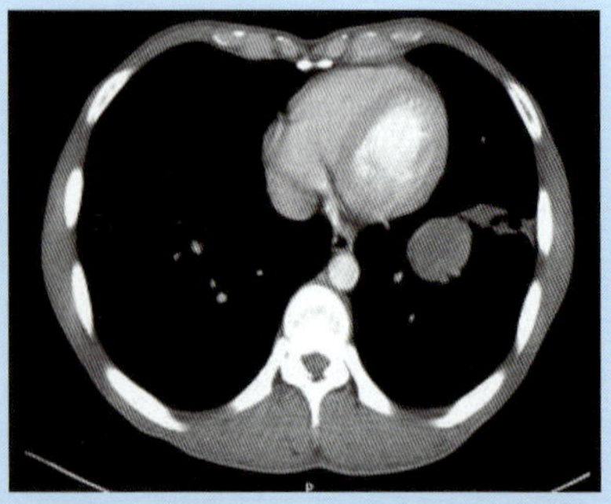

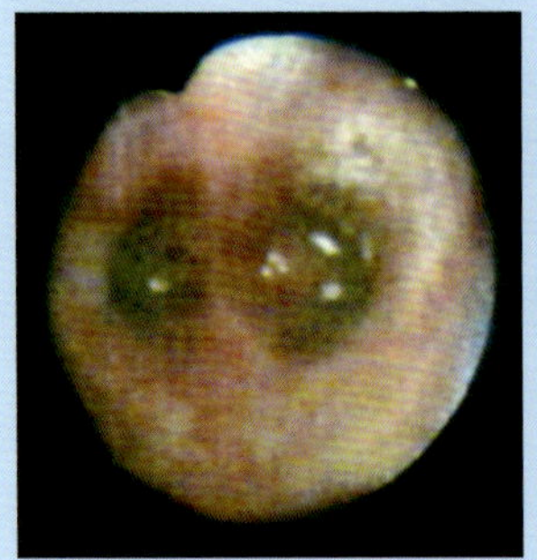

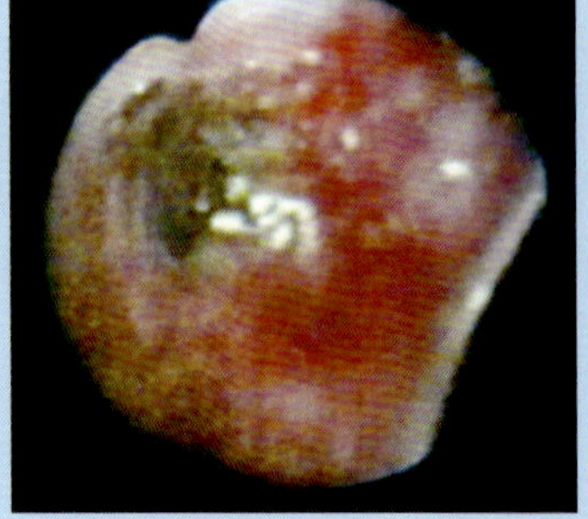

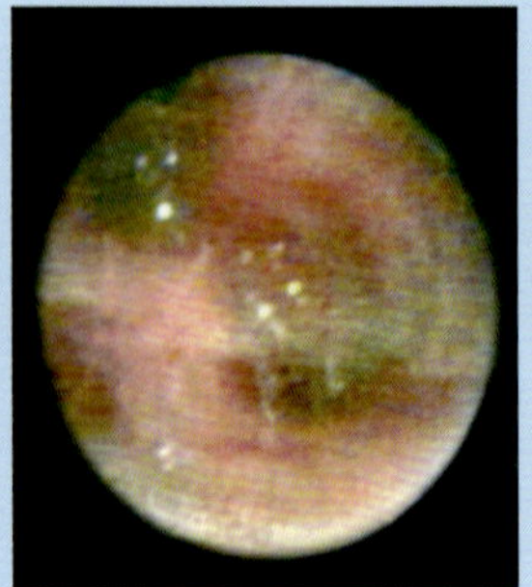

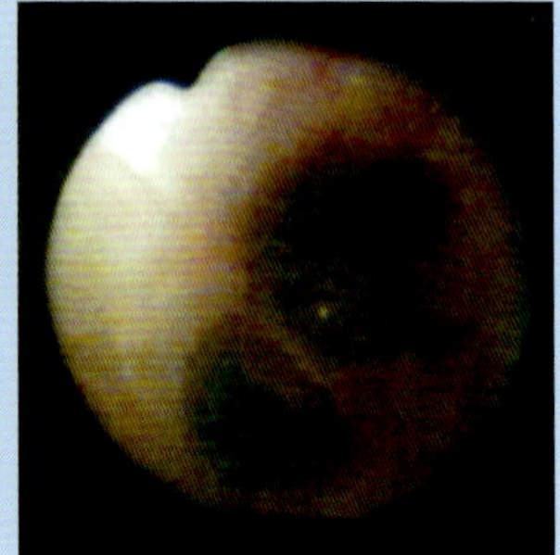

图 2 肿瘤阻塞左肺下叶前段支气管

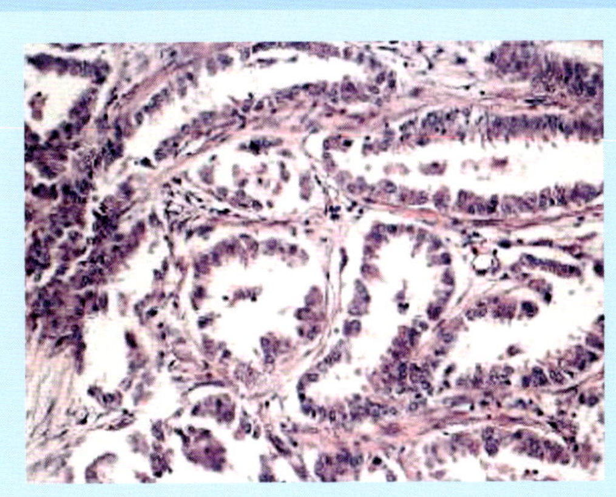

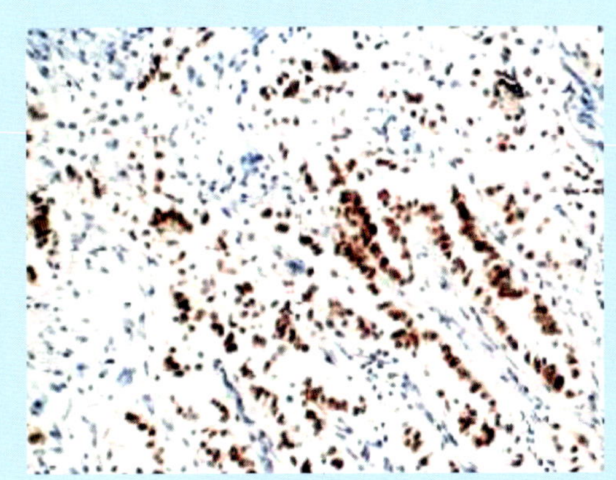

图 3 腺癌（中分化），L14(1/1)；淋巴结转移癌；L5(0/1)，L6(0/1)，L7(0/1)，L8(0/1)，L9(0/1) L10 (0/1)，L11(0/1)，L12(0/1)，L13(0/1) 淋巴组织增生

术后诊断及分期

左肺下叶周围型腺癌，T2aN1M0，ⅡA 期

术后治疗

肿瘤治疗相关药物靶标检测见下表。

"培美曲塞 500mg/ m^2+ 洛铂 50mg d_1 q21d 方案"化疗 4 周期。

表 肿瘤治疗相关药物靶标检测

检测项目	检测数据	结果	提示
ERCC1 mRNA 表达	≥ 67.7%	中偏高	ERCC1 基因 mRNA 表达水平与铂类疗效负相关
BRCA1 mRNA 表达	≥ 4.1%	低	BRCA1 基因 mRNA 表达水平与铂类疗效负相关
TYMS mRNA 表达	≥ 17.6%	低	TYMS 基因 mRNA 表达水平与氟类 / 培美曲塞 / 卡培他滨疗效负相关
RRM1 mRNA 表达	≥ 21.9	低	RRM1 基因 mRNA 表达水平与吉西他滨疗效负相关
TUBB3 mRNA 表达	≥ 72.6%	中偏高	TUBB3 基因 mRNA 表达水平与抗微管类疗效负相关
STMN1 mRNA 表达	≥ 42.4%	中	STMN1 基因 mRNA 表达水平与抗微管类疗效负相关
TOP2A mRNA 表达	≥ 11.2%	低	TOP2A 基因 mRNA 表达水平与依托泊苷疗效正相关
EGFR mRNA 表达	≥ 42.6%	中	EGFR 基因 mRNA 表达水平与吉非替尼 / 厄洛替尼 / 埃克替尼 / 西妥昔单抗 / 帕尼单抗疗效正相关

随访

现患者术后 8 个月，至今未见局部复发及远处转移。

李厚文点评

此患者术前即见胸腔少量积液，由于量少不易抽液检细胞学，但术中见胸水尤其为淡红色，又在胸腔镜辅助下未见胸膜及心包有转移结节！此时应立即留存胸水取样，一部分送检病理细胞学；另留样保存术后再检。此举对预测预后及术中冲洗胸腔均可行！因为如果阳性应是 M1a！

专题 1
胸部解剖

韩立波

肺体表投影

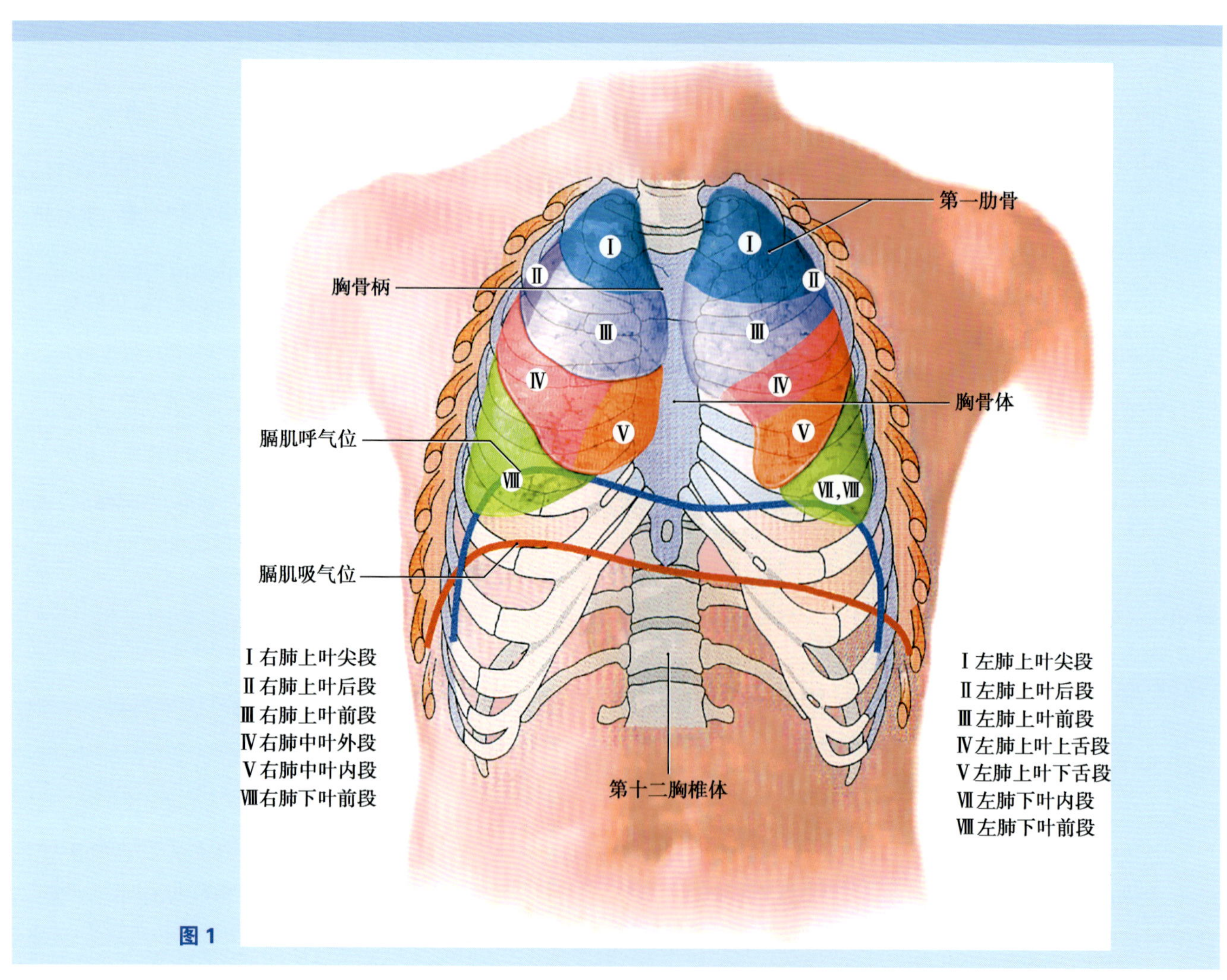

图 1

肺的前界几乎与壁层胸膜前界一致，仅左肺前缘在第 4 胸肋关节高度转向外至胸骨旁线处弯向外下，至第 6 肋软骨中点移行为下界。肺下界较胸膜下界稍高，平静呼吸时，在锁骨中线与第 6 肋相交，在腋中线与第 8 肋相交，在肩胛线与第 10 肋相交，近后正中线处平第 10 胸椎棘突。小儿肺下界比成人约高一个肋。

肺和胸膜下界的体表投影

	锁骨中线	腋中线	肩胛线	后正中线
肺下界	第 6 肋	第 8 肋	第 10 肋	第 10 胸椎棘突
胸膜下界	第 8 肋	第 10 肋	第 11 肋	第 12 胸椎棘突

喉、气管和支气管

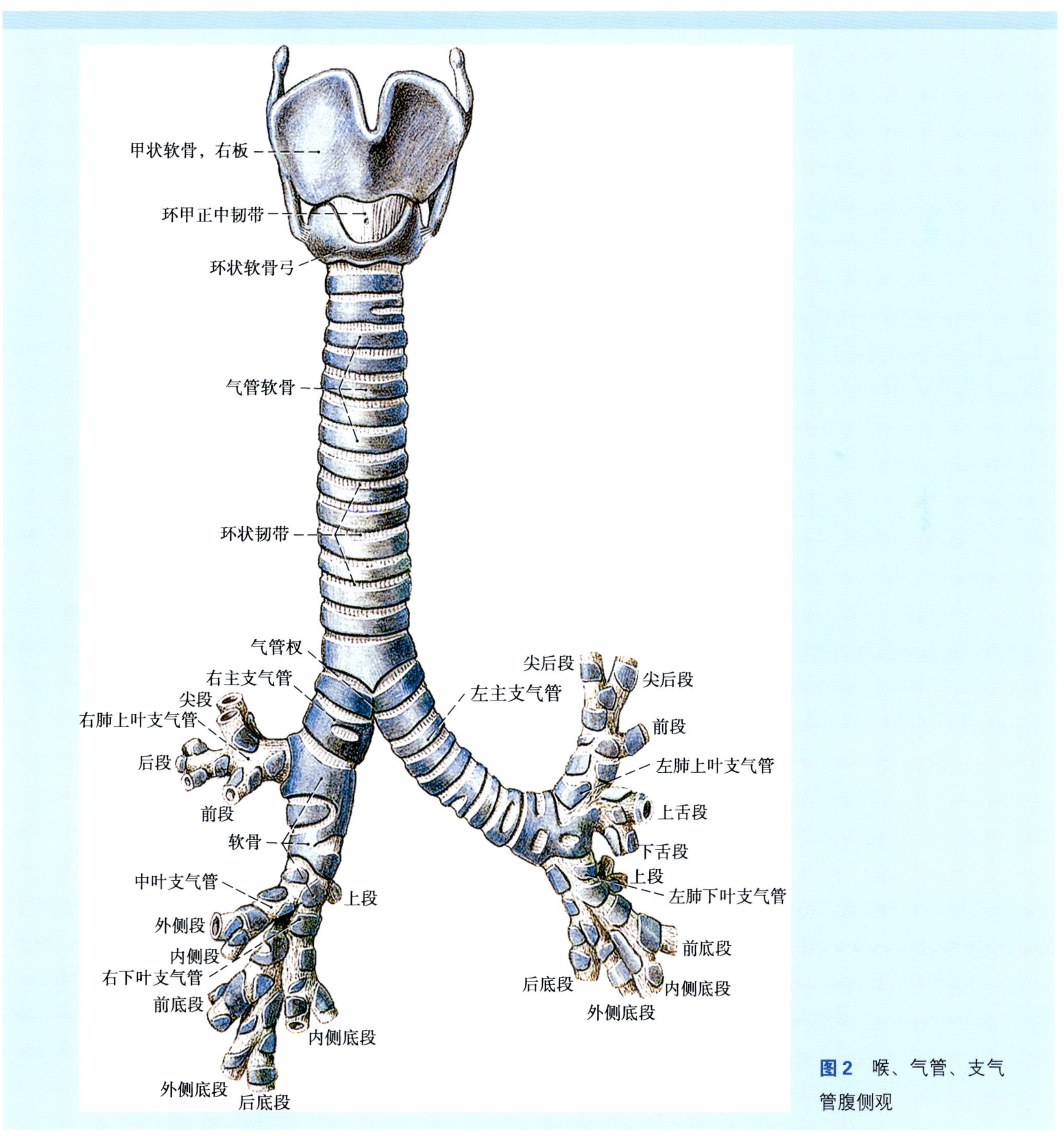

图 2 喉、气管、支气管腹侧观

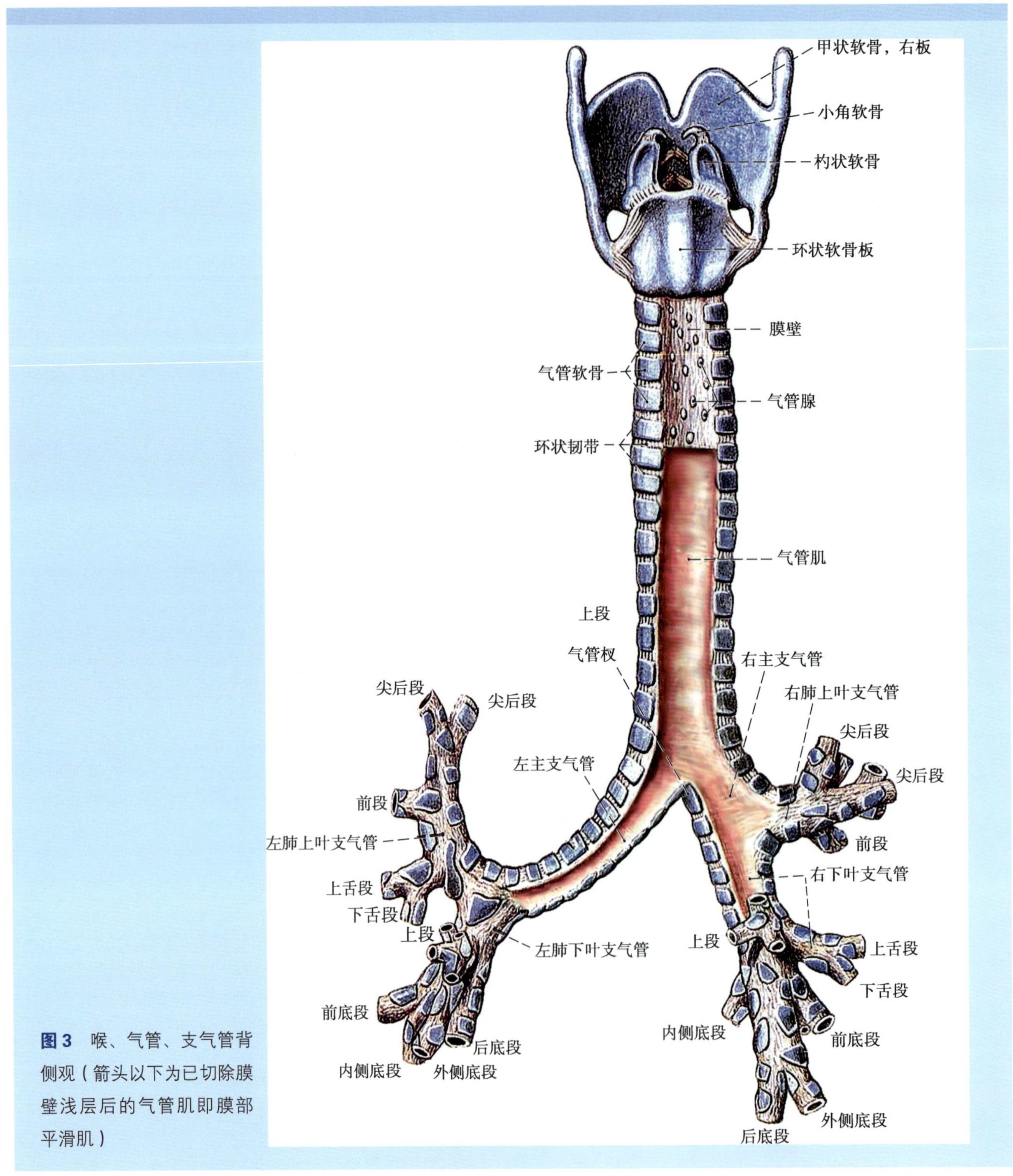

图 3 喉、气管、支气管背侧观（箭头以下为已切除膜壁浅层后的气管肌即膜部平滑肌）

气管位于喉与气管杈之间，成人长约 10~12cm，平均长度为 11cm，横径约 2.3cm，前后径约 1.8cm，其横截面呈椭圆形，由 16~20 个“C”形透明软骨环构成气管前壁及侧壁，大约每厘米有两个软骨环，后壁由平滑肌及纤维组织构成膜部。患慢性阻塞性肺疾病和肺气肿的患者，气管的前后径明显增大，甚至可达气管横径的两倍。

气管起自环状软骨下缘约平第 6 颈椎体下缘，向下至胸骨角平面约平第 4 胸椎体下缘处，分叉形成左、右主支气管，腔内气管杈形成的隆起称为隆嵴，是支气管镜检查时判断气管分叉的重要标志。气管以胸骨上切迹为界，分为颈部和胸部，随着颈部的屈伸，气管能与相关的解剖结构一起进行垂直运动，气管长度的变化约

3cm，颈部强屈位可使环状软骨完全接近于胸骨上切迹，以致颈段气管大幅度缩短，对缓解气管吻合口的张力有十分重要的意义。

左、右主支气管之间呈 65°~80° 锐性夹角，左主支气管长约 5cm，横径约 1.4cm，与气管中线的交角为 40°~50° ，约在第 6 胸椎水平入肺；右主支气管较左主支气管粗而短，长约 2.5cm，横径约 1.5cm，与气管中线的交角为 25°~30° ，约在第 5 胸椎水平入肺。

主支气管于肺门处分支为肺叶支气管，肺叶支气管经第二肺门入肺叶再分为肺段支气管（一般每侧肺有 10 个肺段支气管），每个肺段支气管反复分支，管径越分越细，呈树枝状，直至终末支气管，共 16 级，具有通气功能。呼吸性支气管、肺泡管和肺泡囊具有换气功能。

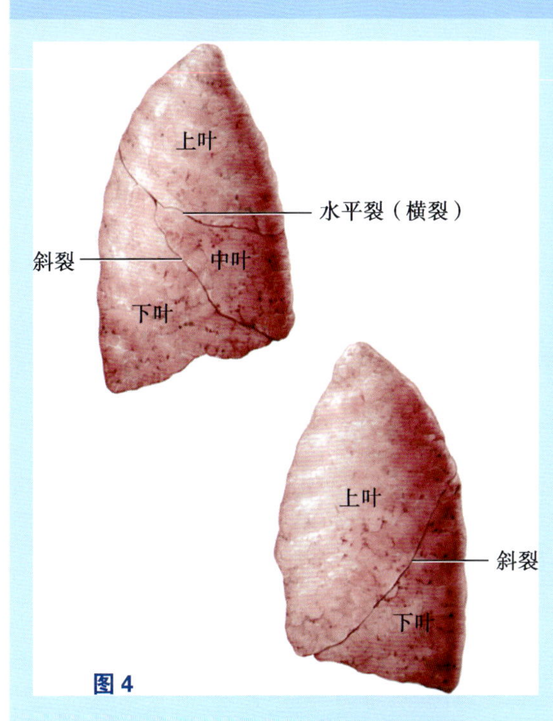

图 4

肺叶和肺裂

右肺由斜裂和水平裂分为上、中、下三叶，左肺由斜裂分为上、下二叶，有的个体肺裂不完全或缺如，也可出现额外的肺裂和肺叶。

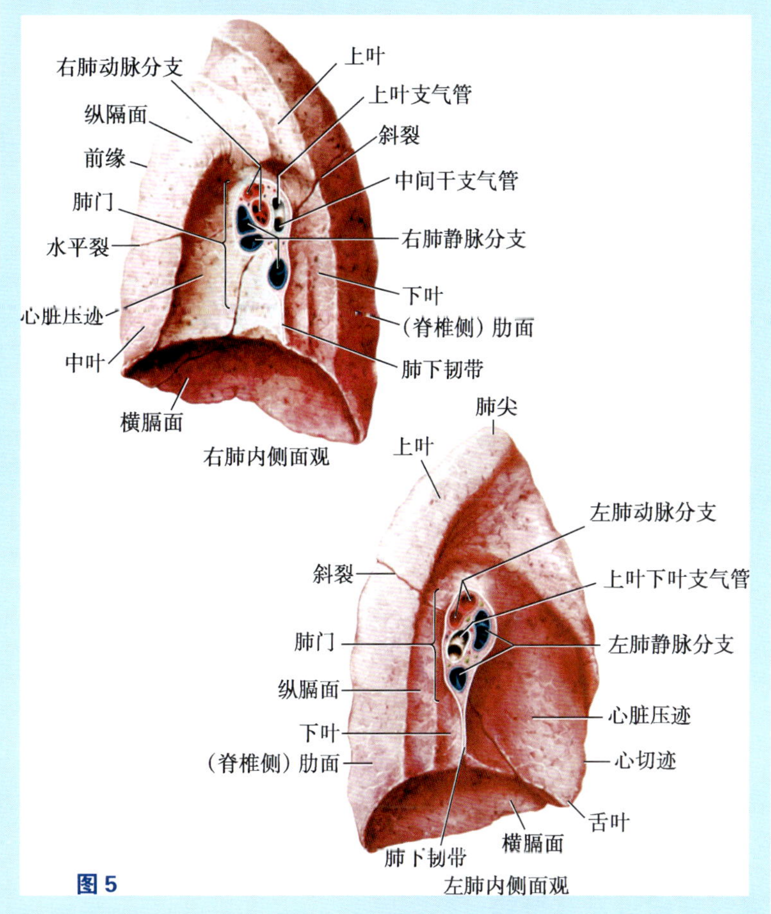

图 5

肺门和肺根

肺门为两肺纵隔面中部的凹陷，临床上常称为第一肺门，有主支气管、肺血管、神经和淋巴管等出入。各肺叶支气管、肺血管的分支、属支等出入肺叶的部位称第二肺门。

出入肺门的结构被结缔组织包绕，构成肺根。两肺根主要结构的排列位置自前向后为肺静脉、肺动脉和主支气管；自上而下，左肺根为肺动脉、主支气管、肺静脉；右肺根为上叶支气管、肺动脉、中下叶支气管和肺静脉。此外，两肺门处尚有数个支气管肺门淋巴结，也称肺门淋巴结。

肺根的毗邻：左肺根前方有左膈神经、心包膈血管，后方有胸主动脉和左迷走神经，上方有主动脉弓，下方为肺韧带。右肺根前方有上腔静脉、右膈神经和心包膈血管，后方有奇静脉和右迷走神经，上方有奇静脉弓，下方为肺韧带。

肺段支气管和支气管肺段

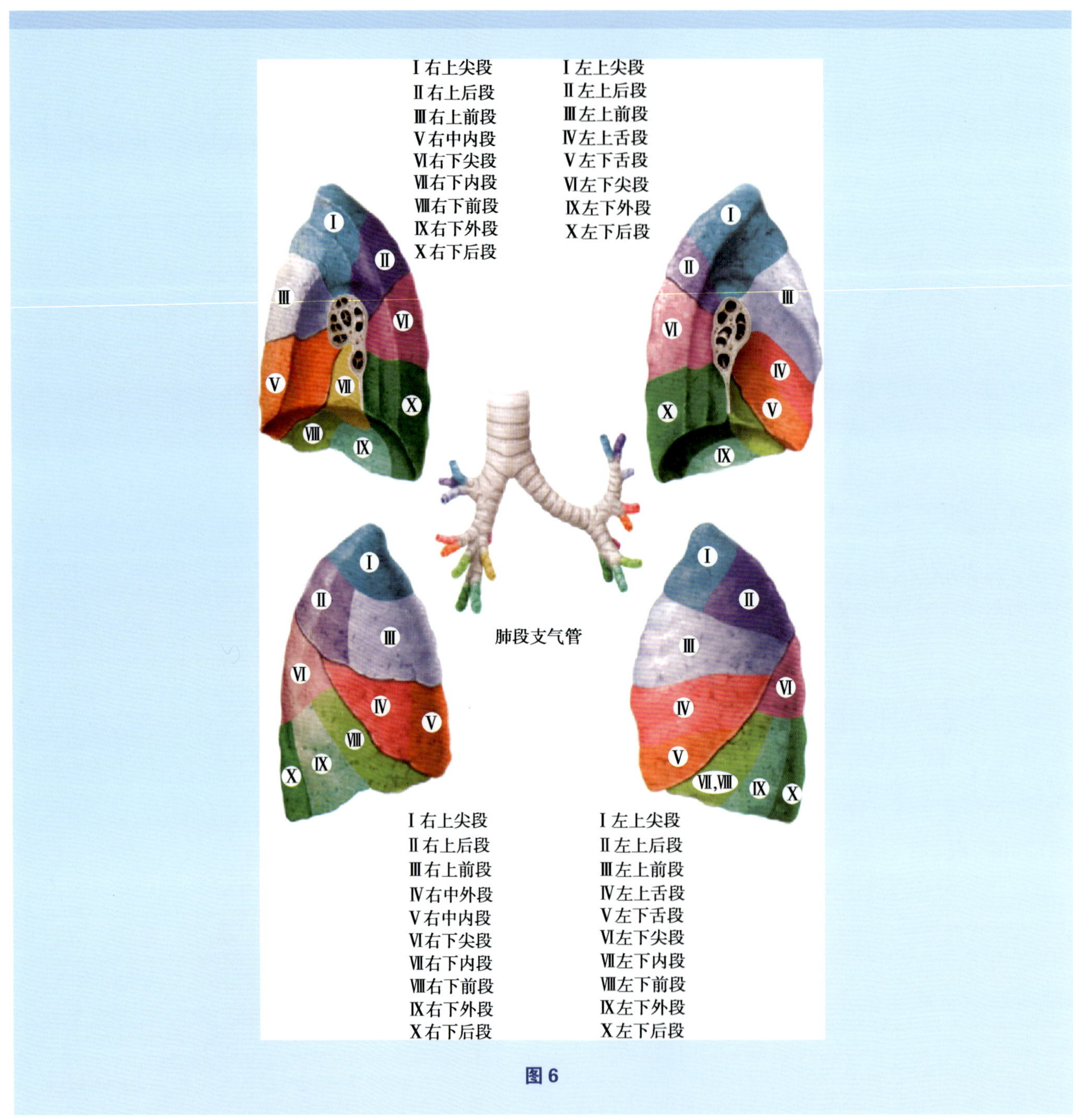

图 6

右肺有 10 个肺段：上叶 3 段，中叶 2 段，下叶 5 段；左肺上、下叶各 5 段，但左肺上叶的尖段和后段及左肺下叶的前底段与内侧段因肺段支气管共干，分别合并为尖后段和内侧前底段，故左肺只有 8 个肺段。

支气管肺段及其结构

每个肺段支气管及其所属的肺组织称支气管肺段，简称肺段。肺段呈圆锥形，尖朝向肺门，底朝向肺表面。肺段内有肺段支气管、肺段动脉和支气管血管伴行。两肺段间除借表面的肺胸膜与胸膜下的小静脉支相连以外，还有少量薄纱状结缔组织和肺段间静脉分隔，是肺段切除的标志。肺段间静脉收集相邻两肺段的静脉血。

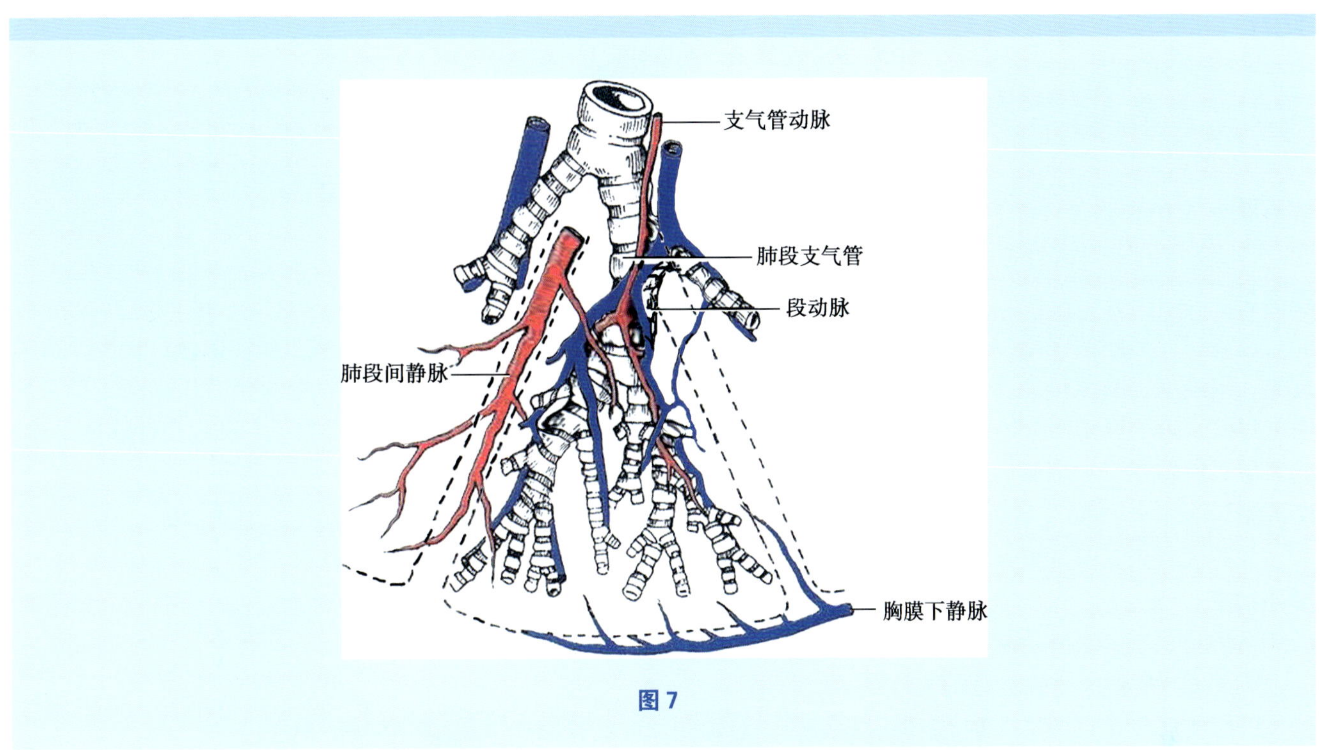

图 7

支气管肺段在形态和功能上有一定的独立性，其解剖学知识是外科切除病变的肺段以及精确阐明肺的影像诊断的基础。在治疗肺癌时，外科医生可能切除一侧肺（全肺切除术）、一叶肺（肺叶切除术）、一个或更多支气管肺段（肺段切除术）。当行肺段切除时，应将肺段间静脉干支完整地保留给邻段！

04　ⅡA 期鳞癌

病史简介

性别：男　　　出生日期：1947-08-18

现病史

患者以“咳嗽咳痰 2 月余”为主诉入院。患者 2 月余前无明确诱因出现咳嗽咳痰，痰为白色，量少，自觉发热，未就医，自服抗炎药 3 天，具体不详，上述症状无明显改善，于当地诊所输液抗炎治疗 1 周余，仍未见明显疗效，近 1 周来因上述症状加重且痰中偶带血丝于当地医院就诊，行胸部 CT 检查示左肺占位性病变来诊。病来患者偶低热，无胸痛、气促，体重变化不明显。

个人史

无肿瘤病史，吸烟史：20 支 / 日 ×15 年，无饮酒史，无粉尘及污染物接触史。

辅助检查

血生化检查、心肺功能未见明显异常。

胸部 CT 平扫 + 增强：见图 1。

纤维支气管镜见图 2；活检病理示：鳞癌。脑骨肝及肾上腺检查示无远处转移证据。

术前诊断及分期

左肺上叶鳞癌；T2bN0M0，ⅡA 期

手术情况

2012-11-08 全麻下行左肺上叶切除，淋巴结廓清术。术后病理见图 3。

术后诊断及分期

左肺上叶鳞癌；T2bN0M0，ⅡA 期

术后治疗

“多西他赛 75mg/m^2 d_1+ 顺铂 30mg/ m^2 $d_{1\sim3}$”一周期后，患者因恶心及周身不适等副作用坚决拒绝继续化疗。

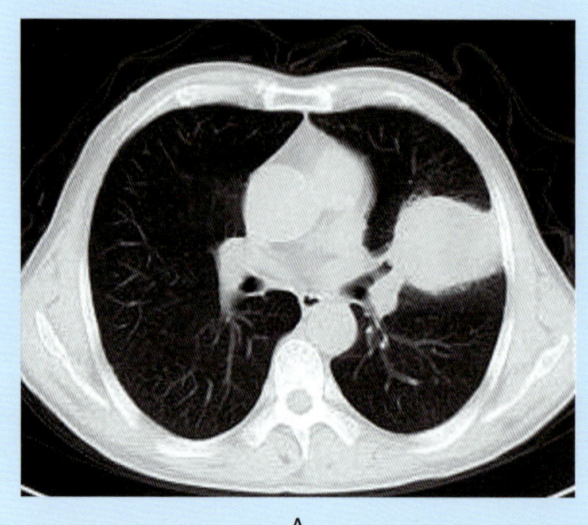

A

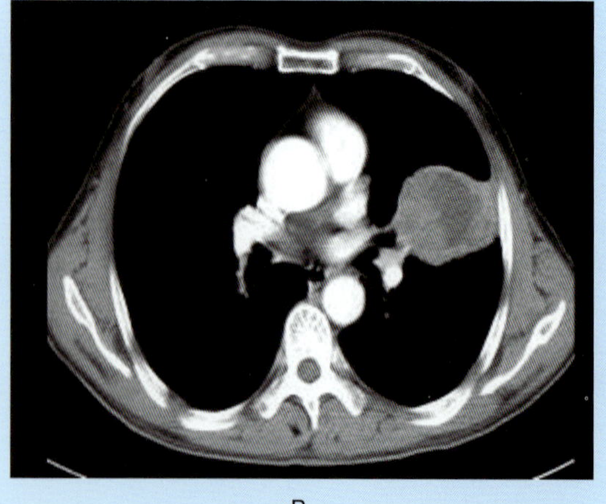

B

图 1　左肺上叶近肺门处见一不规则团块影，大小约 6.15cm×5.30cm，边缘毛糙，与胸膜分界不清，病变密度不均，周边密度较高，平扫 CT 值约 36~44Hu，中心可见略低密度改变，增强后病灶强化不均匀，周边可见强化，CT 值约 55~70Hu，中心低密度灶未见明显强化，左肺上叶支气管截断

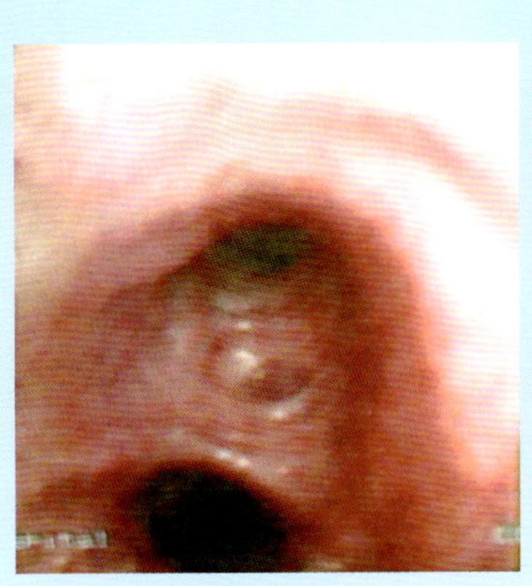

左肺上叶支气管远端

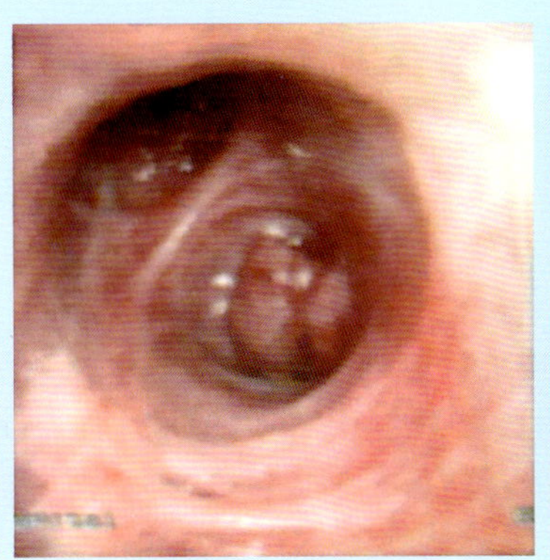

左肺上叶管口

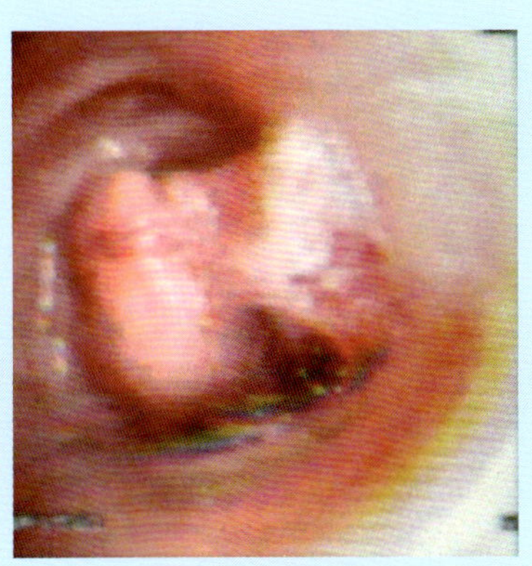

左肺上叶舌段管口

图 2 左肺上叶舌段支气管口见菜花样肿物将管口堵塞，肿物活动度好；余两侧各段管口以上支气管黏膜正常，未见新生物。肿物活检病理考虑为鳞癌

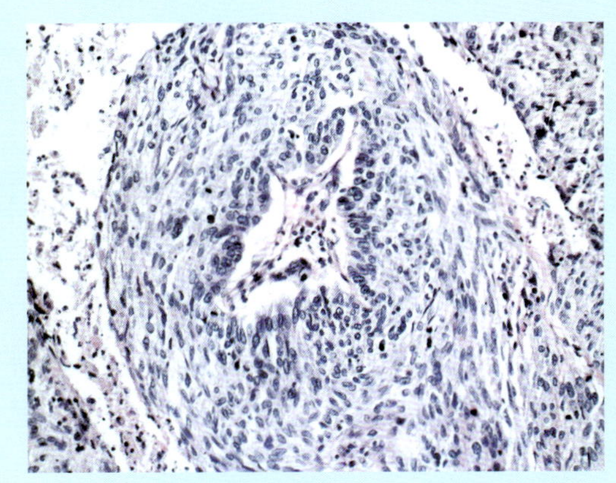

图 3 镜下所见（肿瘤组织）：癌细胞呈巢状排列，核大深染，核浆比例失调，可见核分裂象。免疫组化：CK5/6（+）、CK7（-）、P63（-）、TTF-1（-）、CD34（血管+）、Syn（-）、Ki67（>40%+）。诊断意见：肺鳞癌（中分化）；L4(0/2)，L5(0/1)，L6(0/2)，L7(0/6)，L8(0/6)，L9(0/2)，L10(0/3)，L11(0/7)，L12(0/4)，L13(0/1)，L14(0/1)：淋巴结淋巴组织增生

随访

现患者术后 10 个月，至今未见局部复发及远处转移。

李厚文点评

此例大结节型鳞状上皮癌仍未见局部淋巴结转移，但应嘱患者跟踪行脑 CT 或 MRI，另外纤维支气管镜检查时应注意两侧支气管黏膜状态！因为鳞癌常常是在气管、支气管多点占位！不能忽视，尤其是一位重度吸烟者！

05 ⅡB 期大型鳞癌

病史简介

性别：男　　出生日期：1954-02-21

现病史

患者以“干咳 2 个月，发现右肺肿物 2 天”为主诉入院。患者 2 个月前无明显诱因出现干咳，无明显咳痰，无痰中带血，未行相关治疗，症状持续无缓解，2 天前于当地医院行肺 CT 检查发现右肺肿物来诊。病来患者无发热，无胸痛、气促，体重变化不明显。

个人史

无肿瘤病史，吸烟史：3 支 / 日 ×8 年，已戒烟 5 年，无饮酒史，无粉尘及污染物接触史。

辅助检查

血常规：红细胞计数下降 3.78 $\times 10^{12}$/L，血红蛋白浓度下降 111g/L，予积极纠正贫血，血红蛋白升高至 120g/L；其他常规检验及心肺功能未见明显异常。胸部 3D-CT 见图 1。

纤维支气管镜见图 2；活检病理为鳞癌（图 3）

脑骨肝及肾上腺检查示无远处转移证据。

肿瘤系列：NSE：20.03ng/ml（0~15.2ng/ml），CYFRA21-1：7.01ng/ml（0~3.3ng/ml），CEA：无异常。

术前诊断及分期

右肺上叶鳞癌；T3N0M0，ⅡB 期

手术情况

2012-12-04 行全麻下右上叶切除及右下叶背段部分切除，淋巴结廓清术。术后病理见图 4。

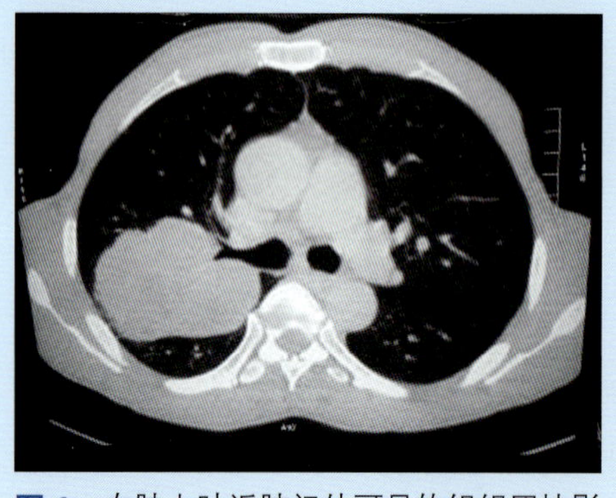
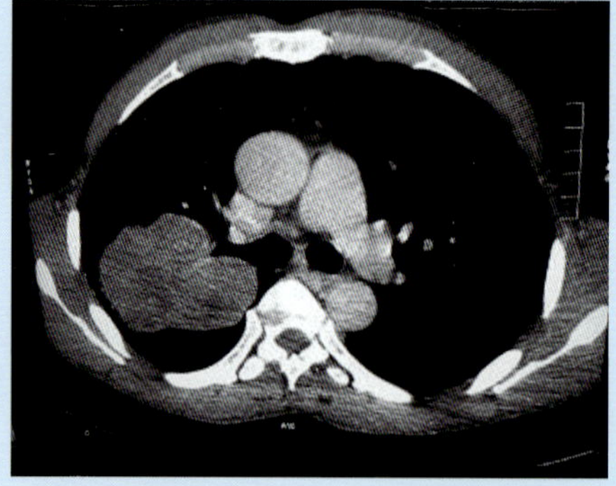
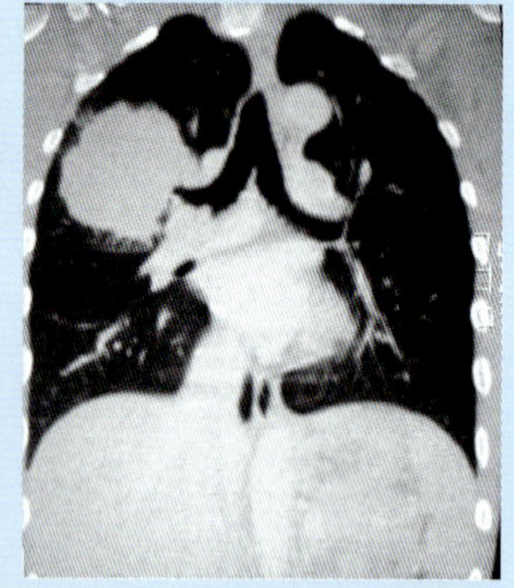

图 1 右肺上叶近肺门处可见软组织团块影，大小约为 8.9cm×6.7cm，呈分叶状，边界毛刺样牵拉周围胸膜，其内密度不均匀，呈结节状融合，CT 值约为 16~40Hu，增强后可见不均匀强化 CT 值约为 16~80Hu，可见支气管截断。双侧肺门不大，纵隔居中，其内未见肿大淋巴结

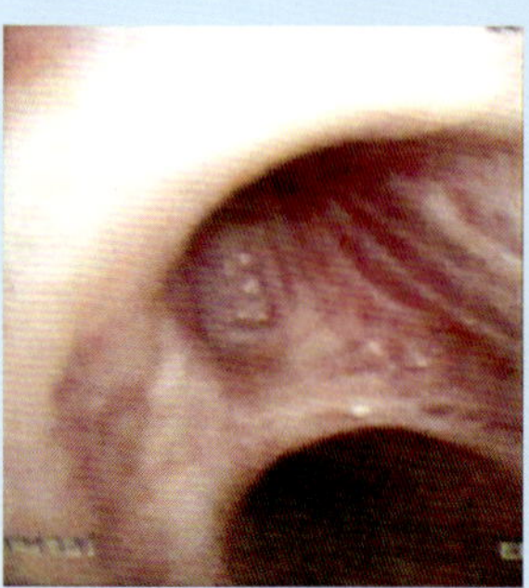
右肺上下时间嵴

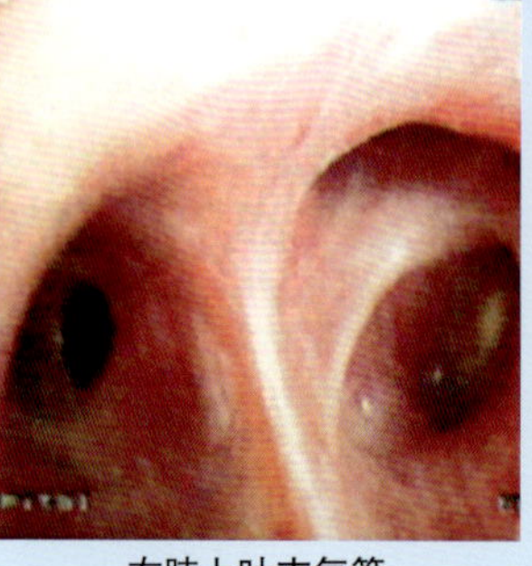
右肺上叶支气管

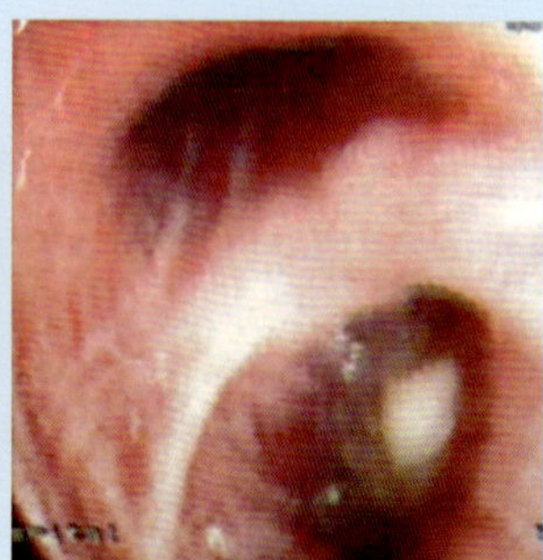
右肺上叶尖后段

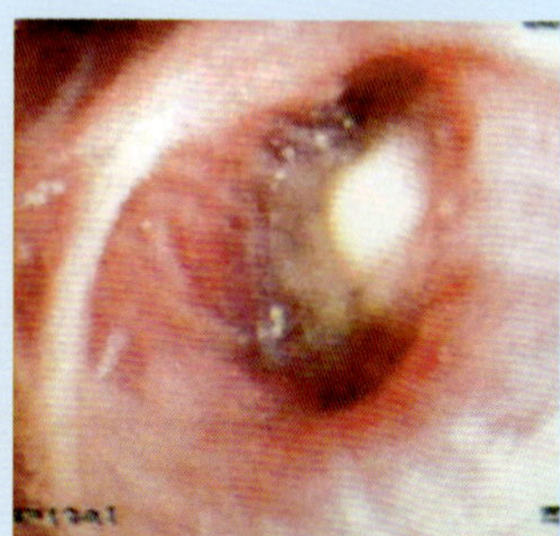
右肺上叶后段

图 2 右肺上叶后段支气管内可见肿物堵塞管腔，肿物血运丰富

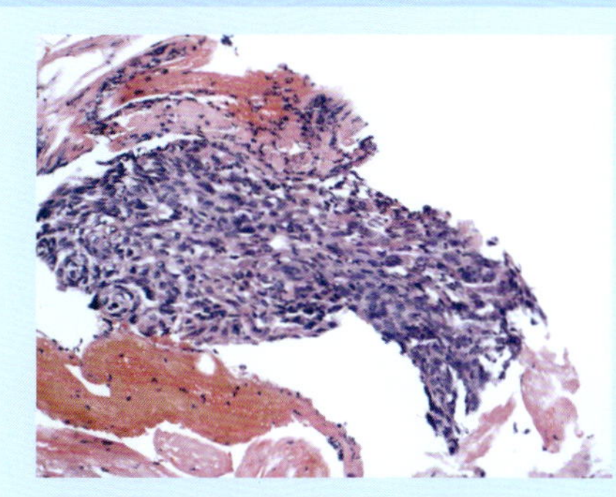

图 3　镜下所见：一团异型增生上皮，核大深染，可见核分裂象。免疫组化：CK7（－）、CK5/6（＋）、TTF-1（－）、P63（＋）、CD56（－）、Syn（－），Ki67（约 20%+）。诊断意见：倾向鳞癌

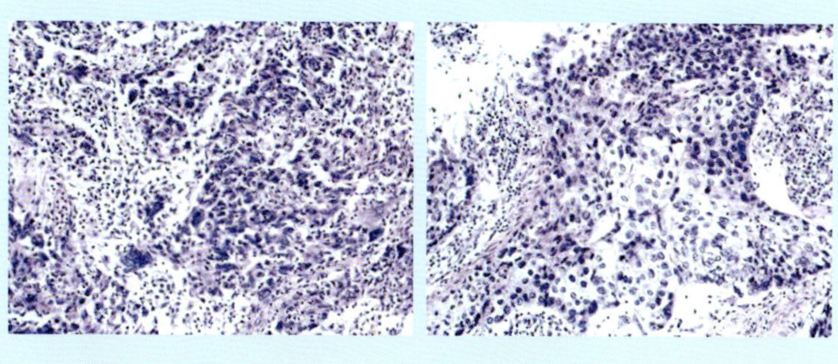

图 4　镜下所见：癌细胞呈巢状排列，浸润性生长，细胞核大，核仁清楚，可见病理性分裂象。免疫组化：CK5/6（＋）、CK7（－）、CD56（－）、Ki67（＋> 75%）、TTF–1（－）、P63（＋）、Syn（－）。诊断意见：鳞癌（低分化，伴有神经内分泌分化）；L2（0/4）、L3a（0/3）、L3p（0/1）、L4（0/1）、L7（0/4）、L7L（0/3）、L9（0/1）、L10（0/1）、L11（0/1）、L12（0/1）、L13（0/1）、L14（0/1）：淋巴组织增生

术后诊断及分期

右肺上叶巨大肺癌累及右下叶背段，T4N0M0，ⅢA

术后治疗

化疗药物靶标检测见下表。

“多西他赛 75mg/ m^2 d$_1$+ 洛铂 50mg d$_1$ q21d” 方案化疗 4 周期。

表　化疗药物靶标检测

检测项目	检测数据	结果	临床意义
TS mRNA 表达水平	≤ 5%	低	TS 表达水平与培美曲塞药物敏感性相关
RRM1 mRNA 表达水平	≤ 5%	低	RRM1 表达水平与吉西他滨疗药物敏感性相关
TUBB3 mRNA 表达水平	8%	低	TUBB3 表达水平与紫杉醇 / 多西紫杉醇 / 长春瑞滨药物敏感性相关
STMN1 mRNA 表达水平	30%	中	STMN1 表达水平与紫杉醇 / 多西紫杉醇 / 长春瑞滨药物敏感性相关
ERCC1 mRNA 表达水平	≤ 5%	低	ERCC1 表达水平与铂类药物敏感性相关
BRCA1 mRNA 表达水平	≤ 5%	低	BRCA1 表达水平与铂类药物敏感性相关

随访

现患者术后 9 个月，至今未见局部复发及远处转移。

李厚文点评

此例肿瘤较大，但未见淋巴结转移。这也是鳞状上皮癌的特征之一，说明力争局部根治是外科医生不能忽视的机会！另外，神经内分泌分化成分也常在鳞状上皮癌中出现，因此，术后的辅助化疗中选用长春瑞滨 + 铂类二药联合，视为可行选择。

06 肺内淋巴瘤

病史简介

性别：女　　　出生日期：1953-11-23

现病史

患者以“体检发现左肺上叶占位性病变 2 天”为主诉入院。患者 2 天前于外院体检行胸部 CT 检查提示“左肺上叶占位性病变”来诊。病来患者无发热，无咳嗽咳痰，无胸痛、气促，体重变化不明显。

个人史

无肿瘤病史，无吸烟饮酒史，无粉尘及污染物接触史。

辅助检查

血生化检查、心肺功能未见明显异常。

胸部 CT 平扫 + 增强 见图 1。

纤维支气管镜见图 2。

余全身各部检查均未见异常。

肿瘤系列未见异常。

术前诊断及分期

左肺上叶占位性病变，恶性可能性大；T1bN0M0，ⅠB 期

图 1 左肺上叶可见浓淡不匀结节，范围约 3.0cm × 2.2cm，平扫 CT 值约 32Hu，增强后可见强化，CT 值约 58Hu，边缘模糊，内可见支气管影。双侧肺门不大，纵隔居中，其内未见肿大淋巴结

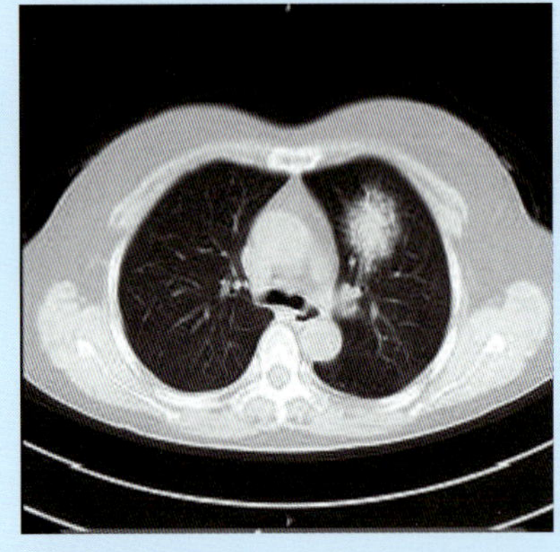

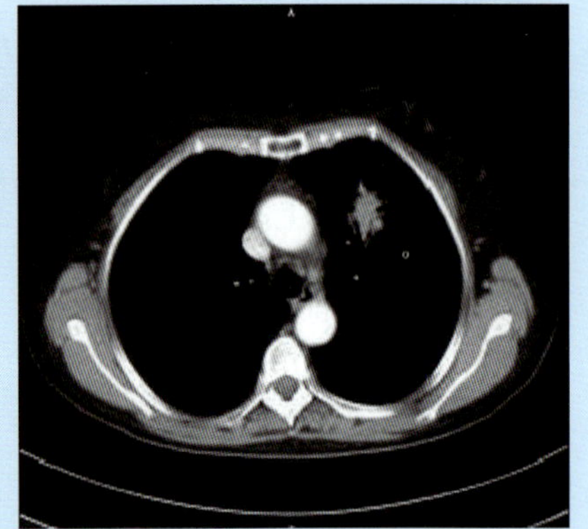

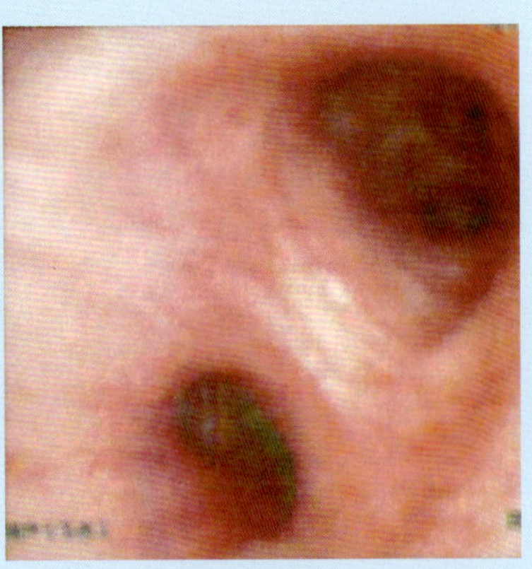

左肺二级隆突

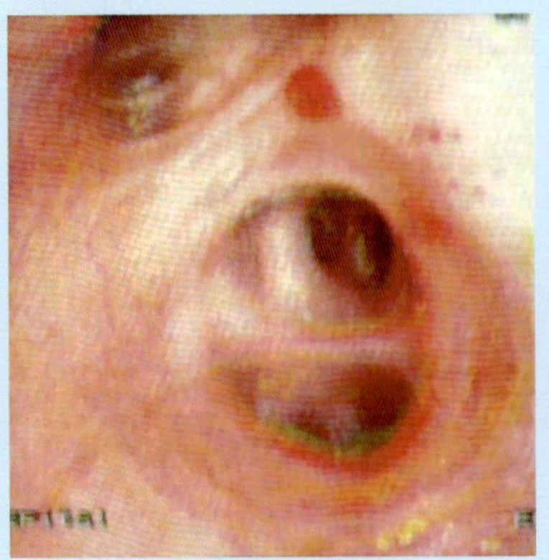

左肺上叶前段

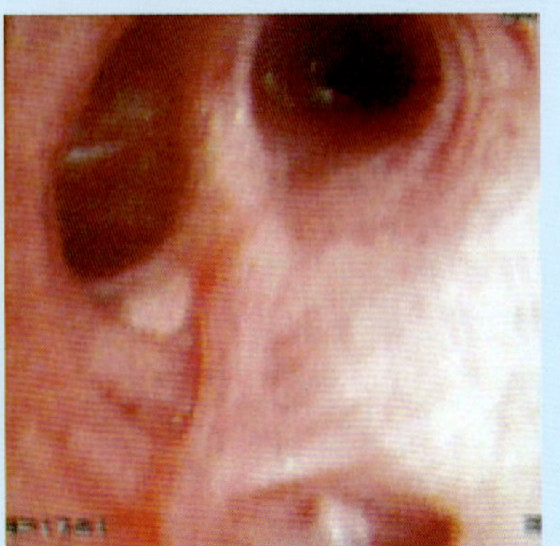

左肺上叶舌段

图 2 左肺上叶前段黏膜充血性增厚

手术情况

2012-11-21 在全麻下行胸腔镜辅助下左肺上叶切除、纵隔淋巴结廓清术，术后病理见图 3。

术后诊断及分期

非霍奇金淋巴瘤，1E 期

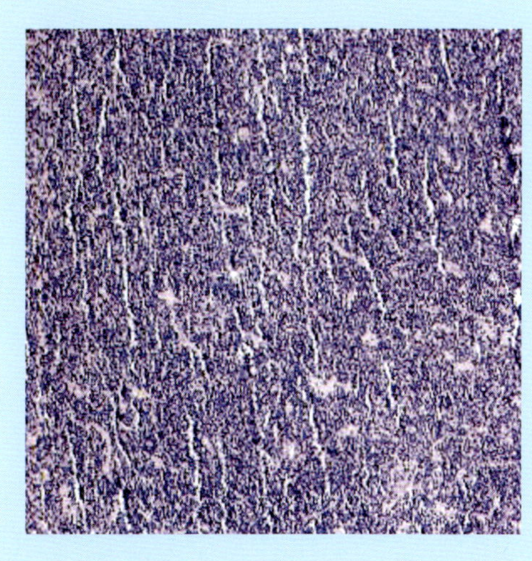

图 3　镜下所见（肿瘤组织）：瘤细胞弥漫分布，大小相似，排列紧密。免疫组化：Bcl-2（+），CD20（+），CD21（+），CD23（灶状 +），CD3（散在 +），ck（PAN）（-），CyclinD1（-），Ki67（5%~10%），Pax-5（+），TTF-1（-），轻链 lambda（-），轻链 kappa（+），CD5（散在 +），TDT（-），CD68（散在 +）。诊断意见：（肺）MALT 型边缘区 B 细胞淋巴瘤；L13：肺组织；L5、6、7、9-12、14：淋巴组织增生

术后治疗

CHOP 方案规律化疗 6 周期。

随访

现患者术后 9 个月，至今未见局部复发及远处转移。

李厚文点评

原发于肺的恶性淋巴瘤少见，其中以黏膜相关性淋巴瘤（MALTL）较为常见，多数 MALTL 为低度恶性，发展缓慢，预后较肺癌好。本病多发于 40 岁以上中老年人，无明显或轻度呼吸道症状，肺部表现为团块状或大片状阴影，边界模糊，并有“支气管充气征”，增强后明显强化，全身常无淋巴结肿大。需与肺癌、肺部感染、炎性假瘤等病变组织学明确诊断。

07 肺错构瘤

病史简介

性别：男 出生日期：1965-03-12

现病史

患者以“体检发现右肺上叶占位 6 天”为主诉入院。患者 6 天前体检行胸片检查：“右肺结节”，进一步行胸部 CT 检查提示“右肺上叶结节”来诊。病来患者无发热，无咳嗽咳痰及咯血，无胸痛、气促，体重无明显变化。

个人史

无肿瘤病史，无饮酒吸烟史，无粉尘及污染物接触史。

辅助检查

血生化检查、心肺脑等检查未见明确异常。

胸部 CT 平扫 + 增强见图 1。

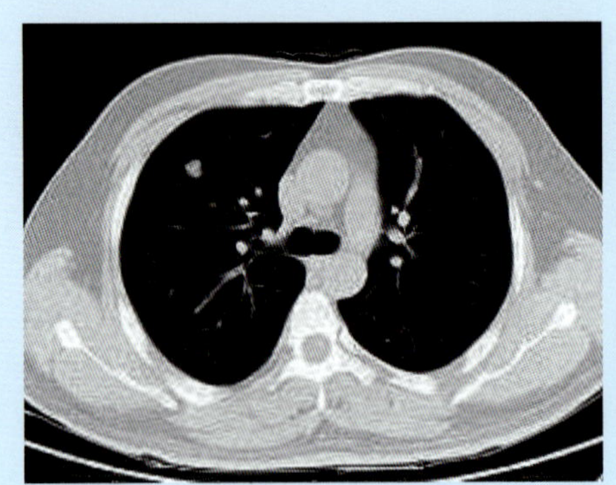
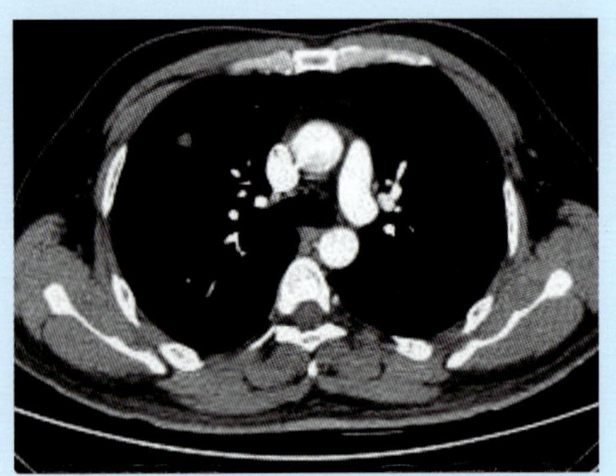

图 1 右肺上叶前段可见一直径约为 1.1cm 小结节影，边缘光滑呈浅分叶状，平扫 CT 值约 31Hu，增强扫描未见明显强化。双侧肺门不大，纵隔居中，其内未见肿大淋巴结

术前诊断

右肺上叶占位性病变，良性可能性大。

手术情况

2013-05-15 在全麻下行胸腔镜下右肺上叶肿瘤核除术。

术后病理见图 2。

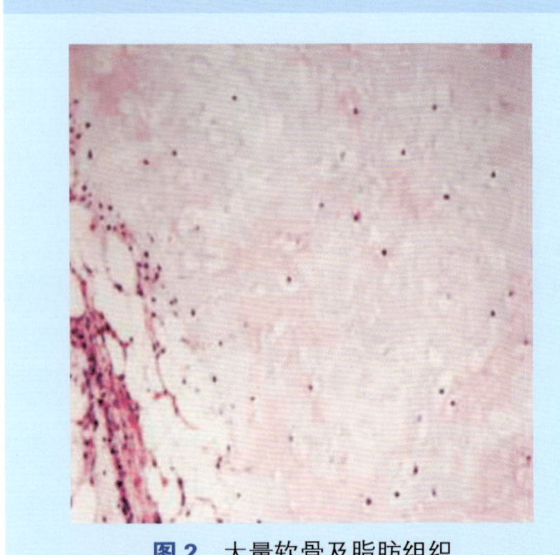

图 2 大量软骨及脂肪组织

确定诊断

右肺上叶错构瘤

术后治疗

无

随访

现患者术后 3 个月，未见局部复发及远处转移。

李厚文点评

结节小于 1cm，又无明显强化，CT 平扫 + 增强肺窗与纵隔窗病灶大小相似，可以观察 3~6 个月。

专题 2
有关 IASLC 分期系统 T、N 的解读

李　玉

同其他恶性肿瘤一样，非小细胞肺癌分期也是建立在 TNM 系统之上。肺癌的分期系统最早可以追溯到由 Clifton Mountain 建议并在 1973 年被 AJCC 接受，1974 年被 UICC 接受。1999 年成立了专门的委员会开始修订肺癌的 TNM 分期，2007 年提交给 UICC 和 AJCC，被这些机构采纳，并在 2009 年第 7 版 UICC 分期指南刊登，即现在的 IASLC 分期系统。

该系统最终收集了 81 015 例合格病例，小细胞肺癌占 16%，非小细胞肺癌占 84%。只有非小细胞肺癌列入 TNM 分期和分期组别。数据库包括四大洲的病例，欧洲占 58%；亚洲占 14%；北美洲占 21%；澳洲占 7%。治疗上外科占 41%，放射治疗占 11%，化疗占 23%，剩余为接受联合治疗的患者。

应该强调的是目前这一新的分期系统仍是建立在单一疾病的解剖学基础之上。其他因素，例如临床症状和肿瘤分子生物学特性没有包括在内。

关于 T 的描述

非小细胞肺癌新的 TNM 分期仍将肿瘤原发灶 3cm 作为一个判断 T1 和 T2 标准的意义重大的分割点（图 1），并进一步细化。把肿瘤原发病灶 2cm、5cm、7cm 作为重要的界定标准详细的描述了 T 的归属。当肿瘤原发灶超过 7cm 被认为 T3（侵袭型 T3inv 或中央型 T3centr）。肿瘤原发灶 2cm、5cm 作为 T1（T1a、T1b）、T2（T2a、T2b）亚组的界定标准。在同一肺叶中原发肿瘤存在卫星灶被界定为 T3（以前是 T4）（图 2、图 3）是因为这些患者的生存率（T3satell）在统计学上好于侵袭纵隔结构的 T4 患者（T4inv）。与原发灶同侧不在一个肺叶的肿瘤结节现被归为 T4（T4ipsi nod），以前属 M1（图 4、图 5）。由于胸膜播散患者的预后较 T4 侵袭者以及 T4ipsi nod 预后差，因此将胸膜播散患者界定为 M1a。

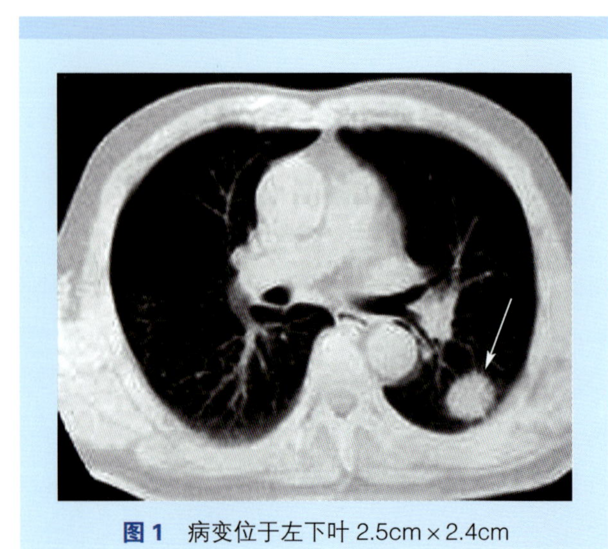

图 1　病变位于左下叶 2.5cm × 2.4cm

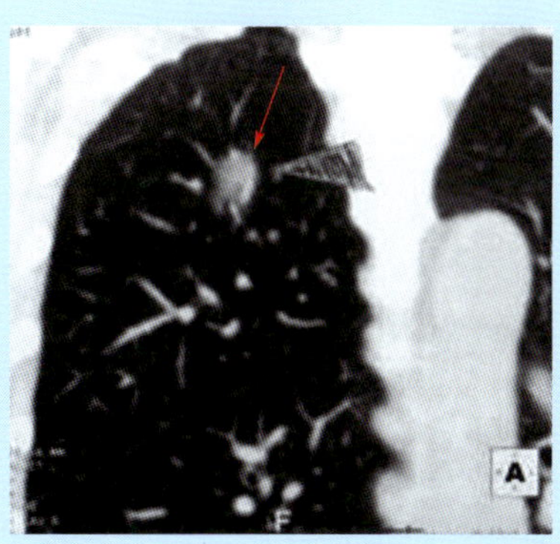

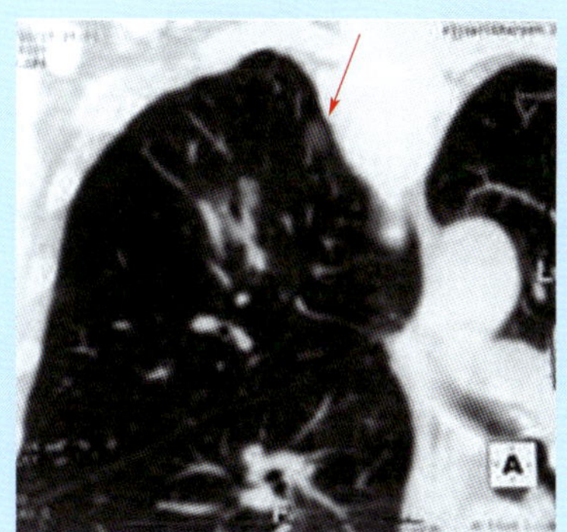

图 2　在同一肺叶内两个独立病灶

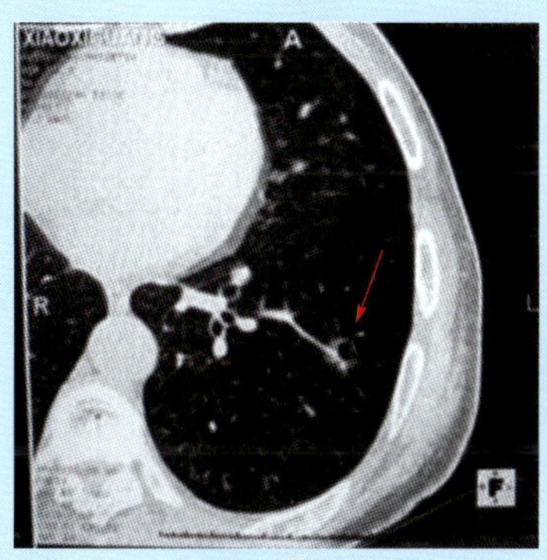

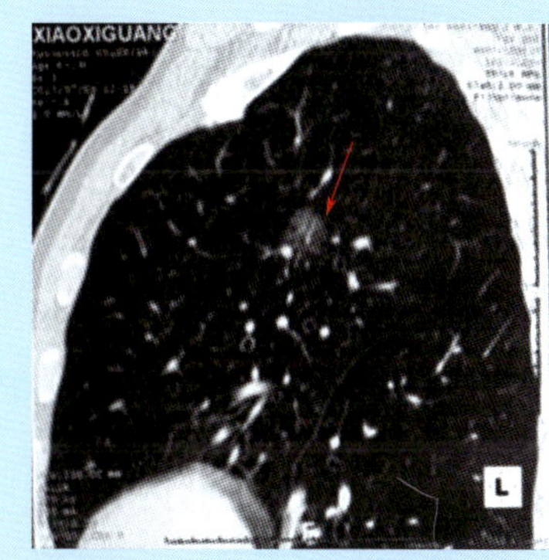

图 3　同一患者同侧肺内不同肺叶出现病灶

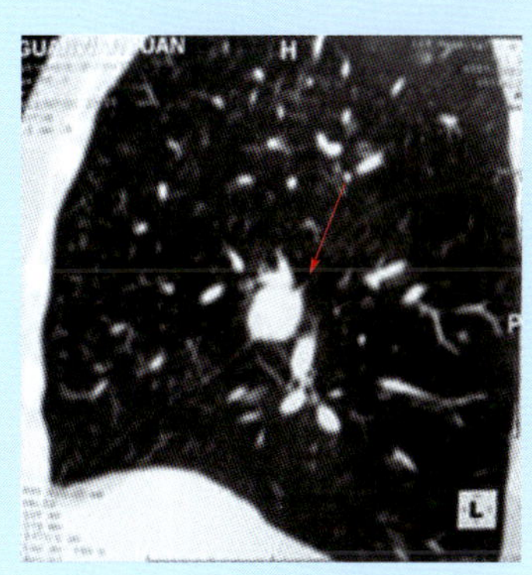

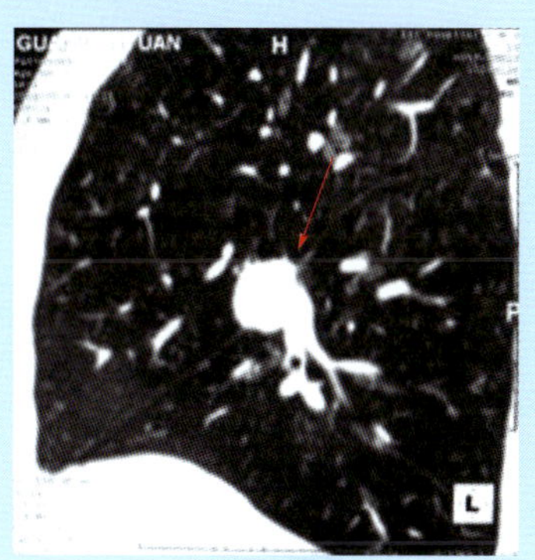

图 4　原发灶沿叶间侵及邻叶

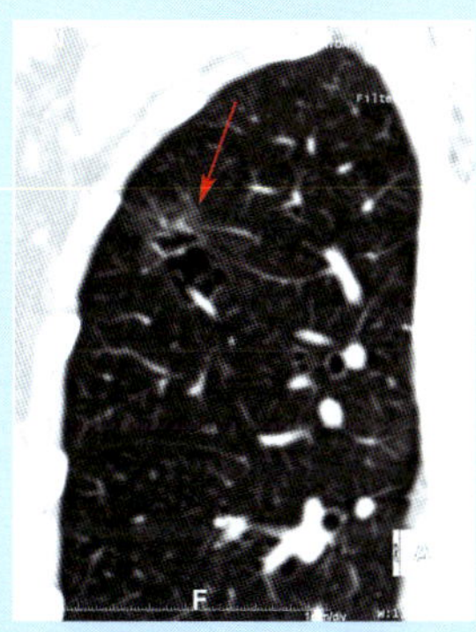

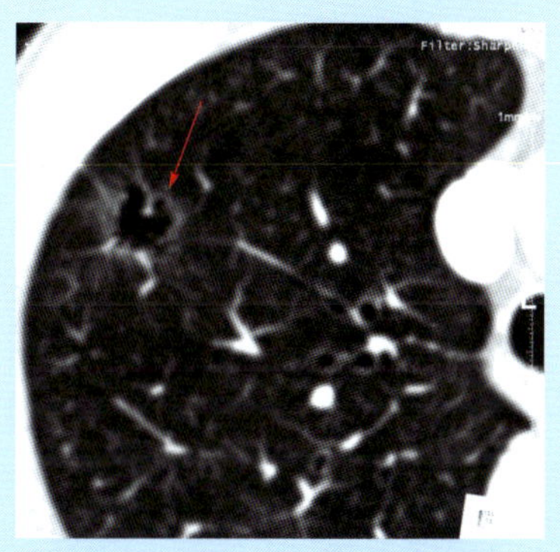

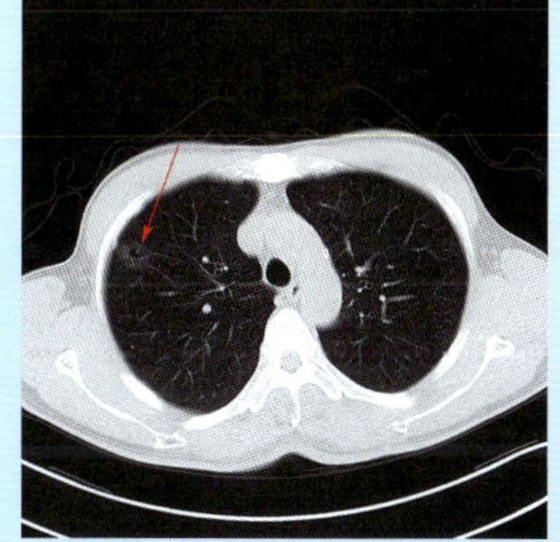

图 5　右肺上叶病灶区

非小细胞肺癌新的分期系统，虽然进一步细化了 T 分期新的界定标准，但以下问题尚待解决：

（1）原发灶沿叶间侵及邻叶，T 分期应属 T2 还是 T3？（图 6）

（2）以左肺为例，肺裂发育不全或无肺裂，原发灶位于上叶舌段根部与下叶前基底段之间的病灶≤3cm，这种情况 T 该如何分类，手术该如何把握？

（3）病灶虽然≤3cm，转移淋巴结侵袭食管或上腔静脉，T 分期属 T1 还是 T4？

临床上仅从 T 的角度考虑 T1、T2 宜首先手术治疗（见病例）；T3 据肿瘤生长方式决定治疗方案。外侵严重者可先行新辅助化疗后手术。尽管国内外已开展了 T4 的扩大切除，但由于预后欠佳，应慎重选择手术。

【病例】患者男，2013 年 2 月体检行胸部 CT 检查示：右肺上叶小结节，约 1.0cm×1.0cm，纵隔淋巴结未见肿大。2013-03-18 复查胸部薄层高分辨 CT 示：右肺上叶前段胸膜下见一模糊淡片状磨玻璃影，边缘毛糙，其内可见空泡状不规则透光区，范围约 2.1cm×1.9cm。纵隔内依旧未见肿大淋巴结。术前分期为 T1bN0M0，考虑应首选手术治疗。遂于 2013-03-22 行右肺上叶切除，纵隔淋巴结廓清术，术中病理回报为：肺泡上皮异型增生，考虑癌变。术后病理显示：异型细胞呈腺样分布，排列紊乱，局部微浸润。右肺上叶病灶为多中心性非典型腺瘤，局部癌变伴微浸润；L2、4、7、9、11、12、13 淋巴结未见癌。免疫组化结果：CK5/6（－），CK7（＋），P63（－），TTF-1（＋），SP-A（＋），SP-B（－），P53（－），Ki67（1%）。基因检测结果回报无突变（下表）。

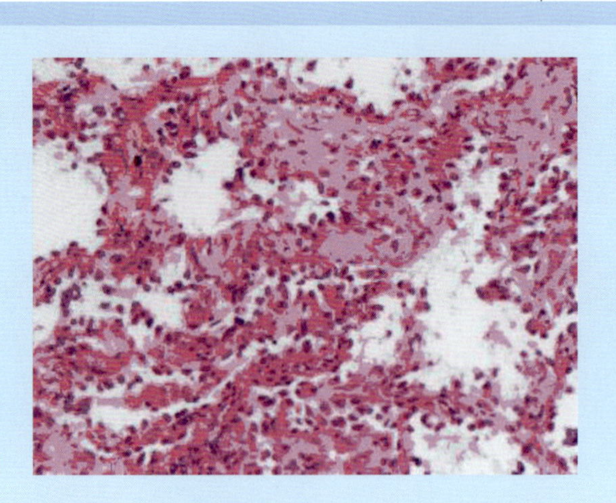

图 6 术后病理图

表 基因突变检测结果

检测项目		相关药物	结果说明	检测结果	
EGFR 基因突变检测	√ 18 外显子	易瑞沙（吉非替尼） 特罗凯（厄罗替尼） 凯美纳（埃克替尼）	建议用药 选择用药 √慎重用药	突变	√未突变
	√ 19 外显子			突变	√未突变
	√ 20 外显子			突变	√未突变
	√ 21 外显子			突变	√未突变

T 分期对胸外科医生策划术式十分重要。尤其对于 T1、T2 期的病灶，如果拟行微创下病灶楔形切除或解剖性肺段切除，常规的胸部 CT 读片，恐难以对某些瘤体的形态、延伸程度等方面做以准确界定。而三维成像的矢状位图像可以清晰地体现瘤体与叶间裂的关系，甚至目前的三维血管成像能更进一步了解瘤体与周围血管的关系，为手术方案的制订提供依据。对现有的胸部增强 CT 进行三维重建，将在外科医生预测手术的难易程度方面大有作为！

关于 N 的描述

非小细胞肺癌新的 TNM 分期系统重新制定了新的淋巴结图谱。将肺脏淋巴结划分为 5 个区。锁骨上区包括 1 组：颈根部、锁骨上、胸廓入口处的淋巴结；上纵隔区包括 2、3、4 组淋巴结；主动脉区包括 5、6 组淋巴结；下纵隔区包括 7、8、9 组淋巴结；N1 淋巴结区分为两个亚区，叶区 10、11 组淋巴结，外周区为 12、13、14 组淋巴结。

有别以前的 N 分期不同的是第 1 组淋巴结划分至锁骨上区，由 N2 变为 N3。但不同部位的肺癌是否常规清扫这组淋巴结未作说明。

纵隔其他部位淋巴结的分布与以前的 TNM 分期系统比较变化不大。令人费解的是这一新的分期系统没能把 N2 进一步细化。结合文献以及我们的临床工作经验 N2 大致分以下 4 种情况：

1. 影像学资料未证实纵隔淋巴结肿大，手术常规廓清淋巴结病理检查发现某一组转移（淋巴结直径往往小于 0.5cm）。

2. 影像学显示某一组纵隔淋巴结肿大，术后病理证实这组淋巴结转移，其他部位淋巴结无转移。

3. 影像学显示多组纵隔淋巴结肿大，并得到术后病理证实。

4. 影像学显示某一组或多组纵隔淋巴结肿大并融合外侵，如右 4 组淋巴结肿大侵及上腔静脉等。

文献及我们的材料（已发表系列文章）显示非小细胞肺癌纵隔淋巴结转移术后能够长期生存的病例绝大多数为前两者，肺鳞癌纵隔多组转移者预后优于肺腺癌。

此外，IASLC 分期系统也未能就肺癌手术的标准化尤其纵隔淋巴结廓清的标准作出更详细的说明。

同其他恶性肿瘤一样，可手术非小细胞肺癌的 T 因子一旦确定，其准确的 pTNM 分期需依赖系统的淋巴结廓清及术后病理检查。由于缺乏统一标准，国内开展系统廓清纵隔淋巴结的单位不是很多，有说服力的材料更少。因此建议同行尤其是学术界带头人尽快制定国人肺癌手术的标准，在未来国际肺癌 TNM 分期中能够见到国人的资料以及争取我们的话语权。

病理检查同样存在一些问题：

1. 一组多个淋巴结包埋在一个石蜡块内，由于淋巴结大小不一，一个断面切片很难反映这组淋巴结转移与否的真实情况。

2. 多数单位每组淋巴结仅染一张切片，难免有微转移遗漏。

3. 13、14 组淋巴结在标本内，国内开展这两组淋巴结检查的单位不多，这也是国内一些文献报道跳跃式转移的原因。

非小细胞肺癌系统的淋巴结廓清，准确、合理的淋巴结病理检查是 pTNM 分期的根本保证，利于手术的根治性，更有助于术后合理的治疗。

应该看到，非小细胞肺癌手术病例约 60% 无纵隔淋巴结转移。淋巴结广泛廓清也存在一些不利点，如对患者侵袭大，术后引流液多、康复慢等。因此需要开展淋巴结转移机制研究以及肺癌生物学行为与淋巴结转移相关性的研究。术前能够知道哪些患者需要行系统廓清、哪些患者仅行选择性廓清、哪些患者不需要廓清才是上策。

08 ⅢA N2 浸润性腺癌

病史简介

性别：女　　　出生日期：1960-09-21

现病史

患者以“咳痰带血 4 个月”为主诉入院。患者 4 个月前无明确诱因出现咳痰带血，为鲜红色血丝，量不多，于当地医院行胸片及 CEA 检查未见异常，未进一步诊治，患者咳痰带血症状仍偶有出现，两天前于当地医院行胸部 CT 检查发现右肺上叶肿物来诊。病来患者无发热，无胸痛、气促，体重变化不明显。

个人史

无肿瘤病史，无吸烟饮酒史，无粉尘及污染物接触史。

辅助检查

血生化检查、心肺功能未见明显异常。

痰细胞学检查未见瘤细胞。

胸部 CT 平扫 + 增强见图 1。

纤维支气管镜见图 2。

脑骨肝及肾上腺检查示无远处转移证据。

肿瘤系列：癌胚抗原测定 6.00ng/ml。

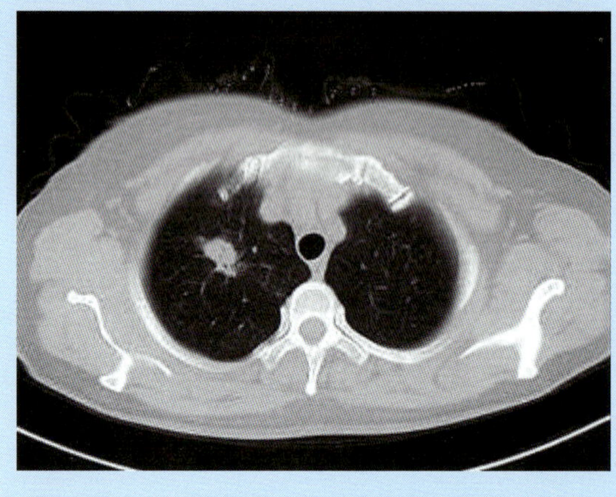

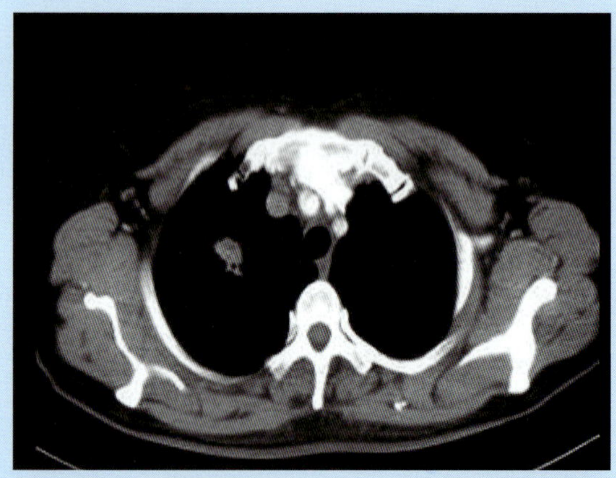

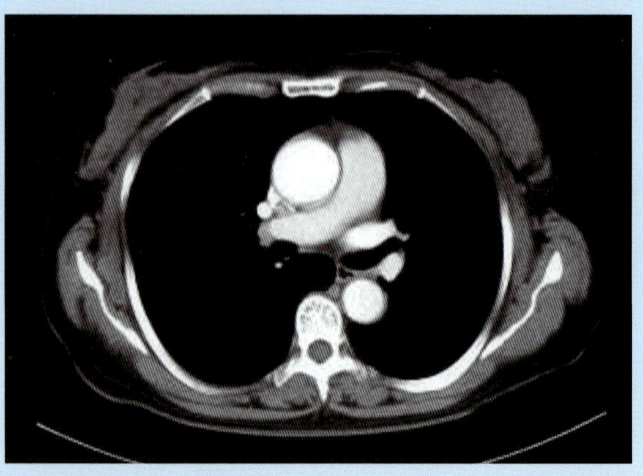

图 1 右肺上叶可见不规则形结节影，大小约 1.7cm × 1.2cm，平扫 CT 值约 16Hu，增强后可见强化，CT 值约 53Hu，边缘可见索条影牵拉邻近胸膜。各级支气管通畅，无扩张与狭窄。右侧肺门可见较大淋巴结

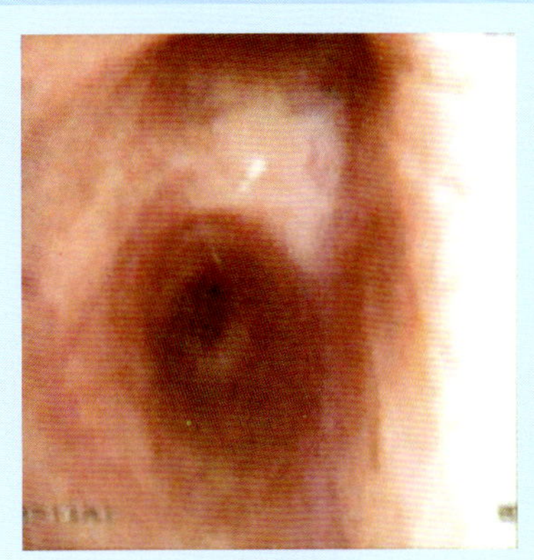

右肺二级隆突

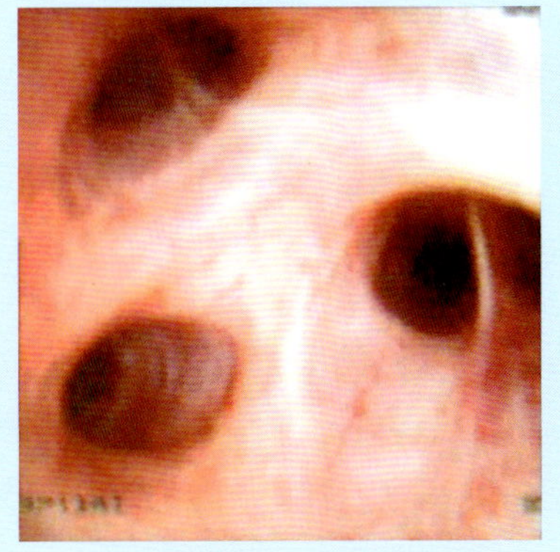

右肺上叶支气管远端

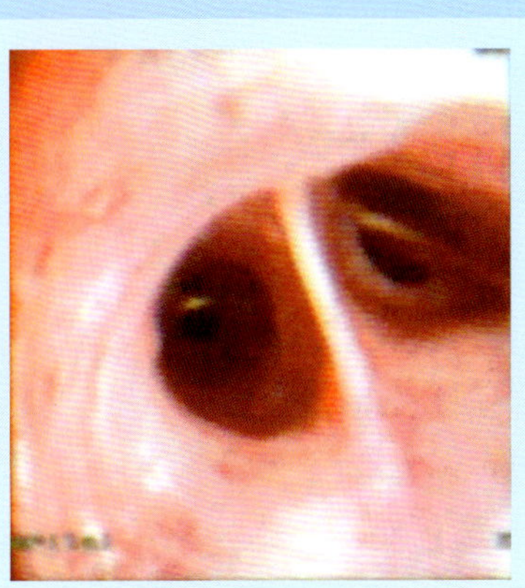

右肺上叶后段支气管

图 2 气管环清晰，黏膜正常，隆突锐利，血管纹理清晰，左右肺支气管段以上开口正常，未见新生物

术前诊断及分期

右肺上叶占位性病变，恶性可能性大；T1aN1M0，ⅡA 期

手术情况

2012-11-30 全麻胸腔镜下右肺上叶切除、淋巴结廓清术。

术后病理见图 3。

术后诊断及分期

右肺上叶腺癌；T1aN2M0，ⅢA 期

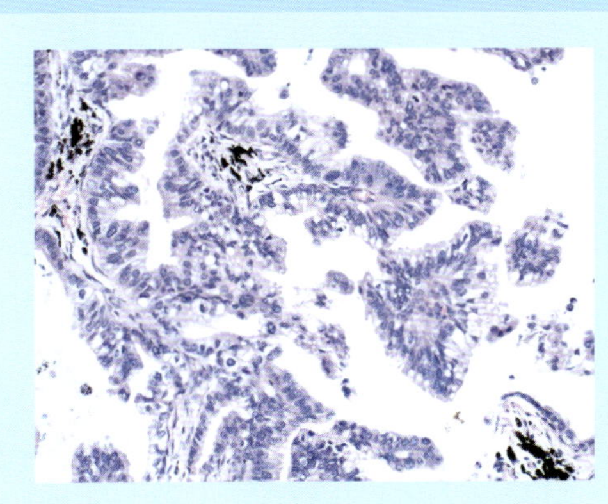

图 3 镜下所见（肿瘤组织）：癌细胞呈不规则腺腔样分布，核浆比例失调，核大深染。免疫组化（肿瘤组织）：CK7（+），TTF-1（+），CK20（-），P53（散在+），Ki67（约 10%+）。诊断意见：（右肺上叶）中分化腺癌（腺泡型伴乳头型）；L3a(0/1)、L7(0/1)、L9(0/1)、L11(0/1)、L12(0/1)、L14(0/1)：淋巴组织增生；L4(1/2)：淋巴组织周边见癌巢；L10(2/2)：淋巴结转移癌 L8、L13：见肺组织及血管组织

术后治疗

EGFR 基因突变检测：EGFR E19/21 突变。口服吉非替尼近 6 个月。

随访

现患者术后 9 个月，至今未见局部复发及远处转移。

李厚文点评

此患者咳痰带血，引起患者注意，肺癌伴咯血是常见的症状，如在门诊或住院后能连续查痰检癌细胞三次可能检出率较高，这样能在术前得到细胞学诊断，这是胸外科工作严谨的表现！能在术前尽最大力量得到诊断！另外，此病变周围多条纤维性条索，纵隔 CT 影像密度较大，但无钙化，在鉴别诊断方面，也不能不提及“结核”的可能。另外，此例病灶不足 2.0cm，但出现了 N2 这一点说明病理上腺泡型 + 乳头型对预后的影响！

09 同肺叶多中心肺腺癌

病史简介

性别：男　　　出生日期：1952-01-17

现病史

患者以“体检发现右肺上叶占位”为主诉入院。患者于2012-11-29体检行胸部CT检查时发现右肺上叶多发磨玻璃密度小结节，为求进一步诊治来我院。患者病来无发热，无咳嗽咳痰、气促，饮食及二便正常，体重变化不明显。

个人史

患者既往体健，无烟酒嗜好，无粉尘及污染物接触史。

辅助检查

血生化检查、心肺功能未见明显异常。

胸部CT（2012-11-29）见图1。

余全身各部检查均未见异常。

术前诊断及分期

右肺上叶腺癌；T3N0M0，ⅡB期

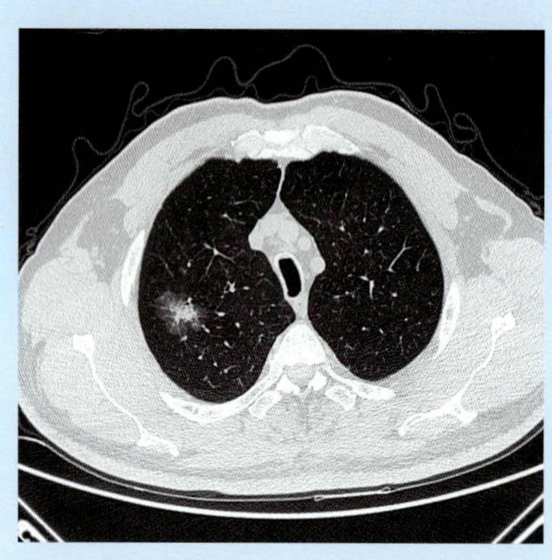

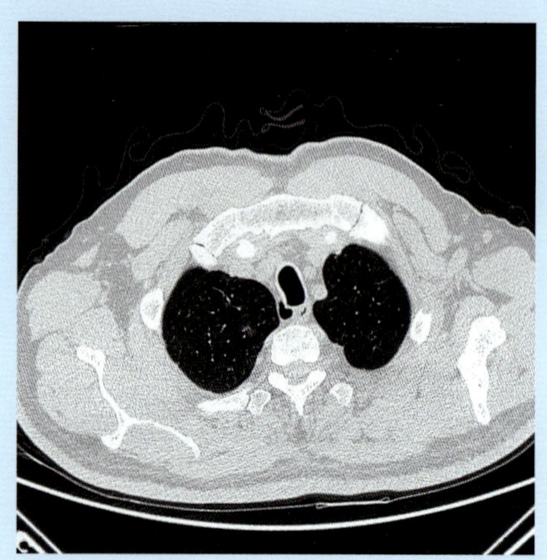

图1　胸部CT：右肺上叶可见密度不均团片影，病变内可见小实性密度影，病变周围可见磨玻璃密度影，大小约3.5cm×2.4cm，病变边缘不规则呈分叶状；另右肺尖区可见一磨玻璃密度小结节，直径约0.7cm。纵隔内未见肿大淋巴结

手术情况

2012-12-17全麻下行右肺上叶切除，淋巴结廓清术。

术后病理及免疫组化见图2。

确定诊断

右肺上叶腺癌，pTNM分期：T3N0M0，ⅡB期

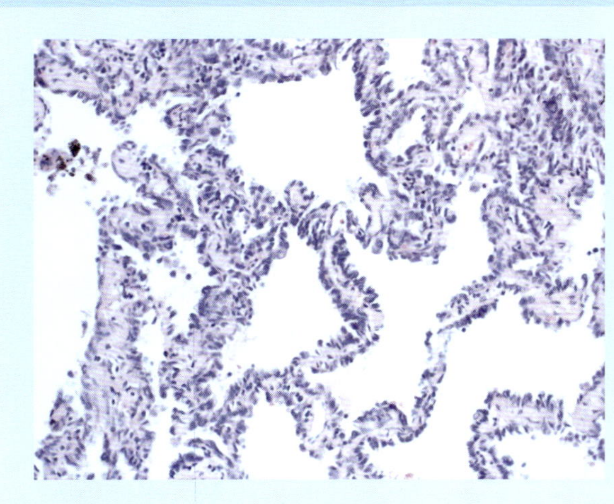

图 2　术后病理及免疫组化：贴壁生长方式为主的微浸润性腺癌。L2(0/3)L4(0/3)L7(0/5)L9(0/2)L10(0/4)L11(0/1)L12(0/1)L13(0/1) 淋巴结组织未见癌。免疫组化 :C1:CK5/6(−)，CK7(+)，CD56(−)，Ki67(约 1%+)，TTF-1(+)，P63(−)，Syn(−)

术后治疗

患者术后未行辅助化疗，定期体检观察中。

随访

现患者术后 8 个月，未见复发及转移。

李厚文点评

此类型既往称非黏液性肺泡癌（BAC），现瘤细胞仍以贴壁方式生长为主，肺泡间隔略见增宽，间质浸润不明显，免疫组化 CK7（+），TTF-1（+），但由于同肺叶有两个独立病灶，故 pTNM 分期：T3N0M0，ⅡB 期。此病例类型虽有两个病灶，但其特点为多中心，不属于转移灶，基因突变检测未见突变，故术后未行靶向治疗。因患者已行肺癌根治术，且淋巴结无转移，结合病灶病理学及其预后特点，虽然 pTNM 为ⅡB 期，但术后是否化疗需进一步讨论！

10 黏液型浸润性腺癌

病史简介

性别：女　　　出生日期：1960-05-07

现病史　“间断干咳 2 年，加重 1 个月”为主诉入院。患者 2 年前无明显诱因出现咳嗽，为干咳，无咳痰，伴胸闷气短，活动后症状加重，无发热寒战，就诊于当地医院行胸部 CT 示右肺下叶阴影，应用抗炎治疗（拜复乐）后症状好转，其后干咳症状间断出现，自行抗炎治疗，未行进一步相关检查。近 1 个月，患者干咳加重，伴后背疼痛，于我院门诊胸部 CT 检查示右肺下叶阴影，今患者为求进一步诊治入我院。病来无发热、无乏力盗汗，饮食及睡眠可，二便正常，体重无明显改变。

个人史　无肿瘤病史；无吸烟饮酒史；无粉尘、放射线及污染物接触史。

辅助检查　血生化检查、心肺功能检查未见明显异常。

胸部 CT（2011-12-13）见图 1。

胸部 DR 正位（2013-07-12）见图 2。

胸部 CT 平扫 + 增强（2013-07-18）见图 3。

PET/CT 示右肺下叶近叶间裂片状密度增高影，FDG 摄取略增高，最大 SUV 为 1.0；CT 示双肺门淋巴结影，FDG 摄取增高，最大 SUV 为 2.7（2013-07-15）。

余全身各部检查均未见异常。

肿瘤标记物未见异常。

术前诊断及分期　右下叶占位性病变，腺癌可能性大；T2aN0M0，ⅠB 期

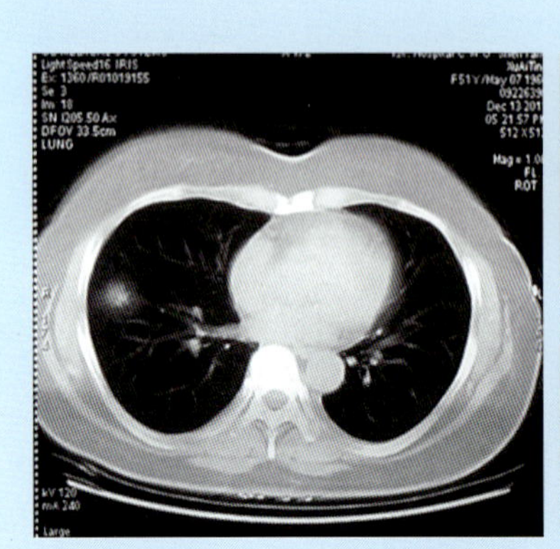

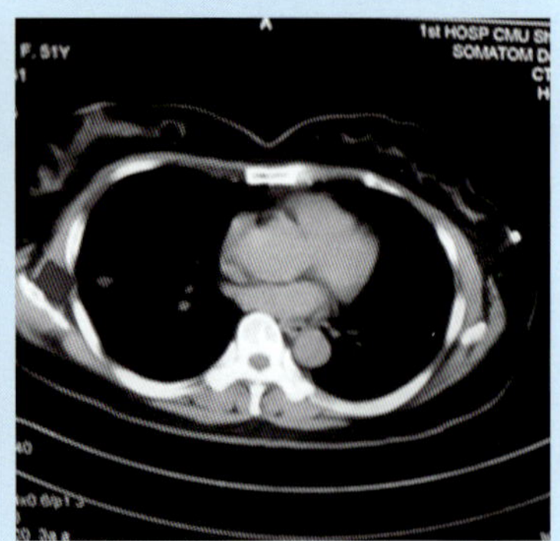

图 1　右肺下叶磨玻璃样影，中心可见少量实性成分

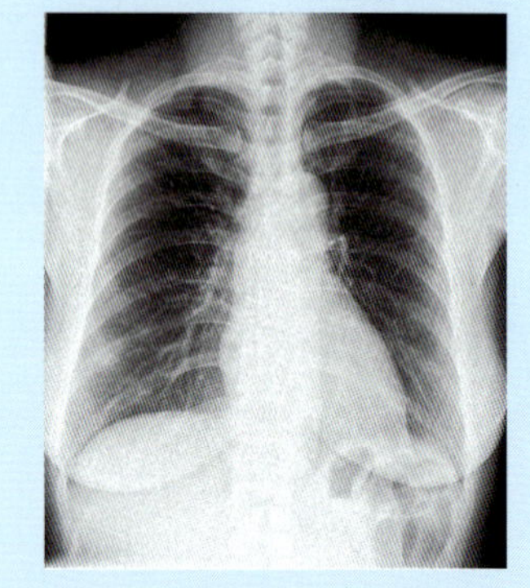

图 2　右肺下野外带可见团片影

手术情况　2013-07-23 全麻下行右肺下叶切除、淋巴结清除术。术后病理见图 4。

术后诊断及分期　右肺下叶腺癌；T2aN0M0，ⅠB 期

术后治疗　术后 EGFR 检测为阴性。现于“培美曲塞 800mg d_1+ 卡铂 700mg d_1 q21d”方案化疗中，已完成 2 周期化疗。

随访　现患者术后 2 个月，无局部复发及远处转移。

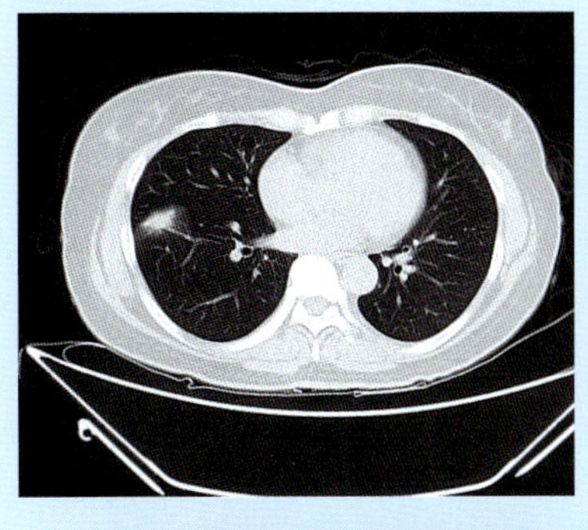

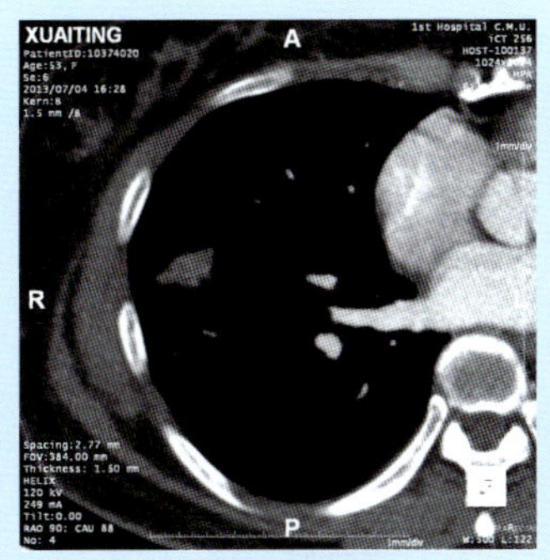

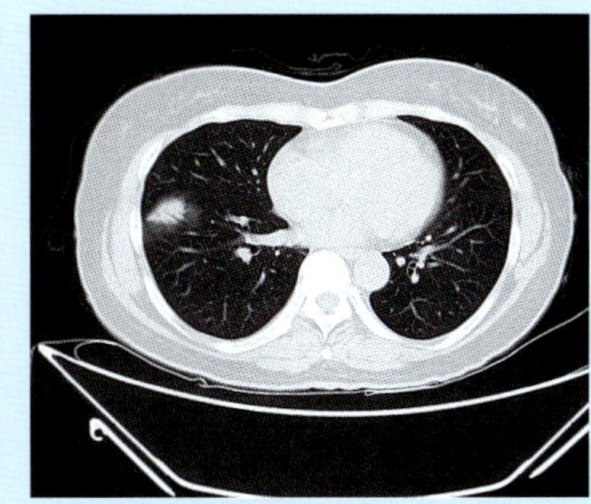

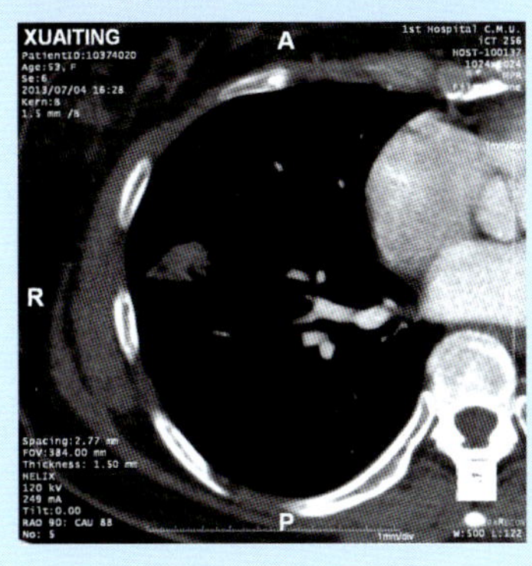

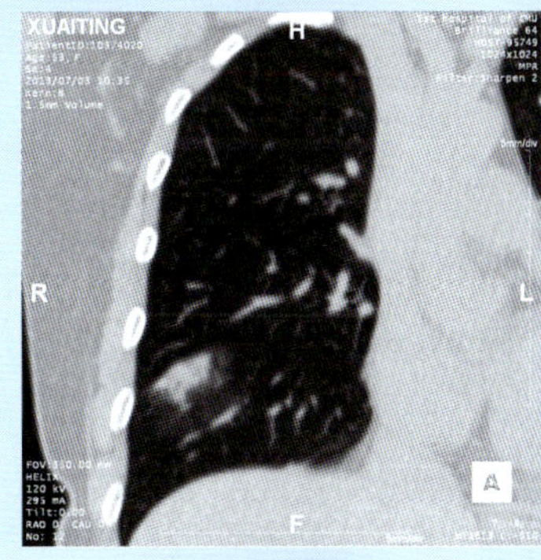

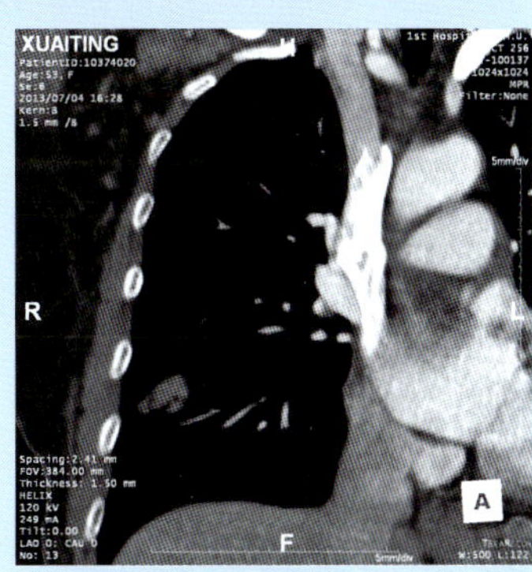

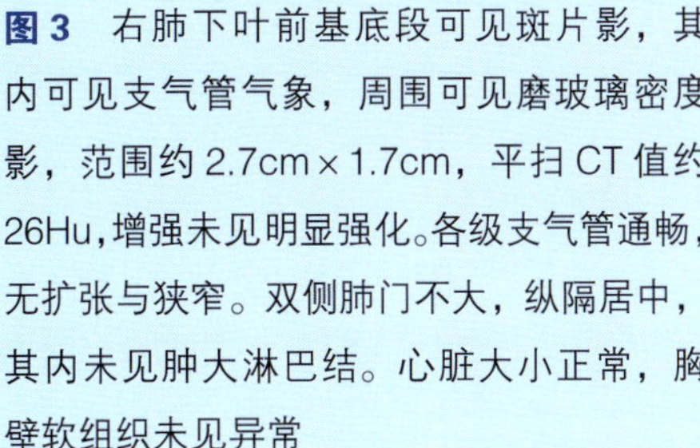

图 3　右肺下叶前基底段可见斑片影，其内可见支气管气象，周围可见磨玻璃密度影，范围约 2.7cm×1.7cm，平扫 CT 值约 26Hu，增强未见明显强化。各级支气管通畅，无扩张与狭窄。双侧肺门不大，纵隔居中，其内未见肿大淋巴结。心脏大小正常，胸壁软组织未见异常

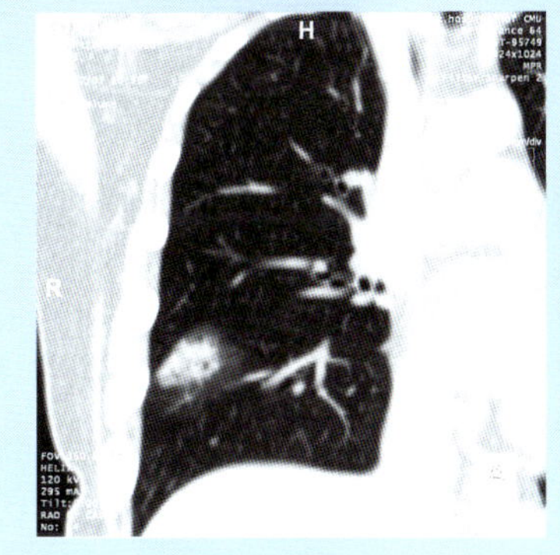

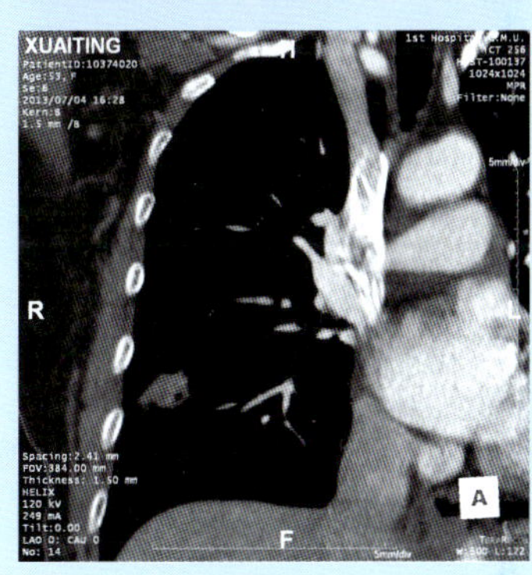

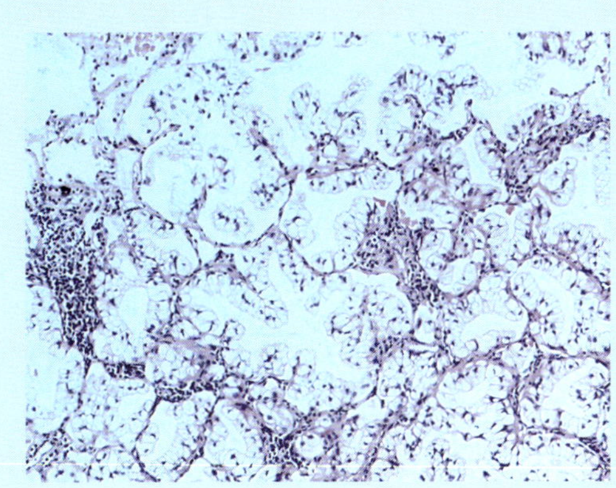

图 4　镜下所见（肿瘤组织）：异型细胞富含黏液，贴肺泡壁生长。免疫组化（肿瘤组织）：CDX-2(－) CK7(+) Ki67(5%) TTF-1(+)。淋巴结 L14：CD68(+) CK(PAN)(－)。诊断意见：（右肺）腺癌（以贴壁生长为主）（建议做 EGFR、K-ras、EML4-ALK 融合基因突变检测，指导治疗；淋巴结 2.3.4.7.8.9.10.11.12.13.14)：未见癌

李厚文点评

此病例 2 年前胸部 CT 中下叶交界点，可见磨玻璃影（GGO），但中间有密度增浓区，此时结节 > 2.0cm，应进行手术切除为宜；近期结节较前略增大，但中心密度进一步扩大，术中及术后均未见局部及纵隔淋巴结转移，符合贴壁生长为主（Lepidic）的黏液型腺癌（既往称之为黏液型细支气管肺泡癌）；由于 EGFR 突变阴性，故选用培美曲塞化疗，今后宜严密观察经过。

专题 3
肺癌 CT 诊断

黎　庶

肺癌是目前全世界发病率和死亡率最高的癌症，严重威胁人类的健康。由于缺乏特异性的诊断手段，其诊断正确率及 5 年生存率一直不尽如人意，因此肺癌的早期发现及早期治疗十分重要，影像学检查在此方面发挥着重要作用。

胸部 CT 检查技术

1. 肺癌的筛查　由于肺组织本身具有较高的密度对比度，特别适合低剂量 CT 扫描用于发现肺内的早期小病灶，是目前肺癌筛查中广泛应用的检查手段，并取得了令人鼓舞的结果，但是尚缺乏多中心联合大样本的研究数据。文献显示不同的作者使用的剂量有所不同，有学者建议 16 排以上 CT 以 120kV 的电压，10~40mA 的剂量（根据个人体型而调整）对整个胸部进行扫描。

2. CT 图像的三维重建及观察方法　为了准确显示出肺癌的形态学特征，单纯依靠原始横断面图像进行观察和诊断是不全面的，还必须进行三维重建，对于肺癌而言最常用的三维重建方法有多层面重建（multiple plane rendering，MPR）、容积重建（volume radiography，VR）和仿真内镜（VE）等。目前普遍研究认为，在肺癌 CT 检查中恰当地使用各种三维重建技术，可以充分显示肺癌的形态特征及与周围结构的关系，有助于其定性诊断。但是由于绝大多数三维重建受人为因素的干预，可能出现病变失真和假象等情况，诊断时必须结合原始横断面图像进行全面分析（图 1）。

3. CT 增强扫描　为了评价肺癌的血流动力学，临床上最常用的影像学检查方法为 CT 增强扫描。动态增强 CT 可提供肺孤立结节病变（SPN）血供特征，有助于 SPN 良、恶性的鉴别诊断。动态增强 CT 可以在强化峰值、达峰时间、增强方式以及增强时间 - 密度曲线等方面来评价肺癌的血供特性。

肺癌的 CT 影像表现

对于周围型肺癌而言，CT 扫描可用于瘤体的发现和鉴别诊断，特别是随着小腺癌病理研究的深入，CT 图像上表现为磨玻璃密度及混杂密度的肺癌病例逐渐被认识，其影像学表现也更加令人关注。多层螺旋 CT 薄层扫描及多种后处理技术进一步提高了对肺内小孤立病变的观察能力，使病变的影像特征显示更加清晰。

1. 周围型肺癌 CT 的形态学评价

（1）密度：大多数密度为软组织影，一些病灶内可见 2~5mm 大小类圆形低密度区，称为小泡征，其病理基础为细小支气管的囊状扩张。一些局限型支气管肺泡癌或腺癌可表现为局限性磨玻璃密度或磨玻璃密度与软组织密度同时存在。

A

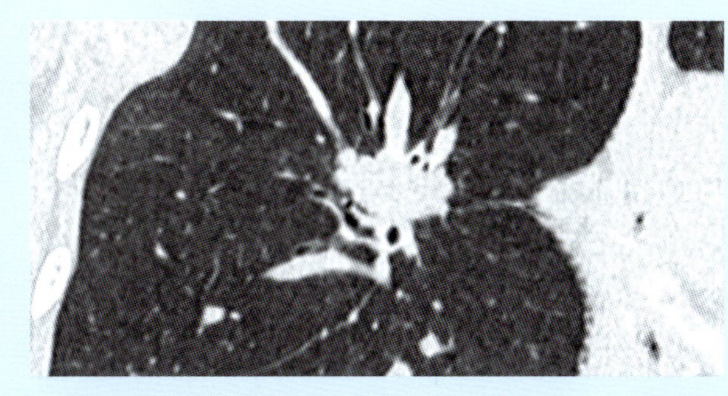

B

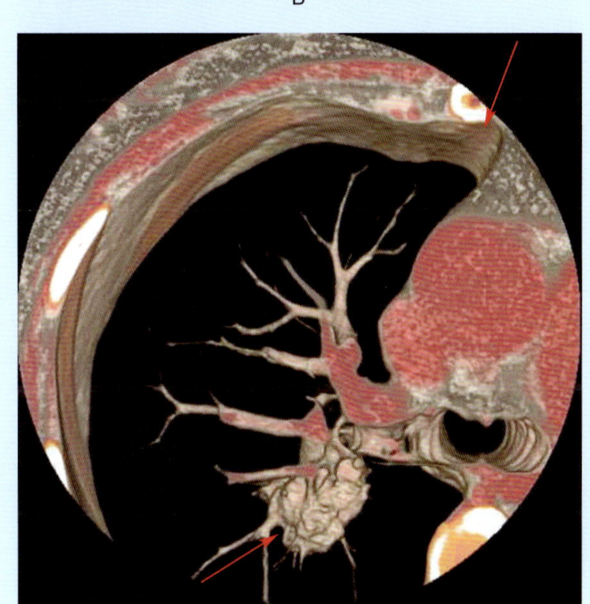

C

图 1 A：病变横断面图像；B：冠状位 MPR 重建图像；C：VR 重建图像

周围型肺癌内还可见低密度坏死灶、不规则偏心空洞及点状或不规则片状钙化。有的病变内可见空气支气管征，如空气支气管征与局部的磨玻璃密度病变同时存在，强烈提示支气管肺泡癌的可能（图 2）。

（2）边缘分叶：病灶边缘呈凹凸不平分叶状，3cm 以下的周围型肺癌分叶征占 71%。在病理上，分叶部分和切迹部分均为肿瘤细胞浸润生长及间质反应，推断可能为生长速度不同或（和）小叶间隔阻挡所致。

（3）边缘毛刺：病灶与周围含气肺组织的分界不清，有长短不一的毛刺样结构，反映了肿瘤组织呈放射状伸入周围肺组织内。（图 3）

（4）棘状突起：表现为病灶边缘长 2~6mm，宽 2.5~6.6mm 的棘状突起，其顶端尖锐或圆钝。

（5）血管聚集和胸膜凹陷：病灶周围聚集的血管多为肺动脉和肺静脉的分支，肺静脉在病变边缘的截断或伸入病变内，有助于周围型肺癌的诊断。胸膜凹陷为连接胸膜与肺内病灶的线条状或幕状影。血管聚集和胸膜凹陷的原因在于病变内形成纤维组织增生，牵拉周围血管和表面胸膜所致。

多层螺旋 CT 薄层扫描所得到的 MPR 图像提供了优良的纵轴分辨率，其图像质量与轴位完全一致，可以从不同方向清晰显示周围型小腺癌的本身及其周围结构微细的病理解剖学变化。冠状和矢状 MPR 图像有利于叶间胸膜的观察，对于叶间胸膜凹陷、牵拉、移位及叶间胸膜的破坏、断裂均可作出准确判断。利用 MinIP 图像可分辨 5~6 级的支气管，尤以上叶支气管显示为佳，可直观地观察到支气管树的三维解剖关系及病灶与支气管的关系，为临床支气管镜检查的准确进路和取材起到了一个极好的导向作用。

2. 周围型肺癌的血流动力学评价　影响肺癌强化的因素很多，包括肺癌病变的大小、位置、血供的情况，患者本身的体重、循环状态等，其中影响最大的是对比剂的剂量、注药速度及扫描延迟时间。动态增强 CT 扫描可在增强峰值、达峰时间及时间、密度

图 2 A：磨玻璃密度病变，病变内可见小泡征；B：混杂密度病变，周围可见分叶及血管聚集、胸膜凹陷

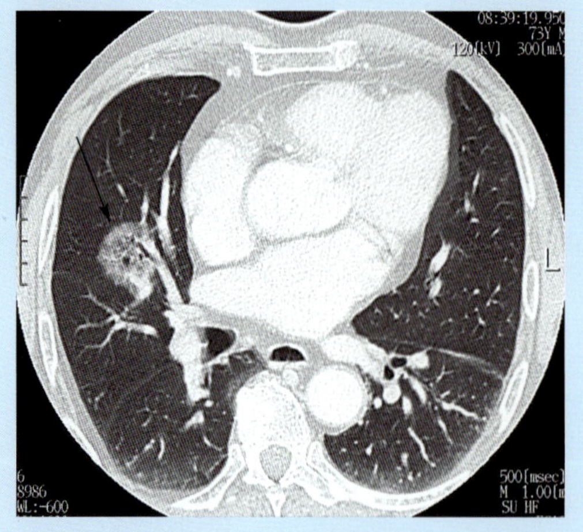
A

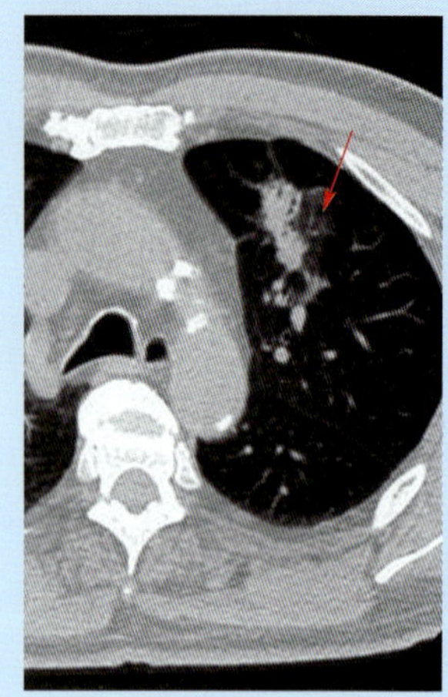
B

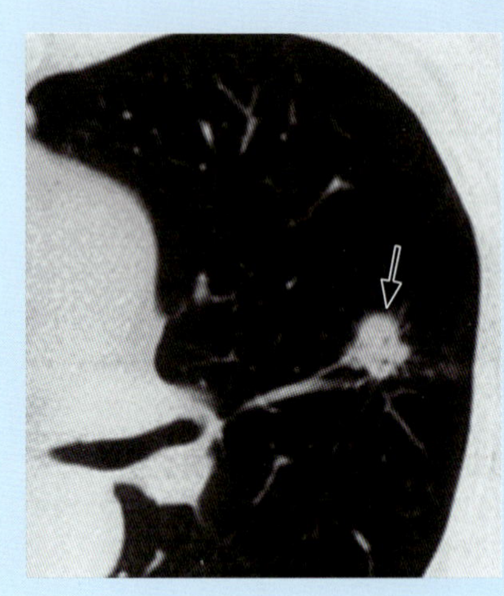

图 3 软组织密度病变，周围可见分叶、细小毛刺

曲线等方面对肺癌进行评价。大家共识的观点认为良性肿瘤强化值小于 15Hu，大多可以同肺癌鉴别（肺癌强化值多为 20~60Hu），但活动性炎性病变强化值与肺癌有重叠。对于非密实的磨玻璃密度肺癌及数毫米的小肺癌往往难以获得准确的 CT 值。

目前 CT 灌注成像也用于肺癌诊断和鉴别诊断的研究中，此方法可反映组织的微血管分布和血流特点，提供组织器官的血流动力学信息，但迄今为止各个作者的研究结果尚有许多差异，有待于进一步研究。

孤立性肺结节病变的影像分析

对于孤立性肺结节（SPN）的影像诊断一直都是临床的热点及难点问题，尽管近年来新的影像技术不断出现，但各种检查方法对 SPN 进行准确诊断仍然存在一些尚未能解决的问题，CT 仍为目前诊断 SPN 最主要方法。如何对 SPN 的 CT 表现进行合理的分析，并指导下一步的处理方案是我们临床工作中常需要面对的问题。

分析 SPN 时我们应注意以下方面：

1. 图像质量及结节观察方法　由于筛查出的结节大多都比较小，征象细微，所以要求扫描更加细致。扫描层厚采用 1~2mm，如需要进一步提高空间发病率可有缩小 FOV。在观察影像时行不同窗宽、窗位的调解，以使不同密度病变得以充分清晰显示。同时合理利用各种三维重建方法，从多方位观察结节的特征及与周围组织结构的关系。

2. 分析 SPN 的大小、形态和边缘特征　结节越小，良性可能性越大，然而仅仅小并不能排除肺癌，统计显示：15% 的恶性结节直径 < 1cm，42% 的恶性结节直径 < 2cm。SPN 的形态多为圆形或卵圆形，分叶对周围型肺癌有较重要诊断价值。但有些结核球及良性肿瘤也可出现分叶，因此需结合其他征象进行综合分析。在边缘形态方面，毛刺在周围型肺癌有较高的显像率，特别在腺癌表现尤为突出，恶性结节毛刺的发

生率明显高于良性结节。

3. SPN 内部结构分析　小泡征指结节内部出现的 1~2mm 的圆形低密度区，多见于腺癌及细支气管肺泡癌。细支气管充气征亦多见于3cm以下的小肺癌，该征象多见于细支气管肺泡癌、腺癌、部分鳞癌及鳞腺混合癌。但在局灶性机化性肺炎中，支气管充气征也较常见，需结合其他影像特征进行全面分析。癌性空洞的特点是洞壁薄厚不均，可见壁结节，空洞多处于偏心，空洞壁越厚，恶性病变的可能性越大。

4. 增强扫描的强化方式分析　SPN 的增强扫描信息对诊断有很大的辅助作用。肺内结节的增强特点可从强化峰值、强化模式及动态曲线等方面进行评价。恶性肿瘤的强化峰值多在 20~60Hu 之间，良性肿瘤的强化峰值多小于 15Hu，恶性病变与炎性病变强化峰值有重叠。恶性肿瘤的强化模式呈多样化，如均匀强化、不均匀强化、周边强化及偏心强化等。有关于 SPN 时间 - 密度曲线的一些研究显示：恶性病变峰值强化时间长于良性病变。

5. 瘤周结构变化的观察　瘤周结构的变化表现为周围血管的聚集和胸膜凹陷，良、恶性病变均可出现，但恶性病变出现的几率更高。

除 CT 检查外，对于 SPN 还可进一步行 MRI、PET/CT 检查，以便提供更有价值的诊断信息。在进行了一系列的无创检查后，仍不能定性，可考虑采取创伤性检查手段以获得病理标本来明确诊断。

专题 4
肺癌 PET/CT 显像

李亚明

显像原理

^{18}F 标记的 2- 氟 -2 脱氧 -D- 葡萄糖（^{18}F-FDG）是目前临床广泛使用的葡萄糖代谢显像剂，主要用于包括肺癌在内的多种肿瘤的 PET/CT 显像。

通常情况下，肿瘤组织增殖活跃，细胞能量需求增加；葡萄糖是肿瘤细胞生物大分子合成过程中碳成分的主要来源；肿瘤细胞的葡萄糖转运 mRNA 表达、葡萄糖转运蛋白 Glut1 和 Glut3 水平、己糖激酶水平均上调，葡萄糖 -6- 磷酸酶水平下调。

^{18}F-FDG 的结构类似于葡萄糖，转运到肿瘤细胞后在己糖激酶作用下被磷酸化；但与天然葡萄糖不同，^{18}F-FDG 经磷酸化后，生成 ^{18}F-FDG-6-PO_4，不再参与进一步的糖代谢过程，被滞留在细胞中，形成聚集。通过 PET 显像观察其在细胞内的浓度及其变化，可以区别良性和恶性病变。通常代谢旺盛的恶性肿瘤组织聚集 ^{18}F-FDG 较多。因此，^{18}F-FDG PET 显像在鉴别良恶性肿瘤、恶性肿瘤分期、探测恶性肿瘤复发和监控肿瘤疗效等方面均具有临床价值。

适应证

1. 肿瘤的诊断和鉴别诊断。
2. 肿瘤的分期和再分期、分化程度判别。
3. 肿瘤复发的鉴别。
4. 指导肿瘤治疗方案，评价疗效。
5. 预后的评估。
6. 肿瘤原发和转移灶的寻找（血肿瘤标志物持续增高）。

临床应用

1. 良恶性病变的鉴别　多数肺癌与其他恶性肿瘤一样，^{18}F-FDG PET 显像表现为代谢增高。图 1 为一例单发肺结节（SPN）患者，左肺穿刺病理结果示为炎性病变，行 PET/CT 检查示左肺结节高代谢改变，考虑恶性病变可能性大。患者在 PET 影像的指导下再次行穿刺活检病理示肺腺癌。PET 检查即揭示了病灶的生物学特征，又进一步指导了临床穿刺活检位置的合理选择。

PET/CT 显像可利用病变的不同生物学特征，采用不同的分子探针即显像剂，如 ^{11}C-coline、^{18}F-FLT 等，与 ^{18}F-FDG 相结合，提高诊断的特异性。一部分病变由于其糖代谢较低、肿瘤活力细胞少，如原发性肺类癌、支气管肺泡癌等，这一类的疾病由于其细胞生长缓慢，增殖活力相对较低，所以其摄取显像剂相对较少。

2. 在肺癌分期中的应用　2011 年我国肺癌诊治指南中指出，PET/CT 检查在诊断肺癌纵隔淋巴结转移时较 CT 的敏感性和特异性高。常规的 CT 检查通

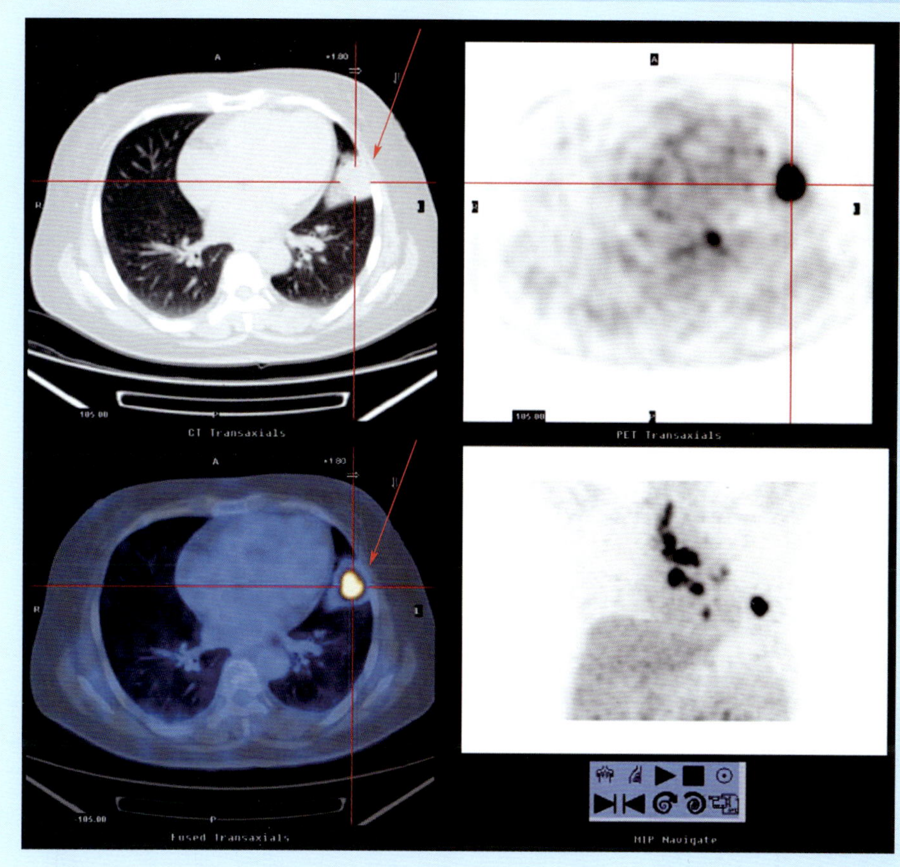

图 1 SPN PET/CT 图像

过淋巴结的大小来判断淋巴结的转移，对淋巴结转移的敏感性约为 61%，特异性约为 79%。PET 通过淋巴结的代谢活性进行诊断，其敏感性约为 85%，特异性为 90%。^{18}F-FDG PET 全身显像还能同时探测胸外及远处软组织和骨骼的转移灶，其准确性为 96%。PET 的应用可使 41% 的患者临床分期得到更正，约 50% 患者因 PET 检查结果改变了临床分期，从而改变了治疗方案。图 2 为一例肺部占位性病变的患者，低热 2 个月，咳嗽伴胸痛 1 天。CT 检查示左下肺占位，疑为肺癌。结核抗体阴性，CEA、NSB、NSE 升高。行 PET/CT 检查，结果显示左肺下叶占位病变伴 ^{18}F-FDG 摄取异常增高，同时伴全身骨骼、骨髓多处 FDG 摄取浓聚影，CT 示相应部位骨质密度未见异常。考虑肺癌伴多发骨转移。随访结果与 PET 结果一致。

3. 预后及疗效评价　经过放化疗治疗已有效控制的肿瘤，尤其是生物靶向治疗后，肿瘤大小可能在短期内无明显变化，但其代谢变化则较早出现。因此，通过观测实体肿瘤大小的变化判断疗效的局限性显而易见。^{18}F-FDG 代谢显像在肿瘤疗效评价中有良好的优势，在肿瘤放化疗疗效评价方面越来越引起重视。有研究表明，用 PET 评价原发灶的放化疗疗效，其敏感性、特异性分别为 88% 和 67%，纵隔转移淋巴结疗效评价的敏感性、特异性分别为 58% 和 93%。对于放疗化疗的患者 ^{18}F-FDG PET 显像能早期提供肿瘤对治疗的反应。通过对比病灶在治疗前后显像剂摄取的变化可以较 CT 影像更早、更敏感地反映肿瘤对药物的反应，病灶摄取显像剂的逐渐减少是治疗有效的早期信号，而摄取不变或升高提示治疗无效或病情进展，通常在治疗后 3~14 天便可反映出药物的作用效果，对临床早期判断疗效反应，及时调整治疗方案，改善肿瘤治疗效果具有重要意义。

PET 显像可以对肺癌患者的预后作评价。^{18}F-FDG PET 显像标准摄取值（SUV）可以反映肺部组织细胞内代谢水平，其大小与肿瘤的倍增时间及病灶生长速度相关。病灶的 SUV 值也可以作为预后估计的一个指标。相关研究显示，肿瘤的 SUV 值越高其转移率越大。同时 SUV 也可以作为肿瘤预后生存率的预测指标，SUV>10 的患者组其生存率明显低于 SUV<10 的患者。

当常规影像学的检查不能准确区分治疗后的瘢痕与肿瘤局部的复发时，^{18}F-FDG PET 显像通过局部代谢的信息能够准确的区分两者。

图 3 为一例肺癌化疗后评价疗效的患者 PET/CT

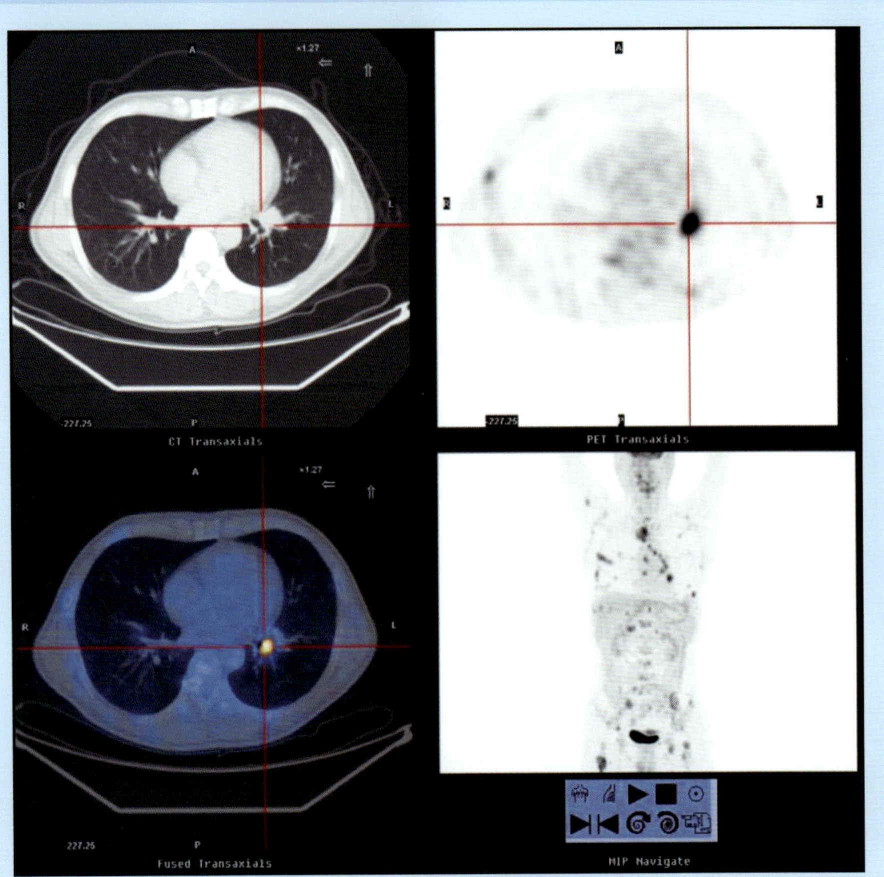

肺部

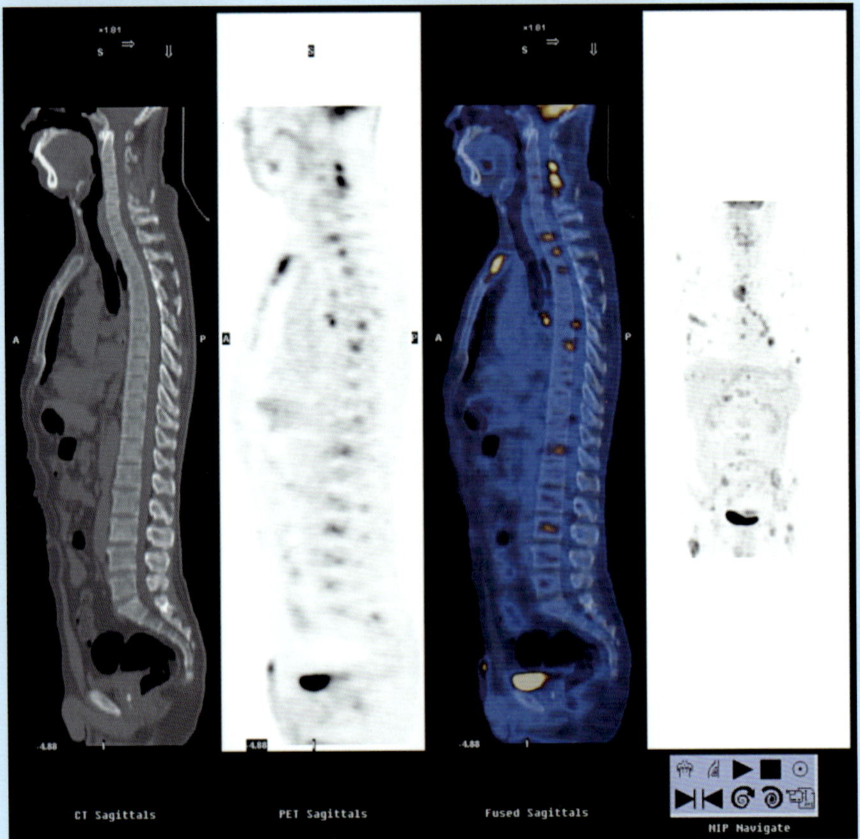

骨骼转移灶

图 2 肺癌伴多发骨转移 PET/CT 图像

影像，行 PET 检查示右肺下叶软组织密度结节影，高代谢改变。行穿刺活检示肺腺癌。化疗 1 个周期后行 PET 检查示高代谢活性明显降低，肿瘤内代谢范围明显缩小，考虑治疗有效。通过 PET 显像早期评价了治疗的疗效，对患者的下一步治疗有重要的指导意义。

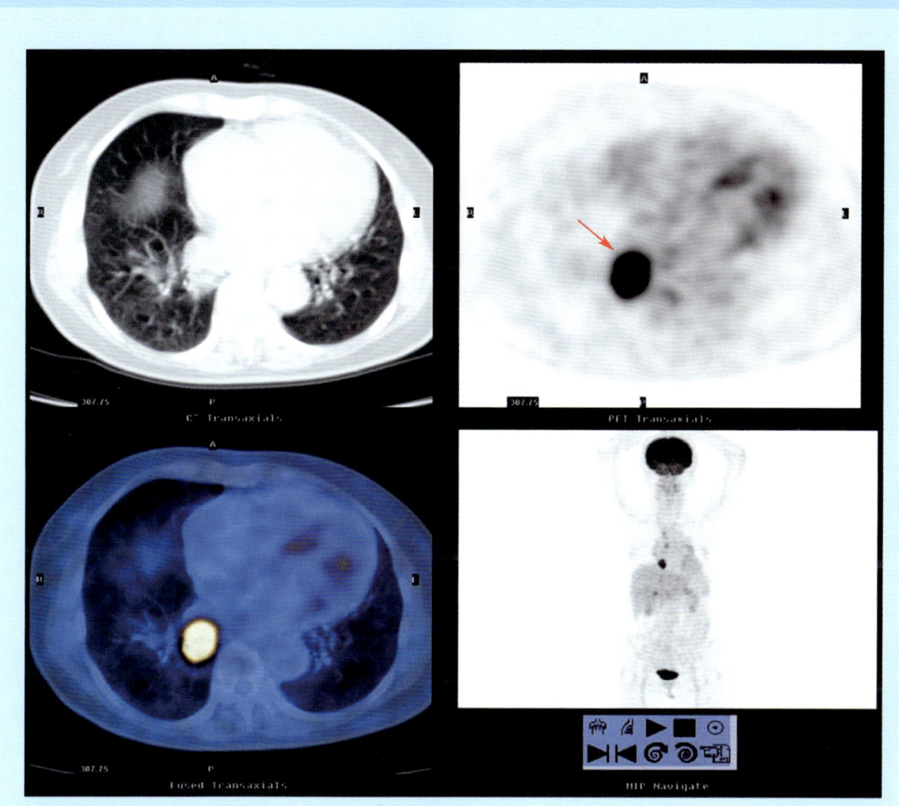

治疗前

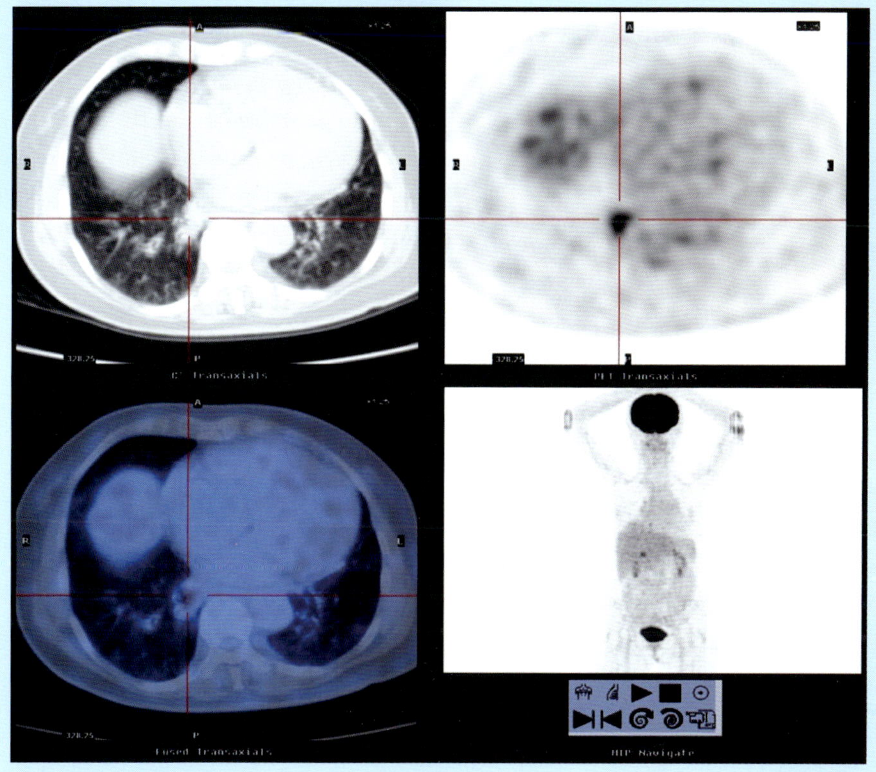

治疗后

图 3 肺腺癌治疗前后 PET/CT 图像

11 ⅢA N2 浸润性腺癌

病史简介

性别：女　　出生日期：1960-06-28

现病史 患者以“咳嗽 1 个月”为主诉入院。1 个月前患者无明确诱因出现咳嗽，为干咳，未治疗，咳嗽症状持续无好转，于当地医院行胸部 CT 检查提示右肺上叶肿物来诊。病来患者无发热，无胸痛、气促，体重变化不明显。

个人史 过敏性哮喘 10 年，无吸烟饮酒史，无粉尘及污染物接触史。

辅助检查 血生化检查、心肺功能未见明显异常。

胸部 CT 见图 1。

纤维支气管镜见图 2。

PET/CT（2012-09-21）检查示右肺上叶软组织肿物，SUV=6.1；右肺下叶结节影 FDG 未见异常摄取。

术前诊断及分期 右肺上叶占位性病变，腺癌可能性大；T1bN0M0，ⅠA 期

手术情况 2012-10-11 行全麻下右肺上叶切除，淋巴结廓清术。术后病理见图 3。

术后诊断及分期 右肺上叶腺癌，T1bN2M0，ⅢA 期

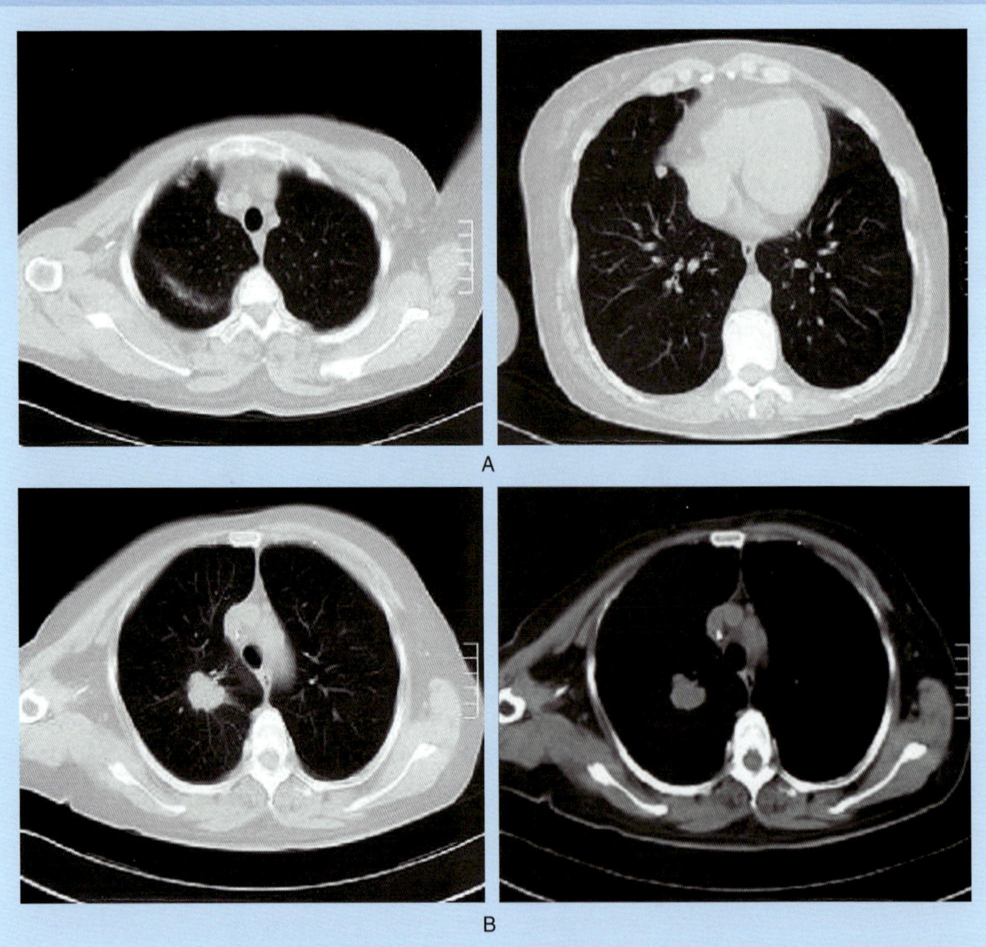

图 1 A：胸部 CT 示右肺上叶见模糊片状影；右肺下叶小结节，可见钙化影。B：胸 CT 示右肺上叶不规则占位，大小约 29mm×25mm，边缘见毛刺影，邻近胸膜受牵拉，肿瘤密度较大；纵隔内未见明显肿大的淋巴结

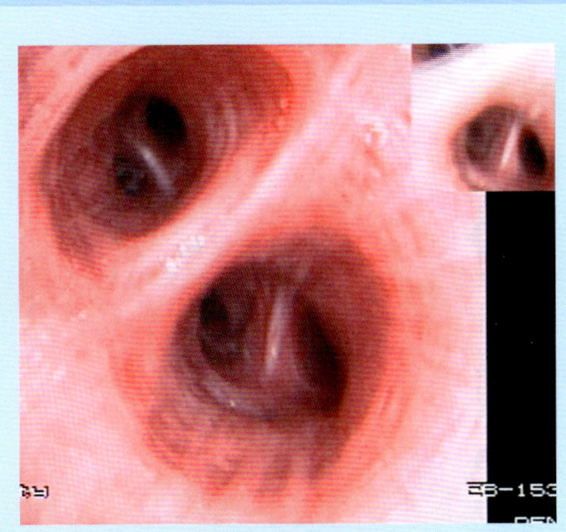

图 2　气管镜：气管环清晰，黏膜正常，隆突锐利，血管纹理清晰，左右肺支气管段以上开口正常，未见新生物

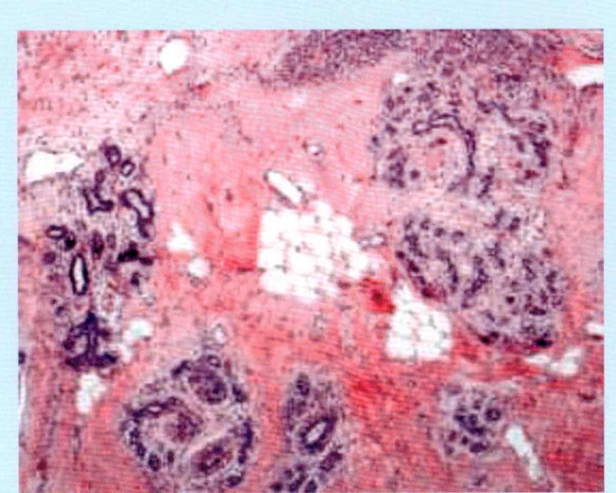

图 3　术后病理：浸润性腺癌，局部低分化。L3 组见淋巴结转移，L4、7、10、11 组未见转移。免疫组化结果：D2-40(–)、CK7(+++)、CEA(+++)、P63 少数细胞（+）、TTF-1(++)

术后治疗　基因检测结果见下表。口服吉非替尼治疗，未行术后化疗。

表　EGFR 基因检测结果：Exon-19 外显子突变（ARMS 法）

检测项目	外显子 / 密码子	突变类型	检测结果
			ARMS 法
EGFR 基因 29 种突变检测	Exon-19	19del	+
	Exon-21	L858R	–
	Exon-20	T790M	–
	Exon-20	20-Ins	–
	Exon-18	G719X	–
	Exon-20	S768I	–
	Exon-21	L861Q	–
备注			

随访　现患者术后 10 个月，至今未见局部复发及远处转移。

李厚文点评

1. 此例患者持续无痰干咳为主诉，无吸烟史，胸部 CT 示右肺上叶结节密度较大伴上叶尖区片状云絮影，虽然 PET/CT 提示肿物 SUV6.1，为轻度升高，由于术前未能取得组织学诊断，不能除外肺鳞癌，故行支气管镜检查，以除外气管内病变。

2. PET/CT 检查仅提示肿瘤结节 SUV 轻度升高，上纵隔淋巴结 L3 组未表达，但手术廓清淋巴结后病理发现 L3 组淋巴结为转移，显示出手术廓清的意义。

12 肺内淋巴瘤

病史简介

性别：女 出生日期：1962-07-21

现病史

患者以“前胸部肋骨疼痛 1 个月”为主诉于 2012-12-23 当地医院行胸部 CT 检查示：右肺及左肺上叶多发致密斑片影。行左氧氟沙星及头孢米诺纳等药物抗炎治疗后复查 CT，未见明显变化。现为求进一步诊治来我院。患者病来无发热，无咯血，干咳少痰，饮食及二便正常，体重变化不明显。

个人史

患者既往体健，无烟酒嗜好，无粉尘及污染物接触史。

辅助检查

血生化检查：结明试验（–），心肺功能未见明显异常。

胸部 CT（2013-04-09）见图 1。

PET/CT 示右肺中叶纵隔旁片状密度增高影内伴支气管影，代谢增高，最大 SUV 为 8.7；双肺多发斑片影，代谢增高，左肺上叶斑片影，SUV_{max}=5.2；左肺门淋巴结影 FDG 摄取增高，SUV_{max}=2.9；双肺肺大疱。余部未见异常。

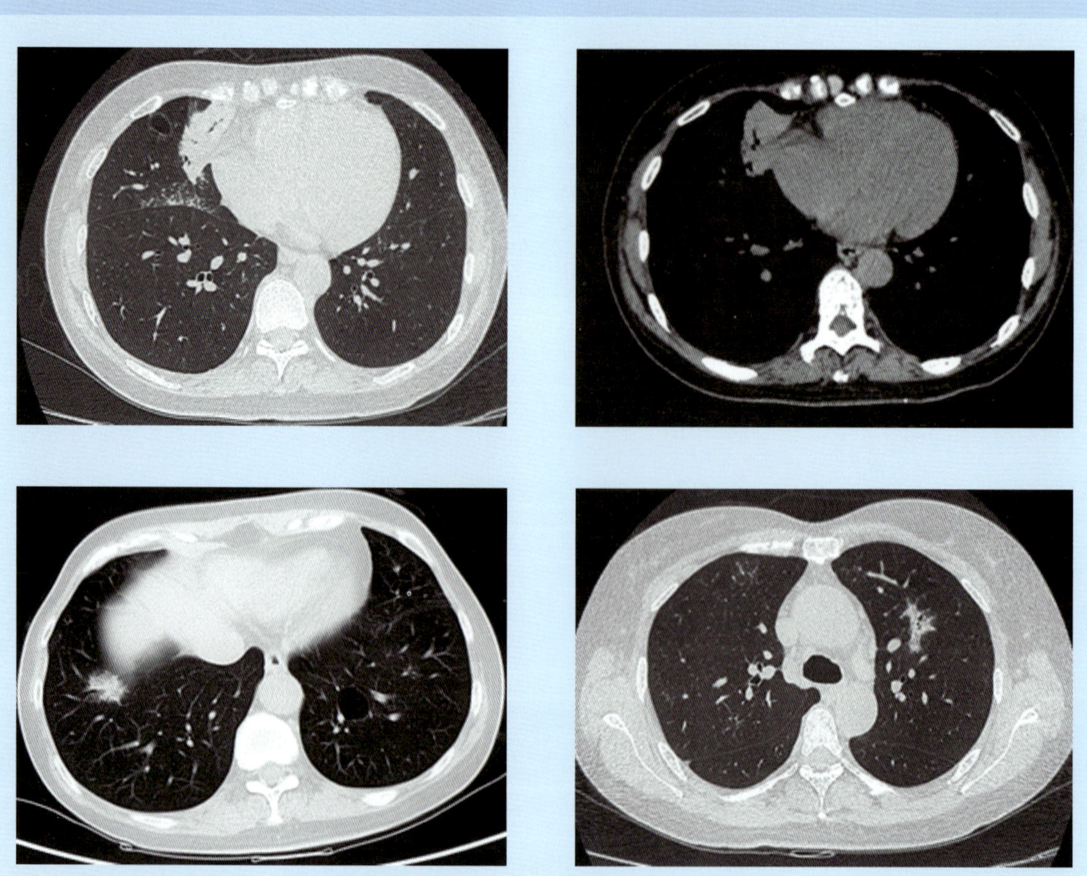

图 1 胸部 CT：右肺及左肺上叶内多发斑片影，部分内可见支气管影，双肺内另可见多发大小不等的囊状透光影。双侧肺门不大，纵隔居中，其内未见肿大淋巴结

2013-04-27 于当地医院行 CT 引导下经皮肺穿刺活检及病理：肺间质淋巴组织非典型增生，不除外低度恶性淋巴瘤。后经我院病例会诊，诊断为：慢性炎症伴淋巴组织异型增生，局部考虑 MALT 淋巴瘤。

余全身各部检查均未见异常。cTNM：T4N0M1a，Ⅳ期

手术情况

2012-05-23 为明确病理，指导治疗，于全麻下行开胸活检术，术中切除右肺中叶及右肺下叶局部病变。

术后病理及免疫组化见图 2。

确定诊断

淋巴瘤样肉芽肿病

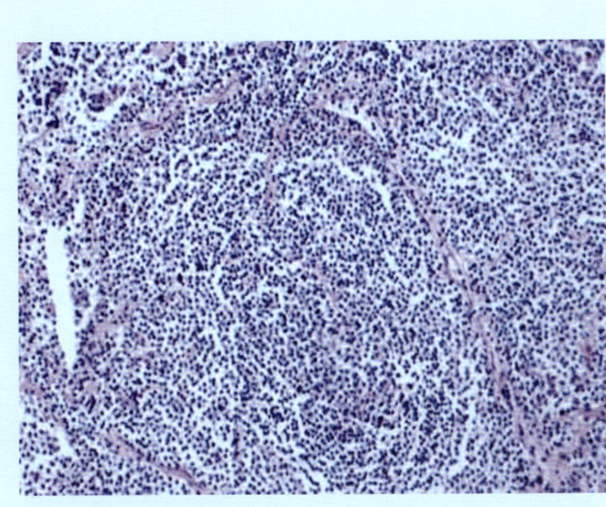

图 2 术后病理及免疫组化：淋巴瘤样肉芽肿病。免疫组化：E2:CK(+),CD3(+) ,CD20(+),Pax-5(+),Bcl-2(+),CD21(+),CD10(−),CD5(+),CyclinD1(−),Bcl-6(−),MUM1(−),CD138(−),Ki67(3%),CD68(+),EBV(−)

2013-06 患者先后于其他三家医院进行病例会诊，结论分别为：肺淋巴组织增生，目前难以诊断淋巴瘤，建议行 PCR-IgH 检测以助诊；肺黏膜相关淋巴组织边缘区 B 细胞淋巴瘤；考虑为黏膜相关淋巴组织淋巴瘤。2013-07-09，于另一家医院再次进行病例会诊，结论为：肺黏膜相关组织边缘带 B 细胞淋巴瘤。

术后治疗

患者确诊后行 CHOP 方案化疗至今。

随访

现患者已化疗 2 周期，病情控制良好。

李厚文点评

原发于肺的恶性淋巴瘤比较少见，但其中以黏膜相关性淋巴瘤（MALT）最为多见。多数 MALT 淋巴瘤为低度恶性，发展缓慢，预后较肺癌好。本病多发于 40 岁以上中老年人，无明显或轻度呼吸道症状，肺部表现为团块状或大片状阴影，边界模糊，并有“支气管充气征”，增强后明显强化，全身常无淋巴结肿大。需与肺癌、肺部感染、炎性假瘤、肺结核等鉴别，需行病变组织学检查以明确诊断。

13　浸润性肺腺癌术后复发

病史简介

性别：男　　　　出生日期：1960-04-30

现病史　患者以“咳嗽咳痰 1 个月”为主诉入院。患者 2008 年 3 月始出现咳嗽咳痰，痰为白色，未见痰中带血。于当地医院行胸部 CT 检查示：左肺上叶占位，为求进一步诊治来我院。患者病来无发热、无胸闷胸痛等症状，饮食及二便正常，体重未见明显变化。

个人史　患者既往健康，无烟酒嗜好，无粉尘及污染物接触史。

辅助检查　血生化检查、心肺功能未见明显异常。

胸部 CT（2008-04-18）见图 1。

余全身各部检查均未见异常。

术前诊断及分期　左肺上叶占位性病变，恶性可能性大；T2aN0M0，ⅠB 期

第一次手术　2008-04-23 全麻下行左肺上叶切除，淋巴结廓清术。术后病理及免疫组化（图 2）。

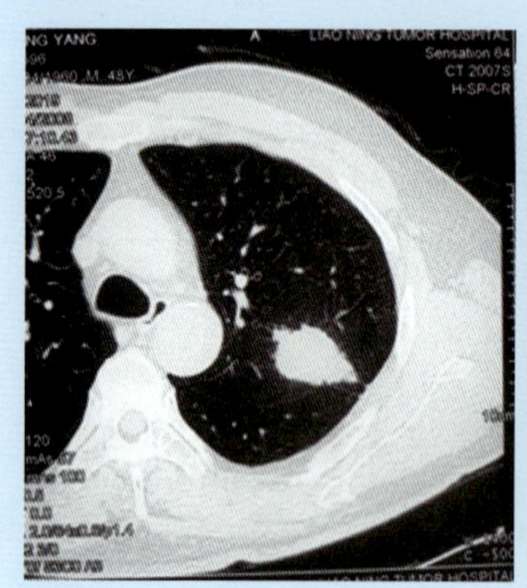

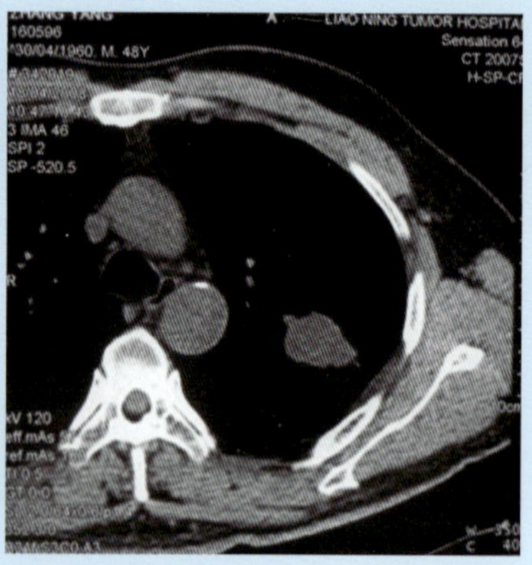

图 1　胸部 CT（2008-04-18）：左肺上叶软组织团块影，浅分叶，周围可见毛刺及胸膜牵引，大小约 4.5cm×2.5cm，其内密度均匀，纵隔内未见明显肿大淋巴结

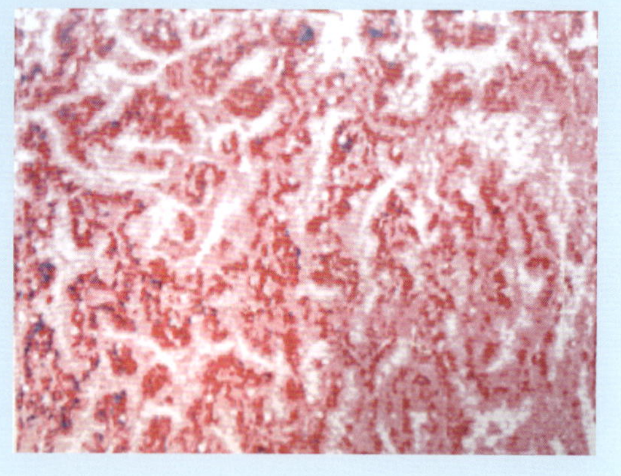

图 2　术后病理及免疫组化：左肺细支气管肺泡癌，淋巴结 L5、7、9、10、11 均未见癌。免疫组化结果 CK-P（+）、TTF-1（+）、NSE（+）、Vim（-）

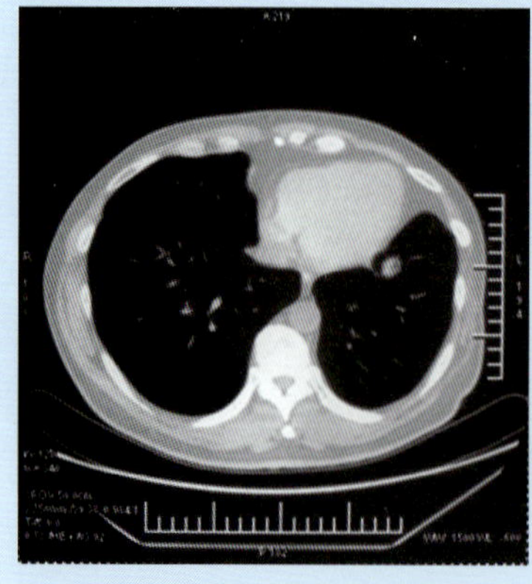

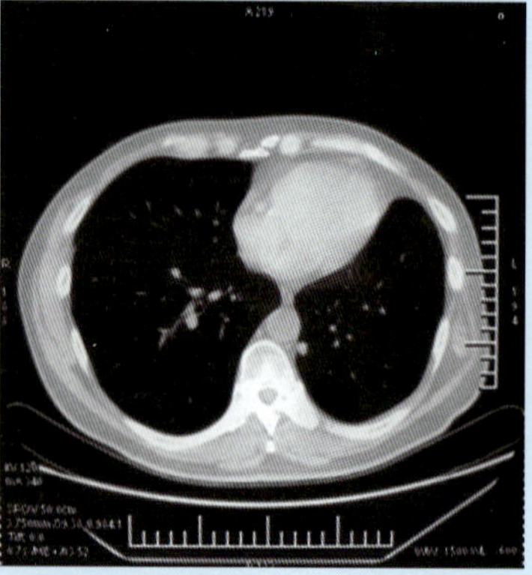

图 3　胸部 CT（2010-11-10）：左肺下叶心缘旁结节影，直径 1.5cm，左肺下叶降主动脉旁结节影，直径 0.8cm

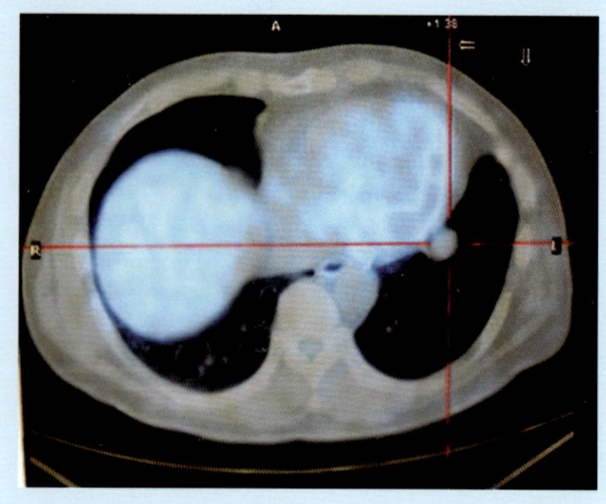

图 4　PET/CT 检查：左肺下叶结节较大者最大 SUV 为 1.5，恶性病变不除外

确定诊断 左肺上叶腺癌，pTNM 分期：T2aN0M0，ⅠB 期

术后治疗 术后应用紫杉醇 + 顺铂方案规范化疗 4 周期后定期体检复查。

2010-11-10 复查胸部 CT 时于左肺下叶发现两枚小结节（图 3），直径分别为 1.5cm 和 0.8cm，行 PET/CT 检查显示较大者最大 SUV 为 1.5（图 4），恶性病变不除外，余部未见异常。

第二次手术 2010-11-29 全麻下行左肺下叶病灶切除术术后病理及免疫组化（图 5）

确定诊断 左肺下叶腺癌；肺癌术后“复发”（多中心），pTNM 分期：T3N0M0，ⅡB 期。

术后治疗 术后行 EGFR 基因检测，提示 exon19 基因突变（下表）。术后口服吉非替尼，未应用辅助化疗。

随访 现术后 33 个月，复查无复发及转移。

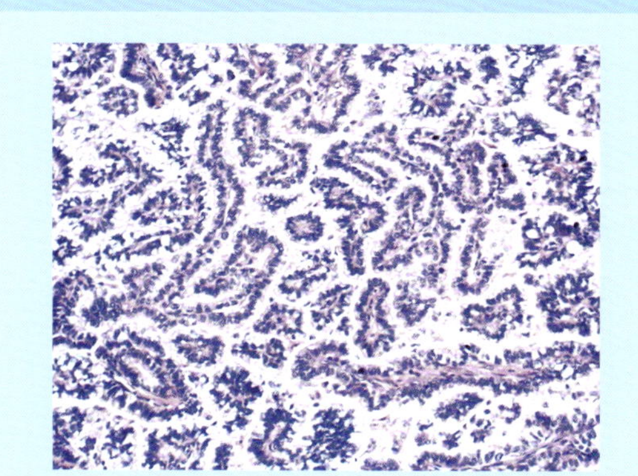

图 5 术后病理及免疫组化：两结节均为混合型乳头状腺癌—肺泡细胞癌以乳头状腺癌为主，免疫组化结果：CK-H（－），CK-L（＋），TTF-1（＋），SPA（－），CD56（－），Syn（－）

表 基因检测结果：Exon19 基因突变，TUBB3 mRNA 低表达

检测项目	检测数据	结果	提示
ERCC1 mRNA 表达	≥ 42.3%	中	ERCC1 基因 mRNA 表达水平与铂类疗效负相关
TYMS mRNA 表达	≥ 68.6%	中偏高	TYMS 基因 mRNA 表达水平与氟类 / 培美曲塞 / 卡培他滨疗效负相关
RRM1 mRNA 表达	≥ 81.6%	高	RRM1 基因 mRNA 表达水平与吉西他滨疗效负相关
TUBB3 mRNA 表达	≥ 21.3%	低	TUBB3 基因 mRNA 表达水平与抗微管类疗效负相关
EGFR E19 基因突变	△ E746-A750 (K745:AAA)	突变	EGFR 基因外显子 19 缺失突变与吉非替尼 / 厄洛替尼疗效正相关
EGFR E21 基因突变	野生型	无突变	EGFR 基因外显子 18 突变与吉非替尼 / 厄洛替尼疗效正相关
K-RAS E2 基因突变	野生型	无突变	K-RAS 基因外显子 2 突变与吉非替尼 / 厄洛替尼 / 西妥昔单抗 / 帕尼单抗疗效负相关
K-RAS E3 基因突变	野生型	无突变	K-RAS 基因外显子 3 突变与吉非替尼 / 厄洛替尼 / 西妥昔单抗 / 帕尼单抗疗效负相关

李厚文点评

2008 年 4 月 23 日以咳嗽咳痰，不咯血，无发热为主诉入院，胸部 CT：左肺上叶实性结节，纵隔未见增大淋巴结，行左肺上叶切除术，术后诊断：左肺上叶腺癌，pTNM 分期：T2aN0M0，ⅠB 期。术后应用紫杉醇 + 顺铂方案规范化疗 4 周期后定期体检复查。2010-11-10 复查胸部 CT 时于左肺下叶发现两枚小结节，直径分别为 1.5cm 和 0.8cm，行 PET/CT 检查显示较大者最大 SUV 为 1.5，恶性病变不除外。遂行第二次手术：左肺下叶病灶切除术。术后病理：两结节均为混合型乳头状腺癌，免疫组化结果：CK-H（－），CK-L（＋），TTF-1（＋）。术后行 EGFR 基因检测，提示 exon19 基因突变。现口服吉非替尼 33 个月，未用化疗，复查无复发及转移。此病例虽属过去肺细支气管肺泡癌的一种，现列为乳头状为主的浸润性腺癌，对化疗不敏感，所幸常与 EGFR 基因突变相关！

14　ⅠA 期微浸润性腺癌

病史简介

性别：男　　　　出生日期：1960-04-30

现病史

患者以“体检发现右肺上叶结节”为主诉入院。患者 2013 年 2 月体检行胸部 CT 检查示：右肺上叶小结节，为求进一步诊治来我院。病来患者无发热，无咳嗽咳痰、气促，饮食及二便正常，体重变化不明显。

个人史

患者既往体健，无烟酒嗜好，无粉尘及污染物接触史。

辅助检查

血生化检查、心肺功能未见明显异常。

胸部 CT（2013-03-18）见图 1。

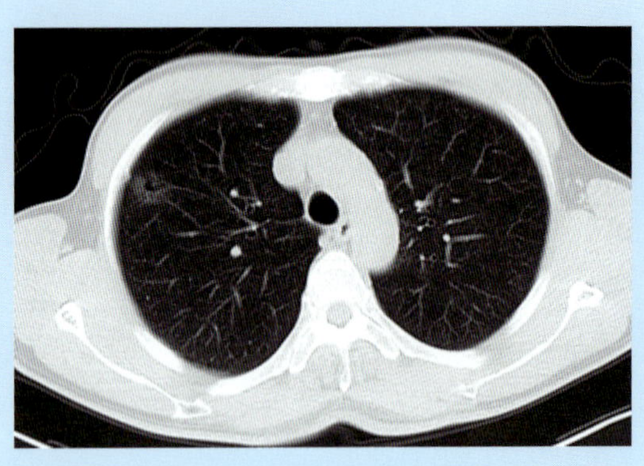

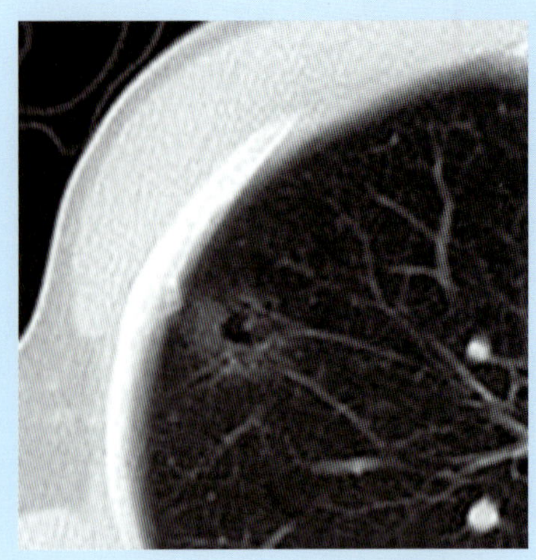

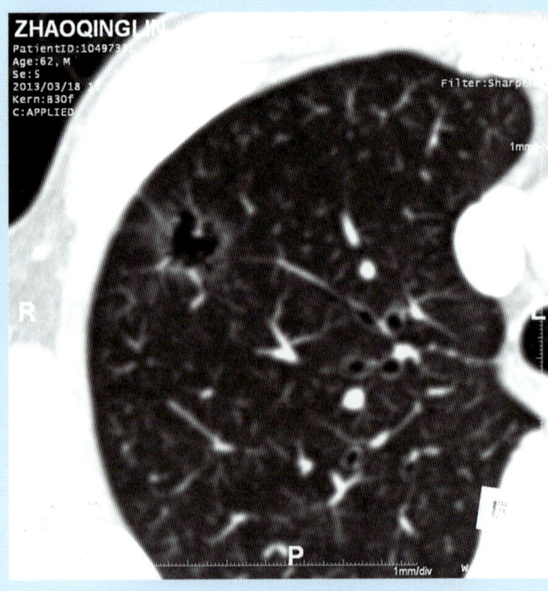

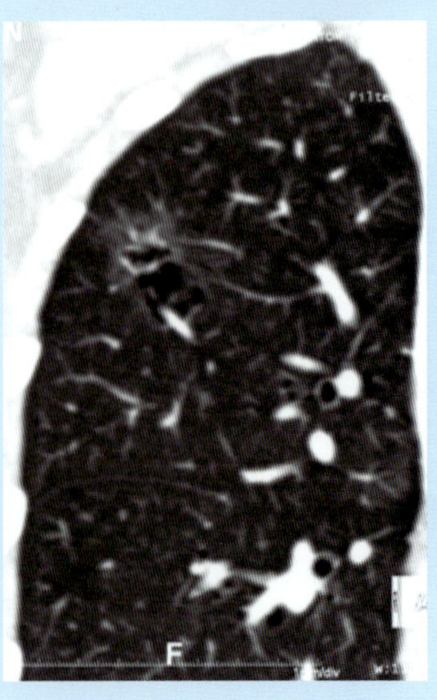

图 1　右肺上叶前段胸膜下见一模糊淡片状磨玻璃影，边缘毛糙，其内可见空泡状不规则透光区，范围约 2.1cm × 1.9cm。纵隔内未见肿大淋巴结

纤维支气管镜见图 2。

余全身各部检查均未见异常。

术前诊断及分期

右肺上叶腺癌；T1bN0M0，ⅠA 期

手术情况

2013-03-22 全麻下行右肺上叶切除，淋巴结廓清术。

术后病理及免疫组化见图 2。

确定诊断

右肺上叶腺癌，pTNM 分期：T1bN0M0，ⅠA 期

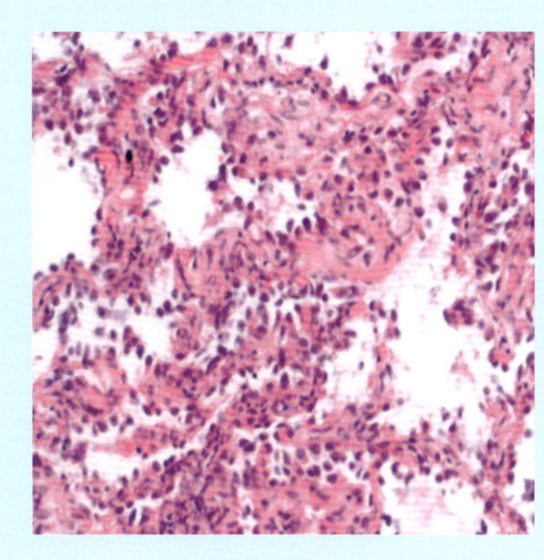

图 2 术后病理及免疫组化：异型细胞呈腺样分布，排列紊乱，局部微浸润。右肺上叶病灶为多中心性非典型腺瘤，局部癌变伴微浸润；L2、4、7、9、11、12、13 淋巴结未见癌。免疫组化结果：CK5/6(−)，CK7(+)，P63(−)，TTF-1(+)，SP-A(+)，SP-B(−)，P53(−)，Ki67(1%)

术后治疗

EGFR 基因检测提示无基因突变。

因术后病理分期为ⅠA 期，故未行术后辅助化疗。

随访

现患者术后 5 个月，至今未见局部复发及远处转移。

李厚文点评

此类型既往称非黏液性肺泡癌，虽然见到微浸润，但未超出 0.5cm，故称为微浸润性腺癌（MIA）。此例行右上叶切除及淋巴结廓清术，均未见转移。又根据免疫组化：CK7（+），TTF-1（+），EGFR 基因突变检测未见突变，属ⅠA 期。故术后未行化疗及靶向治疗。

专题 5
肺癌病理学诊断与新分类的解读

邱雪杉

2004 年 WHO 的肺癌分类已应用于临床多年。近年来，肺癌发病的一个特点是腺癌的发病例数明显增多，成为肺癌中发病率最高的类型，约占肺癌的半数。随着肿瘤分子生物学、病理学和影像学的不断进展，目前的 WHO（2004）肺腺癌分类既不能很好地反映肿瘤分子生物学、病理学和影像学的新进展，也不能满足临床治疗和预测预后的需要。因此，国际肺癌研究学会（IASLC）、美国胸科学会（ATS）和欧洲呼吸学会（ERS）于 2011 年 2 月在胸部肿瘤杂志（*Journal of Thoracic Oncology*，JTO）上公布了肺腺癌的国际多学科最新分类（简称 2011 年版肺腺癌分类）。新分类对小活检和细胞学诊断肺癌做出一些新规定。下面对 2004 年 WHO 的肺癌分类（非腺癌部分）、2011 年版肺腺癌新分类及其对小活检和细胞学诊断肺癌的一些新规定作以简介（表 1~6）。

一、2004 年 WHO 的肺癌分类（非腺癌部分）

（一）鳞状细胞癌（简称鳞癌）（图 1-1）

1. 浸润前病变

   鳞状上皮不典型增生和原位癌

2. 鳞状细胞癌

   乳头状鳞癌

   透明细胞鳞癌

   小细胞鳞癌

   基底样鳞癌

表 1　鳞状细胞癌及其癌前病变 WHO 诊断标准

浸润前病变
鳞状上皮不典型增生
轻度：轻度上皮增厚和细胞大小不等，基底区扩大伴下 1/3 细胞拥挤、核垂直及核分裂缺乏
中度：中度上皮增厚和细胞大小不等，基底区扩大伴下 2/3 细胞拥挤、核垂直及核分裂出现在下 1/3
重度：中度上皮增厚和细胞大小不等，基底区扩大伴细胞拥挤到上 1/3、下 2/3 核垂直及核分裂出现
鳞状上皮原位癌
上皮细胞明显大小不等，基底区扩大伴全层细胞拥挤，染色质粗而不均匀、核沟和皱褶突出，核排列紊乱，核分裂出现在全层

续表

鳞状细胞癌
显示有角化、角化珠形成和（或）细胞间桥。这些特征依分化程度高低而不同，在高分化鳞癌中明显而在低分化鳞癌中呈局灶性。免疫组化显示 P63 和 CK5/6 阳性。（图 1-2）
乳头状鳞癌
某些近端鳞癌可表现为外生乳头状在支气管内生长，有时可能发生无侵袭的有限的上皮内播散，但大多数病例有侵袭
透明细胞鳞癌
大部或全部由透明胞质的细胞组成，需要与伴有广泛透明变性的大细胞癌（P63 和 TTF-1 等均阴性）、腺癌（TTF-1 和 Napsin A 阳性）及转移性肾透明细胞癌（Vim 和 CD10 阳性）鉴别
小细胞鳞癌
分化差细胞小的鳞癌，局部显示鳞状分化，核染色质粗或空泡状，核仁明显胞质丰富
基底样鳞癌
癌细胞巢周边部核呈明显的栅栏状，被认为是大细胞癌的基底细胞样亚型

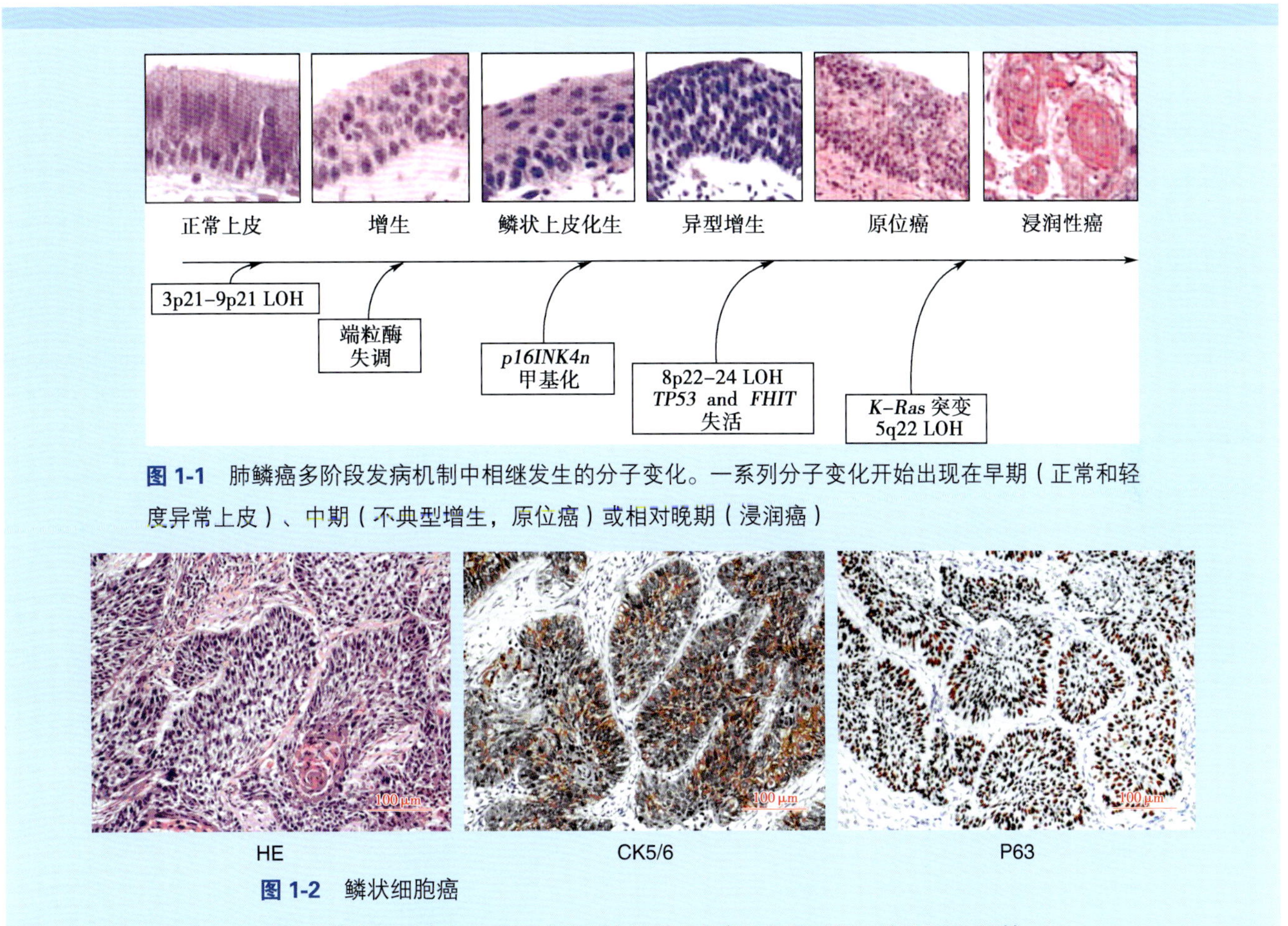

图 1-1 肺鳞癌多阶段发病机制中相继发生的分子变化。一系列分子变化开始出现在早期（正常和轻度异常上皮）、中期（不典型增生，原位癌）或相对晚期（浸润癌）

图 1-2 鳞状细胞癌

高分化鳞癌显示有角化珠形成和细胞间桥，免疫组化显示 P63 和 CK5/6 阳性

（二）支气管肺的神经内分泌肿瘤

1. 弥漫性特发性肺神经内分泌细胞增生（diffuse idiopathic pulmonary neuroendocrine cell hyperplasia，DIPNECH）及微小瘤（tumorlet）（癌前病变）

2. 典型类癌（typical carcinoid，TC）

3. 非典型类癌（atypical carcinoid，AC）

4. 小细胞肺癌（small cell lung carcinoma，SCLC）

复合性小细胞肺癌

5. 大细胞神经内分泌癌（large cell neuroendocrine carcinoma，LCNEC）
复合性大细胞神经内分泌癌

表 2 支气管肺的神经内分泌肿瘤 WHO 诊断标准

弥漫性特发性肺神经内分泌细胞增生（DIPNECH）（癌前病变）

NE 细胞单个或小结节状弥漫性增生或呈线状增生，增生细胞局限黏膜上皮内

微小瘤（tumorlet）（癌前病变）

NE 细胞增生突破黏膜上皮基底膜，侵犯到周围间质，形成 2~5mm 小结节

典型类癌（TC）

肿瘤具有 NE 形态（器官样、栅栏状、小梁状），＞5mm，核分裂数＜2/10HPF，无坏死（图 2-1）

非典型类癌（AC）

肿瘤具有 NE 形态，核分裂数 2~10/10HPF，或有坏死

小细胞肺癌（SCLC）

瘤细胞小（通常＜3 个小淋巴细胞），胞浆少，核染色质细颗粒状，核仁无或不明显，核分裂数≥11/10HPF，常有广泛坏死（图 2-2）

复合性小细胞肺癌

SCLC 伴有腺癌、鳞癌、大细胞癌、梭形细胞或巨细胞癌成分

大细胞神经内分泌癌（LCNEC）

肿瘤具有 NE 形态，核分裂数≥11/10HPF，常有广泛坏死，具有非小细胞肺癌（NSCLC）的细胞学特点（细胞大，胞浆较丰富，核浆比例低，核染色质空淡，粗大或细颗粒状，核仁明显），免疫组化显示一种以上 NE 标记物阳性和（或）电镜下 NE 颗粒（图 2-3）

复合性大细胞神经内分泌癌

LCNEC 伴有腺癌、鳞癌、梭形细胞或巨细胞癌成分

图 2-1 典型类癌

肿瘤细胞排列呈小梁状，细胞大小较一致，核分裂数 <2/10HPF，无坏死，免疫组化显示神经内分泌标记物突触素（SY）阳性

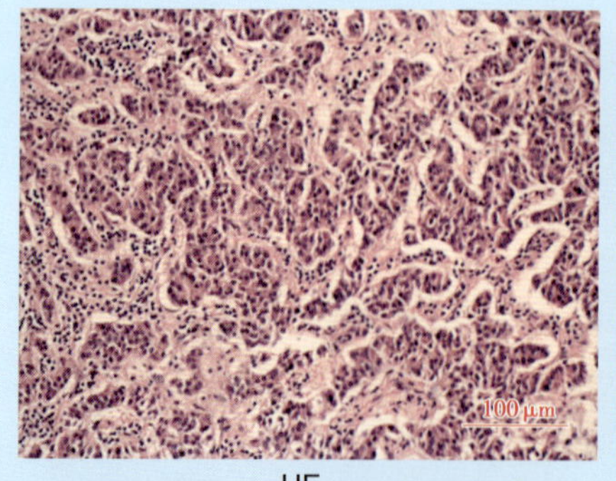

HE

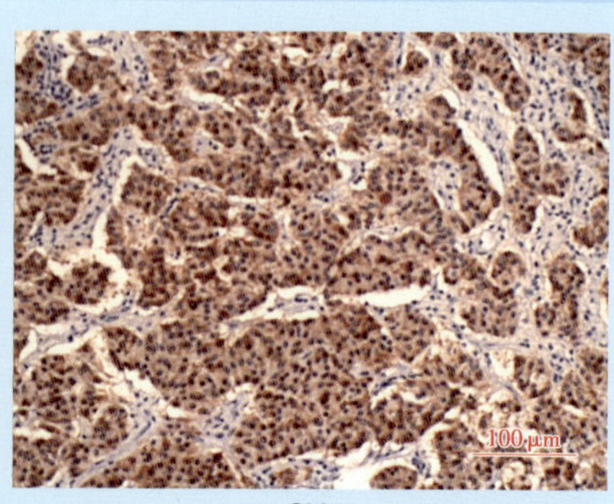

SY

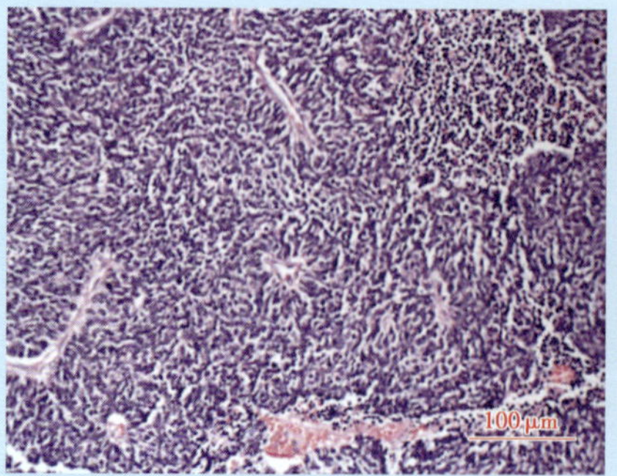

HE

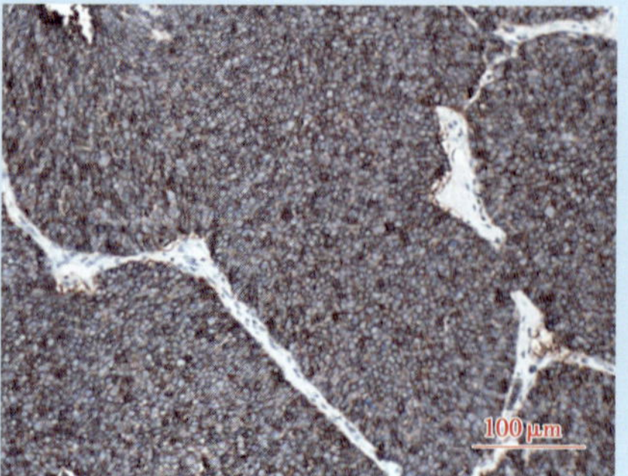

CD56

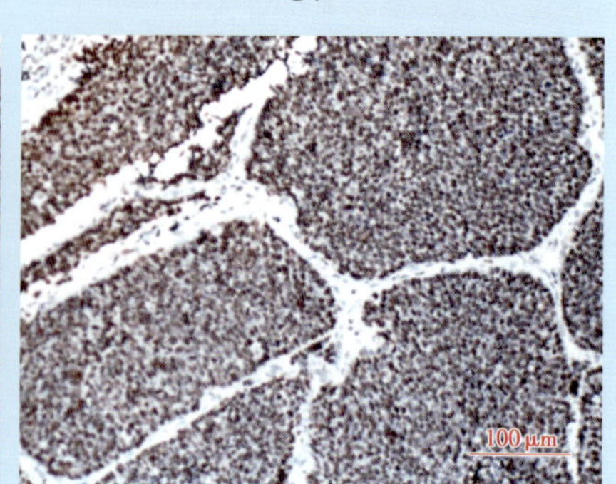

TTF-1

图 2-2 小细胞肺癌

肿瘤细胞排列呈片状，瘤细胞小，胞浆少，核染色质细颗粒状，核仁不明显，核分裂数≥11/10HPF，免疫组化显示神经内分泌标记 CD56 阳性和 TTF-1 阳性

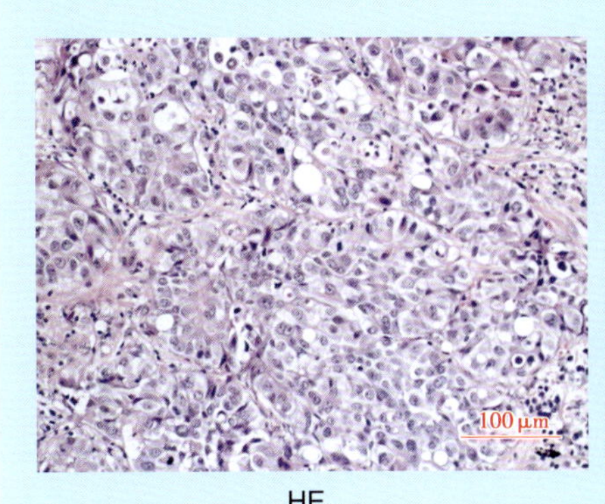

HE

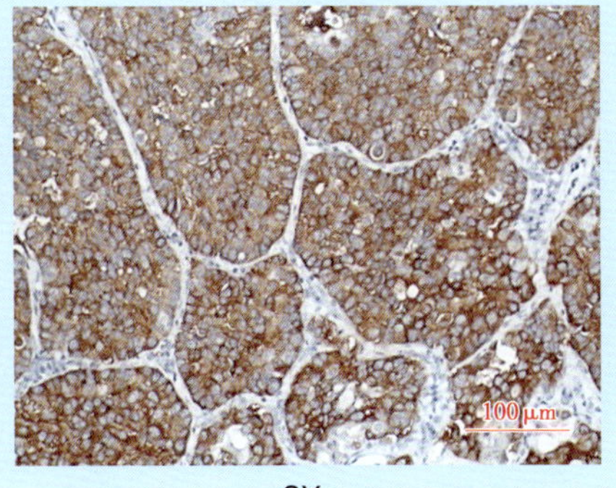

SY

图 2-3 大细胞神经内分泌癌

瘤细胞排列呈器官样，瘤细胞大，胞浆较丰富，核染色质空淡、细颗粒状，核仁明显，核分裂数≥ 11/10HPF；免疫组化显示神经内分泌标记 SY 阳性

（三）大细胞癌

1. 大细胞癌（图 3-1）
2. 大细胞神经内分泌癌
   复合性大细胞神经内分泌癌
3. 基底细胞样癌
4. 淋巴上皮样癌（图 3-2）
5. 透明细胞癌（图 3-3）
6. 大细胞癌伴有横纹肌样表型

表 3 大细胞癌 WHO 诊断标准

大细胞癌
癌细胞大多角形伴有明显核仁的泡状核及中等量胞浆，除外有鳞癌、腺癌或小细胞癌成分
大细胞神经内分泌癌（LCNEC）（见表 2）
复合性大细胞神经内分泌癌（见表 2）
基底细胞样癌
癌细胞排列呈小梁状伴周围核呈栅栏状，癌细胞相对较小、立方形到梭形，胞浆少，染色质细颗粒状，核型不一致，无鳞状分化，常伴有粉刺型坏死
淋巴上皮样癌
癌细胞呈合体细胞样生长方式，大空泡状核，明显嗜酸性核仁，伴大量淋巴细胞浸润
透明细胞癌
癌细胞呈大多角形，伴有水样透明和泡沫状胞浆
大细胞癌伴有横纹肌样表型
至少 10% 癌细胞由横纹肌样细胞组成，胞浆有嗜酸性包涵体，核染色质空泡状，核仁明显

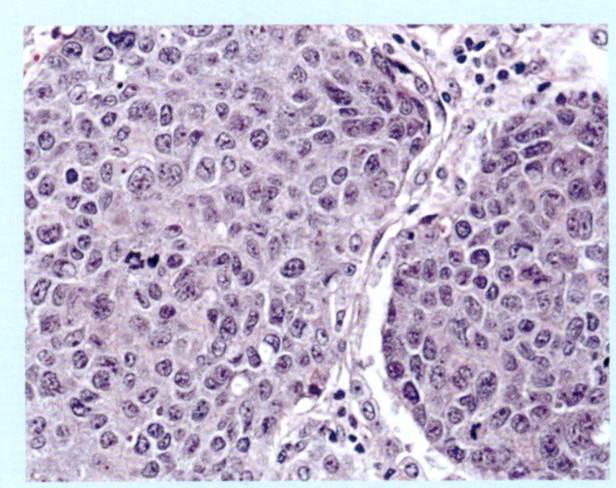

图 3-1 大细胞癌

癌细胞呈大多角形，伴有明显核仁的泡状核及中等量胞浆，除外有鳞癌、腺癌或小细胞癌成分

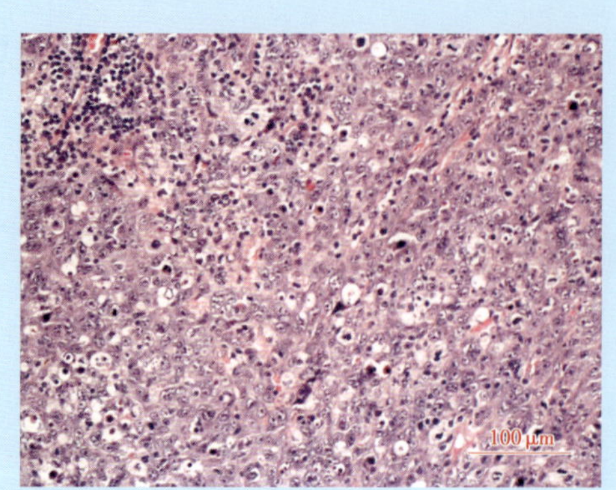

图 3-2 淋巴上皮样癌

癌细胞呈合体细胞样生长方式，大空泡状核伴明显嗜酸性核仁，有大量淋巴细胞浸润

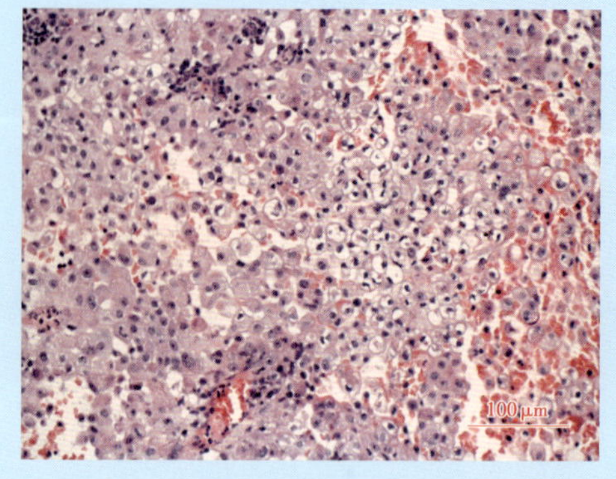

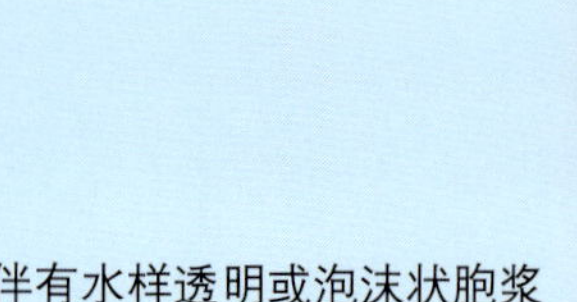

图 3-3 透明细胞癌

癌细胞呈大多角形，伴有水样透明或泡沫状胞浆

（四）腺鳞癌

腺鳞癌：含有鳞癌和腺癌成分的癌，各占 10% 以上（图 4）

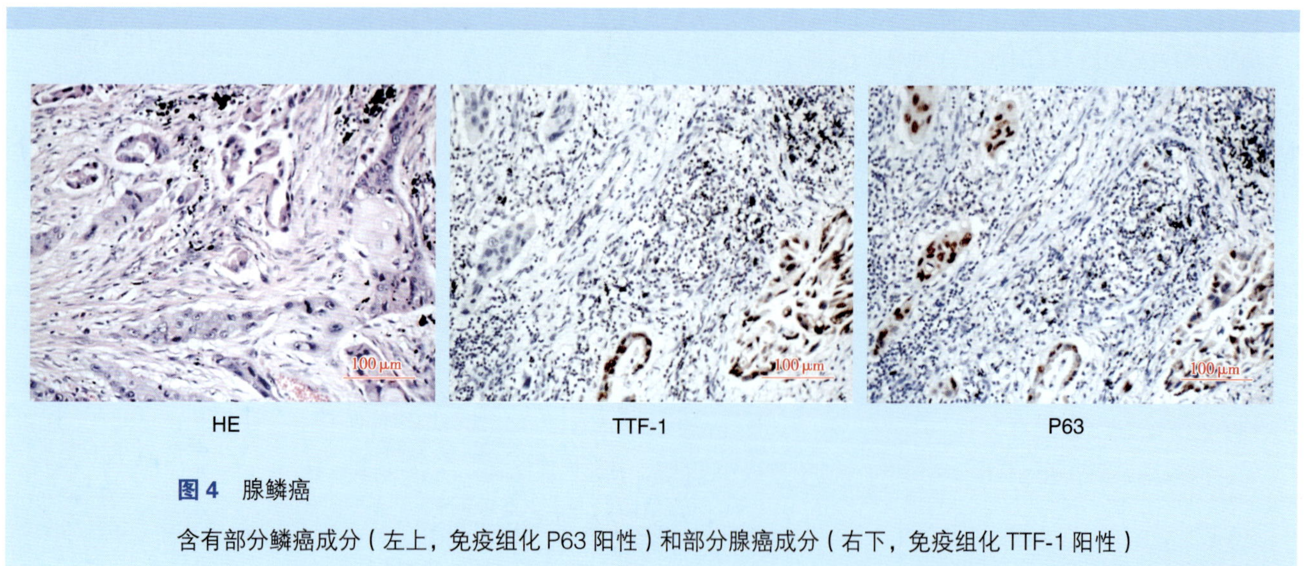

图 4 腺鳞癌

含有部分鳞癌成分（左上，免疫组化 P63 阳性）和部分腺癌成分（右下，免疫组化 TTF-1 阳性）

（五）肉瘤样癌

1. 多形性癌
2. 梭形细胞癌
3. 巨细胞癌
4. 癌肉瘤
5. 肺母细胞瘤

表 4 肉瘤样癌 WHO 诊断标准

多形性癌
含有梭形细胞和（或）巨细胞成分 10% 以上的非小细胞癌，免疫组化显示 CK 和 vimentin 均阳性（图 5-1）
梭形细胞癌
只由梭形肿瘤细胞构成的非小细胞癌，免疫组化显示 CK、vimentin 和 TTF-1 均阳性
巨细胞癌
由高度多形的多核和（或）单核瘤巨细胞组成的非小细胞癌，无鳞癌、腺癌或大细胞癌的特殊排列方式，细胞非黏附性生长伴丰富中性粒细胞浸润
癌肉瘤
肿瘤由癌与肉瘤成分共同构成，癌成分显示上皮标记阳性，肉瘤成分显示间叶标记阳性
肺母细胞瘤
含有高分化胎儿性腺癌成分和原始间叶成分的双向性肿瘤，偶有灶状骨肉瘤、软骨肉瘤或横纹肌肉瘤等（图 5-2）

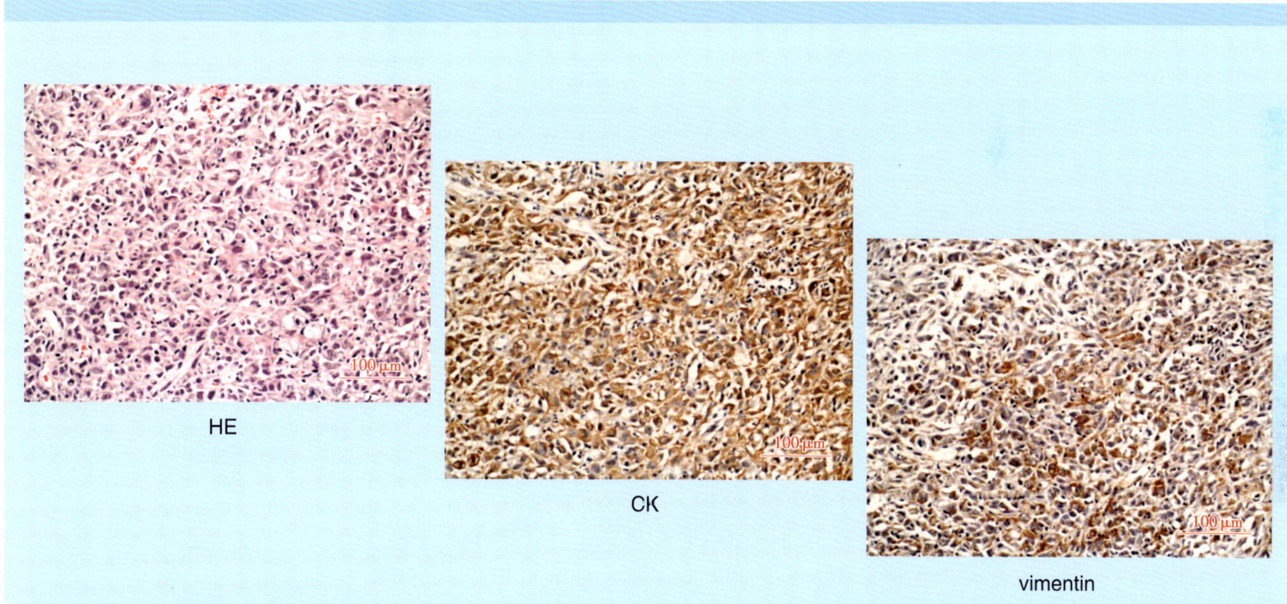

图 5-1 多形性癌

含有梭形细胞和巨细胞成分 10% 以上的非小细胞癌，免疫组化显示 CK 和 vimentin 均阳性

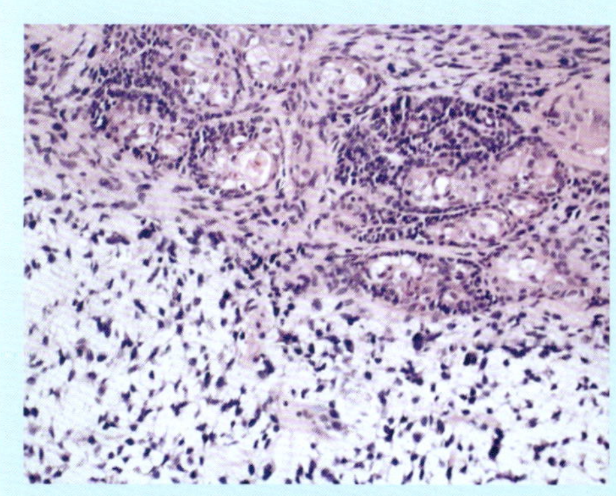

图 5-2 肺母细胞瘤

肿瘤含有高分化胎儿性腺体、原始间叶成分

（六）唾液腺肿瘤

1. 黏液表皮样癌
2. 腺样囊性癌
3. 上皮肌上皮癌

表 5 唾液腺肿瘤 WHO 诊断标准

黏液表皮样癌
以出现鳞状细胞、产生黏液的细胞及中间型细胞为特点的癌，多发生于中央气道的支气管腺体，低级别预后较好，高级别预后差（图 6）
腺样囊性癌
癌细胞呈筛状、小管和腺样排列，周围有黏液样或透明变性的基底膜样基质围绕，癌细胞显示衬附导管上皮和肌上皮分化特征，多起源于气管、支气管主干或肺叶支气管腔内
上皮肌上皮癌
由伴有梭形细胞、透明细胞或浆细胞样的肌上皮细胞和不等量的导管上皮细胞组成，几乎都位于支气管内

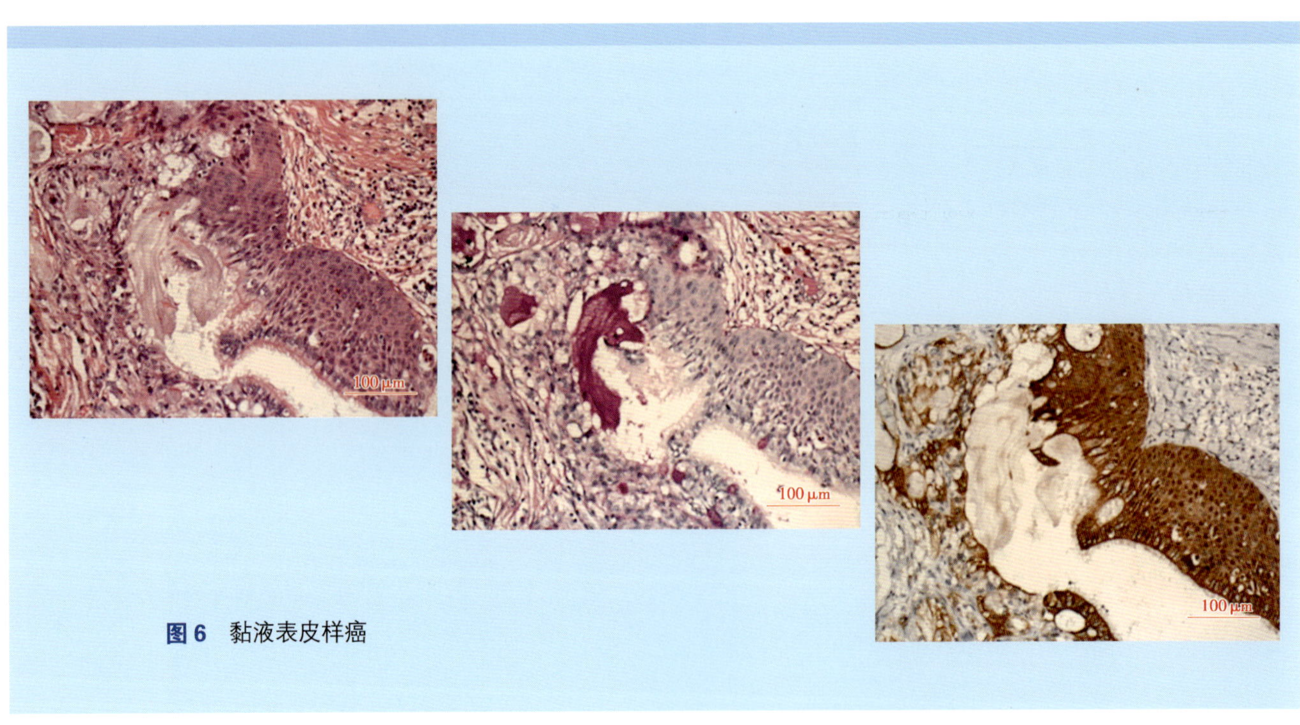

图 6 黏液表皮样癌

二、肺腺癌的 IASLC/ATS /ERS 分类（2011 年）

（一）浸润前病变

1. 非典型腺瘤性增生（atypical adenomatous hyperplasia，AAH）

2. 原位腺癌（adenocarcinoma in situ，AIS）［≤ 3cm 原来的细支气管肺泡癌（bronchioloalveolar carcinoma，BAC）］

非黏液性

黏液性

黏液 / 非黏液混合性

（二）微浸润性腺癌（minimally invasive adenocarcinoma，MIA）（≤ 3 cm 贴壁状为主的肿瘤，浸润灶≤ 5 mm）

非黏液性

黏液性

黏液 / 非黏液混合性

（三）浸润性腺癌

1. 贴壁状为主（原来的非黏液性 BAC，浸润灶 > 5 mm）
2. 腺泡性为主
3. 乳头状为主
4. 微乳头状为主
5. 实性为主伴黏液产物

（四）浸润性腺癌的变异型

1. 浸润性黏液腺癌（原来的黏液性 BAC）
2. 胶样型
3. 胎儿型（低级别和高级别）
4. 肠型

表 6　肺腺癌的 IASLC/ATS /ERS 分类（2011 年）

浸润前病变

非典型腺瘤性增生（AAH）

轻到中度不典型性细胞的限局性增生，直径常小于 5mm，肺泡壁衬以立方状肺泡上皮细胞，相邻细胞间有裂隙，推测为周围型肺腺癌的前体病变（图 7-1）

原位腺癌（AIS）[≤ 3cm 原来的 BAC]

瘤细胞严格地沿着以前存在的肺泡结构生长，称为贴壁状生长，局限性腺癌（≤ 3cm），缺乏间质、血管和胸膜侵犯，无乳头或微乳头生长方式，肺泡腔内无瘤细胞，肺泡间隔增宽，伴有硬化（图 7-2）

非黏液性

黏液性

黏液 / 非黏液混合性

微浸润性腺癌（MIA）（≤ 3 cm 贴壁状为主的肿瘤，浸润灶≤ 5 mm）

以贴壁状生长为主的孤立性小腺癌≤ 3cm，任何一个浸润病灶的最大直径≤ 0.5cm。微浸润病灶判定标准：①组织形态为非贴壁状生长方式，可为腺泡状、乳头状、微乳头状和（或）实性生长；②癌细胞浸润至由肌纤维母细胞构成的肺间质内。完全切除后，患者生存率接近 100%

非黏液性（图 7-3）

黏液性（图 7-4）

黏液 / 非黏液混合性

浸润性腺癌

贴壁状为主腺癌（原来的非黏液性 BAC，浸润灶 > 5 mm）

癌细胞沿肺泡壁表面生长，形态学相似于上述的 AIS 和 MIA，但浸润灶至少一个最大直径 > 0.5cm，预后较好

腺泡性为主腺癌

以腺泡样或筛状生长为主，腔内可有黏液，出现肌纤维母细胞间质

乳头状为主腺癌

以乳头状生长为主或癌细胞沿肺泡壁生长但肺泡腔内充满乳头状结构，乳头中央为纤维血管轴心

续表

微乳头状为主腺癌
乳头呈簇状生长，中央缺乏纤维血管轴心，可见到砂粒体，有血管和间质侵犯，具有较强的侵袭行为，易发生早期转移，预后差（图 7-5）
实性为主伴黏液产物腺癌
由片状多角形细胞构成，缺乏腺样结构，但每两个高倍视野内应该有多于 5 个细胞内可见黏液（图 7-6）
浸润性腺癌的变异型
浸润性黏液腺癌（原来的黏液性 BAC）
由柱状黏液细胞构成腺样或乳头状结构（图 7-7）
胶样型腺癌
由充满黏液的腔隙构成，黏液内有散在的癌细胞群；残留柱状黏液上皮附在增厚的纤维性肺泡壁上
胎儿型腺癌（低级别和高级别）
由类似胎儿肺小管形成的腺样结构和呈良性形态的间质构成，又称上皮性肺母细胞瘤
肠型腺癌
与结直肠腺癌在形态和免疫组化上有相似性，有至少一种肠型分化的免疫组化标记（CDX2/CK20/MUC2）阳性，CK7 几乎总是阳性和大约超过半数患者 TTF-1 阳性有助于与转移性结直肠腺癌鉴别（图 7-8）

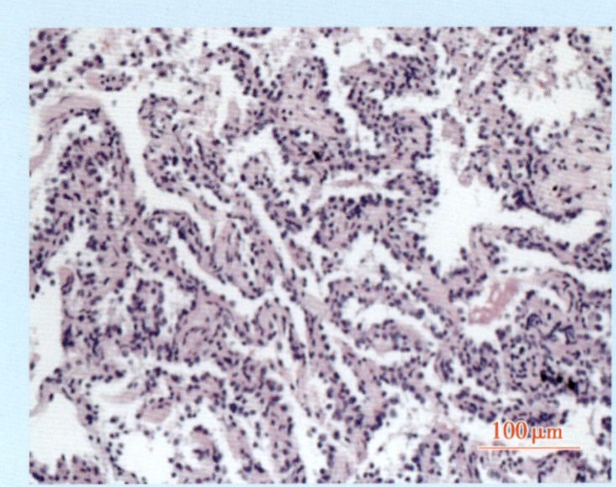

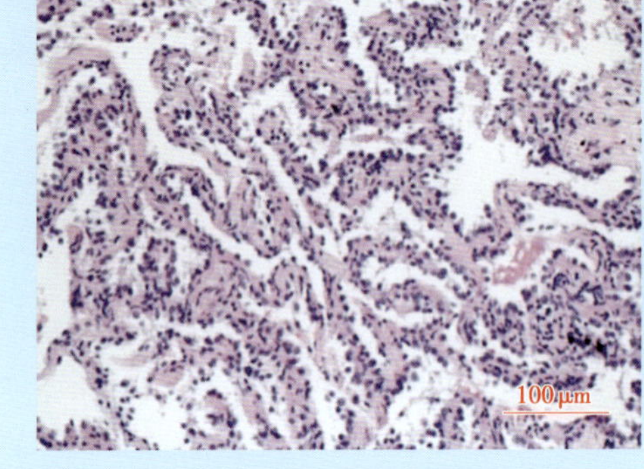

图 7-1 非典型腺瘤性增生

轻到中度非典型细胞的限局性增生，直径常小于 5mm，肺泡壁衬以立方状肺泡上皮细胞，相邻细胞间有裂隙，肺泡间隔轻度增宽

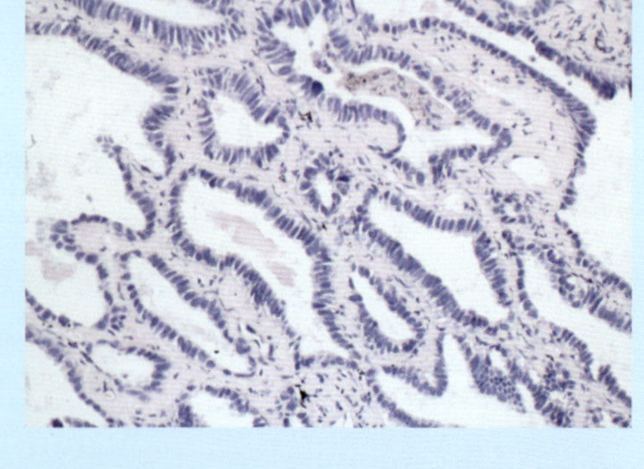

图 7-2 原位腺癌

癌细胞为柱状沿肺泡壁贴壁状生长，胞质嗜酸性，核位于顶部，肺泡间隔增宽伴有硬化，缺乏间质、血管和胸膜侵犯，无乳头或微乳头生长方式，肺泡腔内无瘤细胞

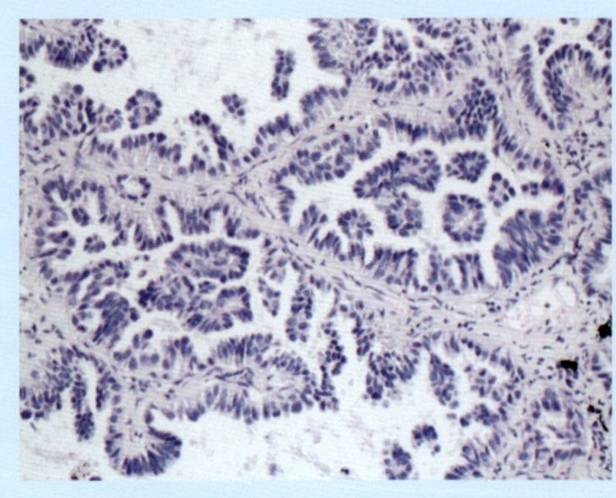

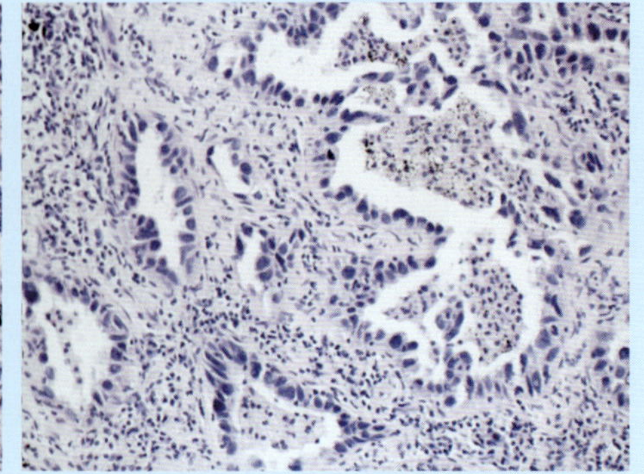

图 7-3 微浸润性腺癌（非黏液性）

以贴壁状生长为主的孤立性小腺癌≤ 3cm，可见非贴壁状生长的乳头状和微乳头状（左）、浸润至肌纤维母细胞构成的肺间质内（右）的癌细胞

图 7-4　微浸润性腺癌（黏液性）

以贴壁状生长为主的孤立性小黏液腺癌≤ 3cm（左），CK7 标记可见浸润至肌纤维母细胞构成的肺间质内的癌细胞团（右）

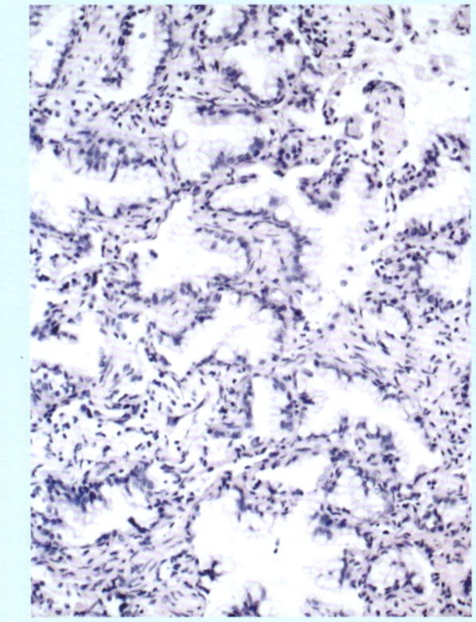

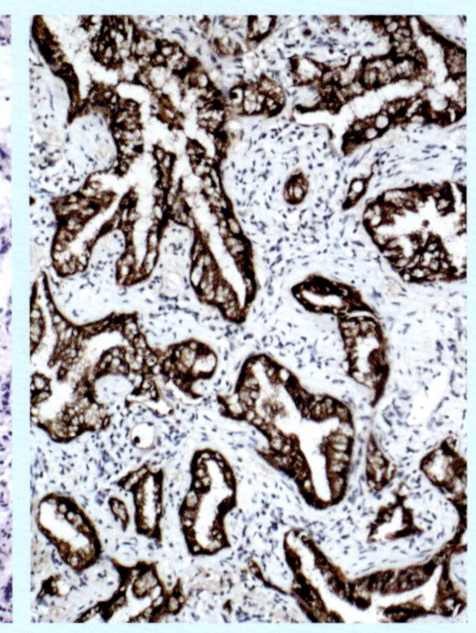

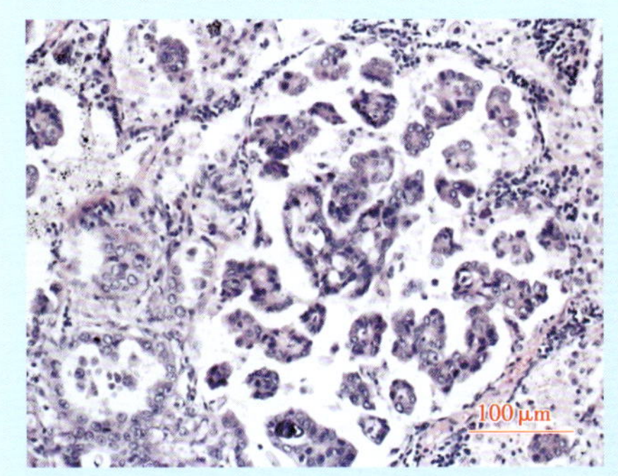

图 7-5　微乳头状为主腺癌

乳头呈簇状生长，中央缺乏纤维血管轴心，有血管和间质侵犯，具有较强的侵袭行为

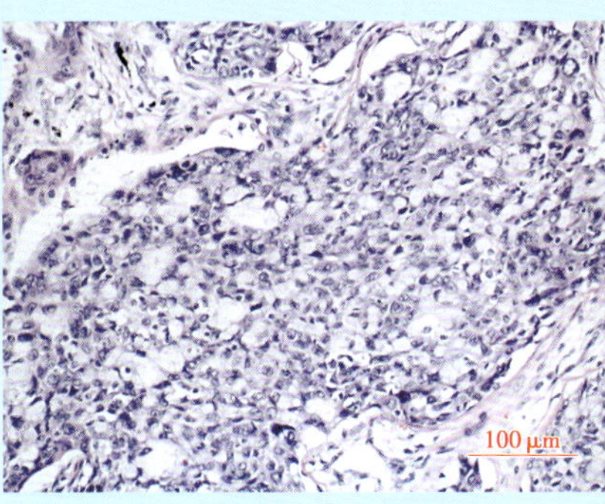

图 7-6　实性为主伴黏液产物腺癌

由片状多角形细胞构成，缺乏腺样结构，但每两个高倍视野内应该有多于 5 个细胞内可见黏液

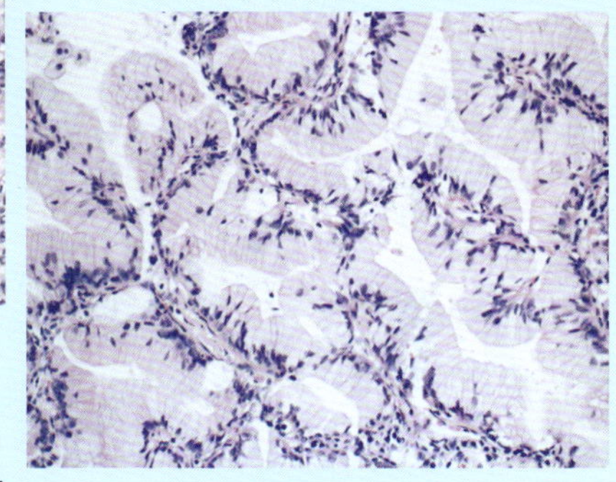

图 7-7　浸润性黏液腺癌

由高柱状黏液细胞构成乳头状结构，核位于基底部，乳头中央为纤维血管轴心

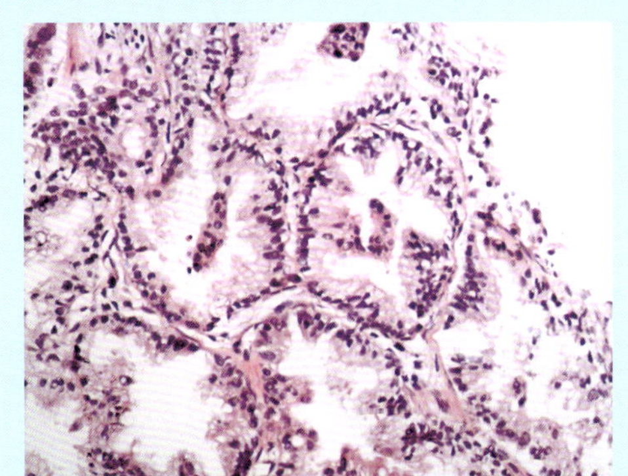

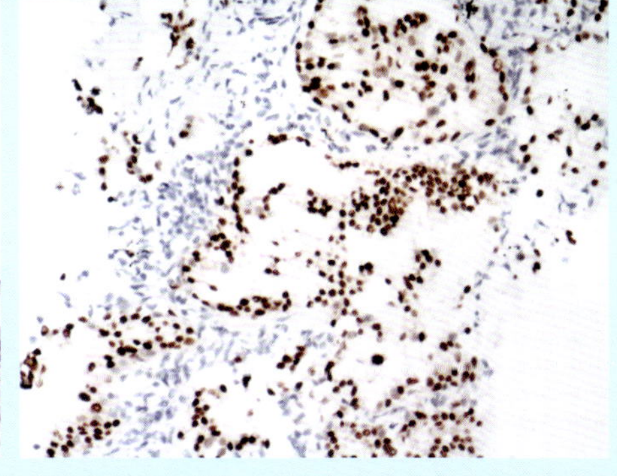

图 7-8　肠型腺癌

癌组织与结直肠腺癌在形态有相似性， 免疫组化显示 TTF-1 阳性有助于与转移性结直肠腺癌鉴别

三、2011 年肺腺癌新分类中对小活检和细胞学诊断肺癌的一些规定

肺癌患者在病理诊断时约 70% 已属晚期或发生转移，只能通过小活检和细胞学标本做诊断，新分类对此作了一些规定。

1. 由于肺癌组织学具有明显异质性，小活检和细胞学标本不可能反映整个肿瘤的组织学亚型，也常难以判断是否存在浸润。因此，AIS 和 MIA 不能用于小活检和细胞学标本的诊断，而大细胞癌和多形性癌也无法依据小活检或细胞学做出诊断。

2. 大多数非小细胞肺癌（non- small cell lung cancer cell，NSCLC）单独依据形态学能做出腺癌或鳞状细胞癌的诊断，10%~30% 的 NSCLC 分化差，小活检和（或）细胞学标本难以进一步分型，通常诊断为非特指性 NSCLC（图 8-1、2）。新分类提出借助于免疫组化（TTF-1，p63 等）尽可能将 NSCLC 区分为倾向腺癌和倾

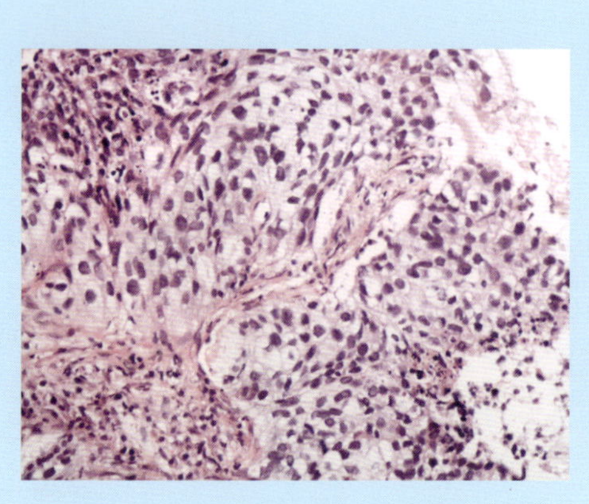

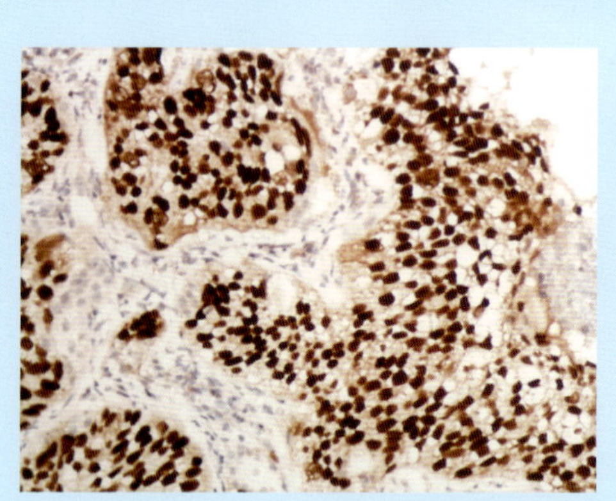

图 8-1 非小细胞癌非特殊型

癌细胞排列呈实性片状，细胞多角形，核大深染，但无鳞癌、腺癌及大细胞癌特点，免疫组化显示 P63 阳性，倾向于鳞癌

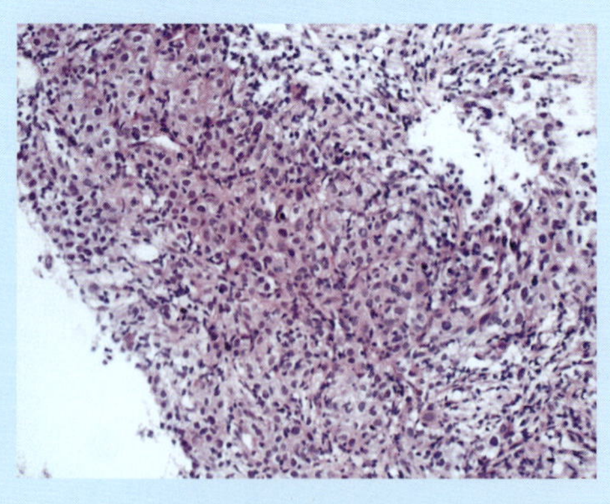

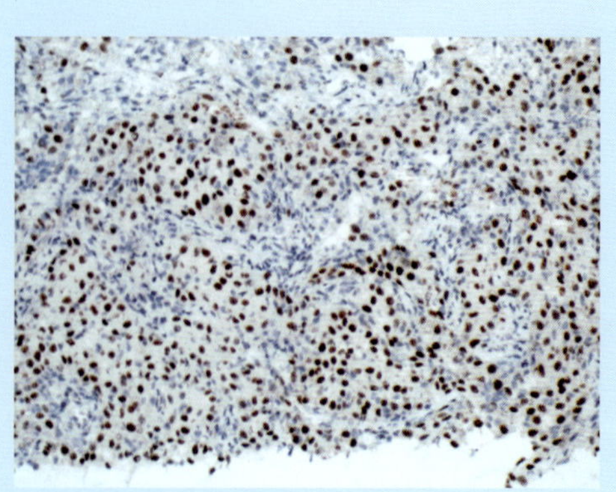

图 8-2 非小细胞癌非特殊型

癌细胞排列呈实性片状，细胞多角形，核大深染，但无鳞癌、腺癌及大细胞癌特点，免疫组化显示 TTF-1 阳性，倾向于腺癌

向鳞状细胞癌，以提供药物治疗的选择。肺腺癌对多靶点抗叶酸药物培美曲赛（pemetrexed）和抗血管内皮生成药物贝伐珠单抗（bevacizumab）治疗有效，而鳞状细胞癌对培美曲赛治疗效果不如腺癌，用贝伐珠单抗治疗可引起威胁生命的大出血。

3. 小活检和细胞学标本除用于病理诊断外，还应适当留存一些标本做基因突变扩增和染色体易位等分子检测，能用于预测某些靶向药物治疗的疗效。EGFR 基因突变最常位于外显子 21 上密码子 L858R 的点突变和外显子 19 上的框内缺失，有突变的患者用酪氨酸激酶抑制剂（TKI）如厄洛替尼（erlotinib）或吉非替尼（gefitinib）等治疗均能明显获益，无进展生存期（PFS）和总生存期（OS）与对照组相比明显延长。此外，EGFR 扩增，KRAS 基因突变和 EML4 /ALK 基因融合的检测也对药物反应的预测有一定价值。

4. 新分类还推荐，如有可能，细胞学检查最好与小活检细胞学检测一起进行，以提高诊断准确性。

15 硬化性血管瘤

病史简介

性别：女　　　出生日期：1948-08-14

现病史

患者以“检查发现右肺结节 1 周”为主诉入院。患者 1 周前因胸闷气短就诊于外院行 CT 检查提示“右肺占位性病变”来诊。病来患者无发热，无咳嗽咳痰及咯血，无胸痛、气促，体重无明显变化。

个人史

无肿瘤病史，无饮酒吸烟史，无粉尘及污染物接触史。

辅助检查

血生化检查、心肺脑未见明确异常。

胸部 CT 平扫 + 增强：见图 1

术前诊断

右肺中叶占位性病变，良性可能性大。

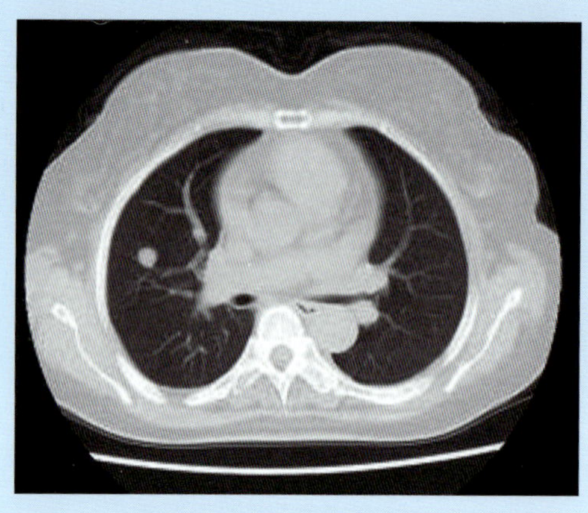

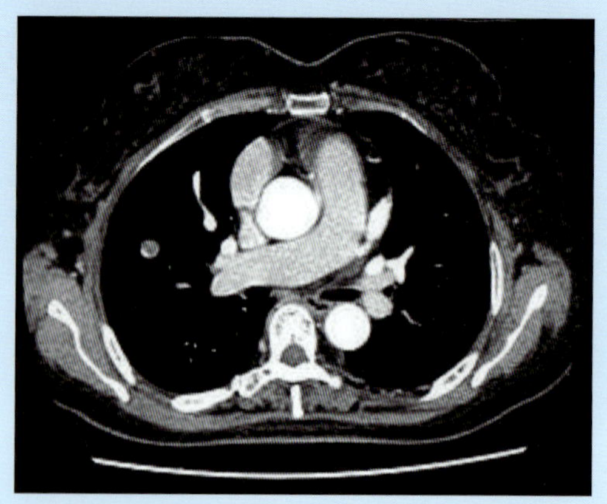

图 1　右肺中叶见类圆形结节影，大小约 1.2cm，边缘清晰锐利，增强后可见强化，边缘可见小血管走行；双侧肺门不大，纵隔居中，其内未见肿大淋巴结

手术情况

2012-12-05 在全麻下行胸腔镜下右肺中叶病灶局部切除术

术后病理

（右肺中叶）硬化性血管瘤（图 2）

确定诊断

右肺中叶硬化性血管瘤

术后治疗

无

随访

现患者术后 8 个月，未见局部复发及远处转移。

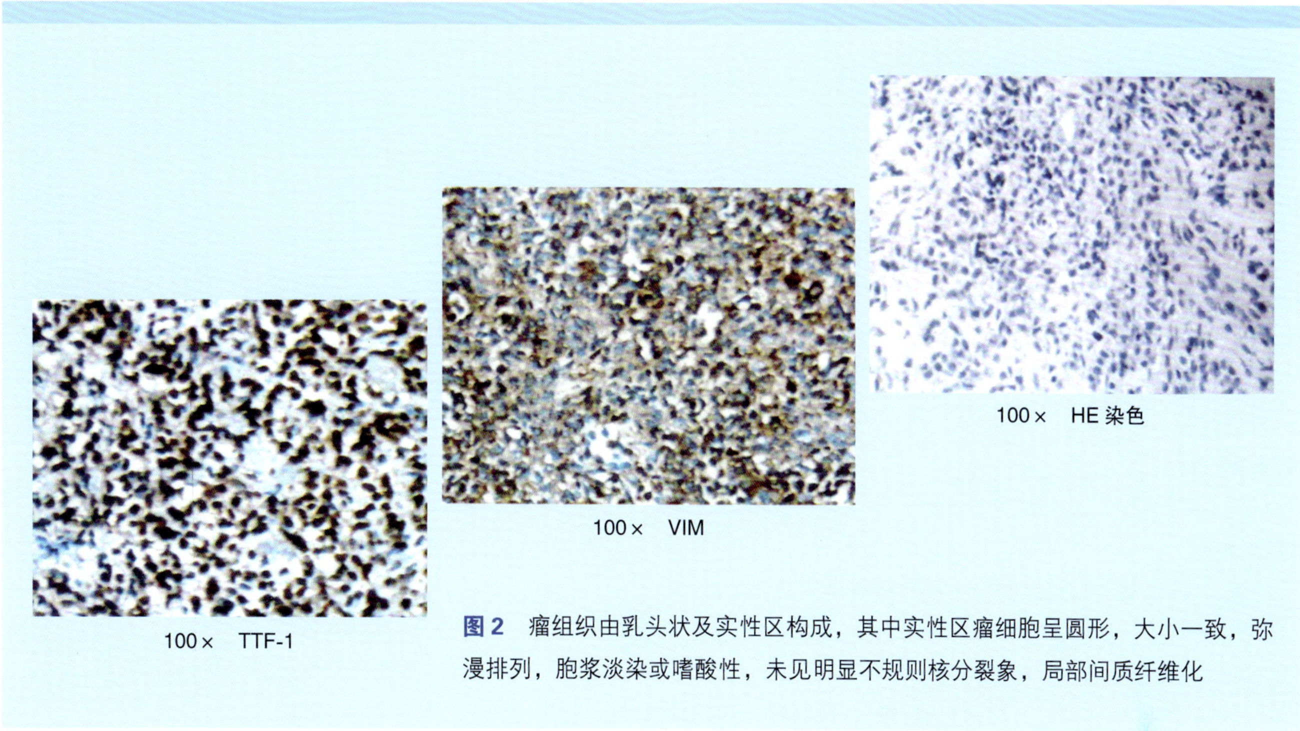

图 2 瘤组织由乳头状及实性区构成，其中实性区瘤细胞呈圆形，大小一致，弥漫排列，胞浆淡染或嗜酸性，未见明显不规则核分裂象，局部间质纤维化

李厚文点评

此病例在胸部 CT 肺窗及纵隔窗位上大小几乎一致，说明肿瘤密度极大，良性可能性大，又小于 2cm，可以 3~6 个月复查、观察变化。

16　ⅢA N1 肺鳞癌

病史简介

性别：男　　　出生日期：1949-09-15

现病史

患者以“咳嗽 20 余天，咯血 1 周”为主诉入院。患者 20 余天前无明显诱因出现刺激性咳嗽，予抗炎治疗 1 周后症状未见明显缓解。1 周前无明显诱因出现咯血，量不大，色鲜红，于当地医院行胸部 CT 检查示右肺门肿物来诊。病来患者无发热，无胸痛、气促，体重变化不明显。

个人史

无肿瘤病史，吸烟史：30 支 / 天 ×40 年，无饮酒史，无粉尘及污染物接触史。

辅助检查

血生化检查、心肺功能未见明显异常。

胸部 DR 正侧位见图 1。

胸部 CT 平扫 + 增强见图 2。

纤维支气管镜见图 3；活检病理示：鳞癌。脑骨肝及肾上腺检查示无远处转移证据。

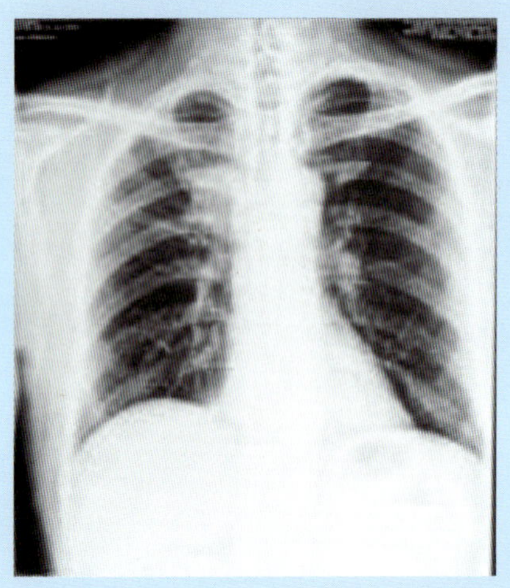

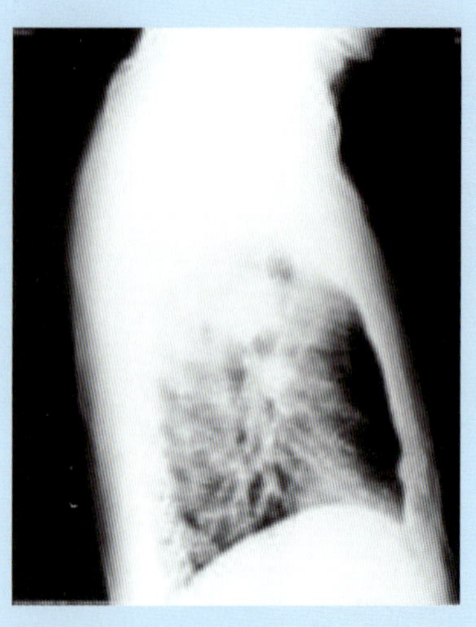

图 1　右肺上野高密度团块影，索条影

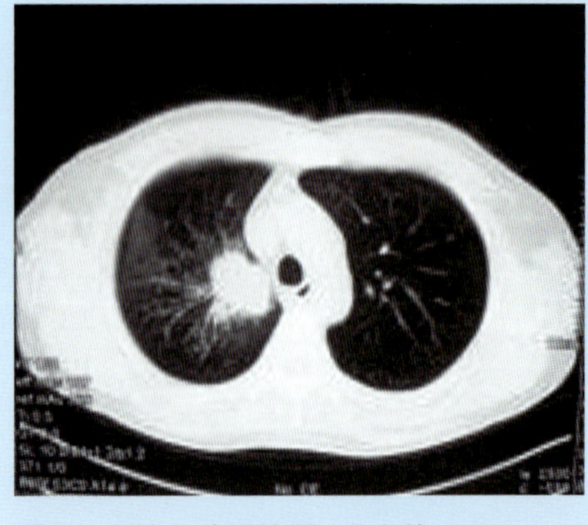

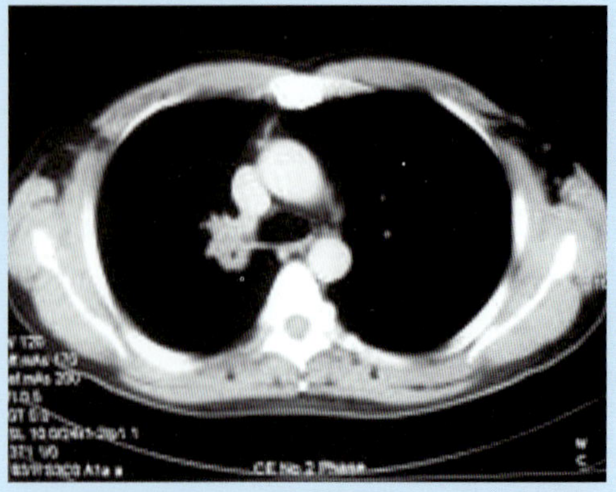

图 2　右肺上叶团块影，大小约 3.6cm×4.3cm，平扫 CT 值 45Hu，增强后 CT 值 64Hu，边缘不规则并可见细小毛刺，周围肺纹理增粗模糊

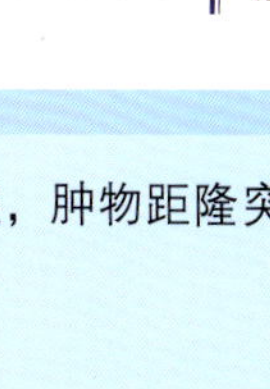

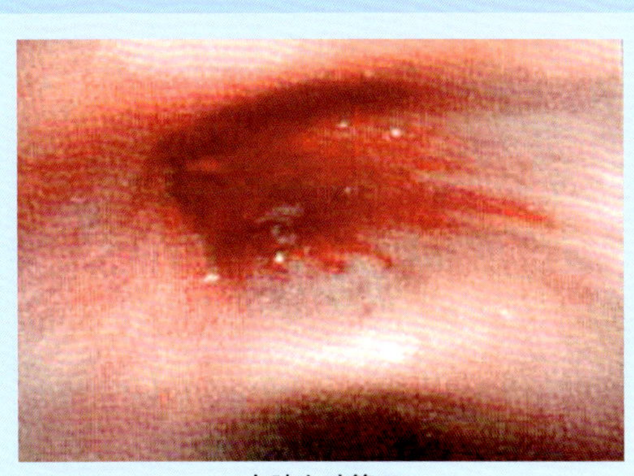

右肺上叶管口

图 3 右肺上叶管口可见浸润样肿物阻塞管腔，肿物距隆突小于 2cm，病理取材示鳞癌

术前诊断及分期

右肺中心型肺癌；T3N0M0，ⅡB 期

手术情况

2010-03-10 全麻下行右肺上叶切除，上腔静脉侧壁切除成型、肺动脉侧壁切除成型、右主支气管、中间支气管“V”字成型，纵隔淋巴结廓清术。术后病理见图 4。

术后诊断及分期

右肺中心型鳞癌，T4N1M0，ⅢA 期

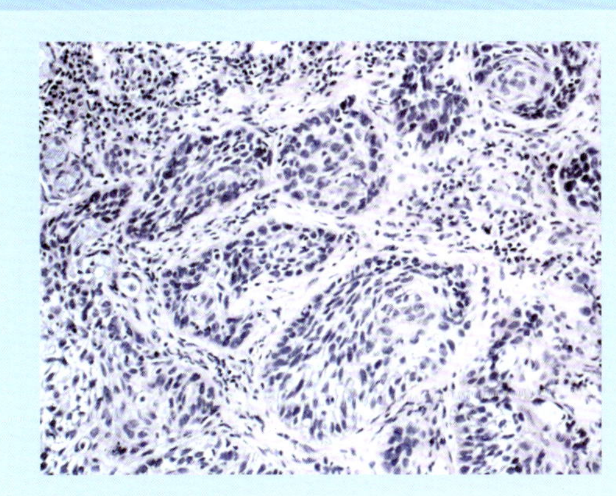

图 4 镜下所见（肿瘤组织）：癌组织呈巢排列，浸润于增生的纤维组织中生长，细胞核大，不规则，病理性核分裂象多见。诊断意见：中分化鳞癌；L2（0/1）、L10（0/1）、L11（0/4）：淋巴组织增生；L3、L4：脂肪、血管组织；L12、13、14：淋巴结转移癌

术后治疗

“多西他赛 75mg/ m^2 d_1+ 顺铂 30mg/ m^2 $d_{1\sim3}$ q21d”方案规律化疗 4 周期。

随访

术后 2 年 6 个月复查 PET/CT 发现纵隔转移，行同步化放疗：“多西他赛 75mg/ m^2 d_1+ 顺铂 30mg/ m^2 $d_{1\sim3}$ q21d”方案化疗 4 周期；化疗期间放疗 60Gy/30 次。现术后 3 年 6 个月，定期 CT 随访监测中。

李厚文点评

重度吸烟病例、局部晚期（pT3N1M0，ⅢA 期）：右主支气管距隆突 < 2.0cm，术中右肺动脉、上腔静脉部分受侵，切除后成型。但纵隔淋巴结转移阴性，局部淋巴结 L12、13、14 转移阳性，此例行根治性局部扩大切除，如果无其他不宜手术因素，手术选择是可行的。尤其手术 2 年 6 个月后又依据 PET/CT 监测纵隔淋巴结复发，用放疗 60Gy+ 化疗 DC × 4 周期同步后，达局部缓解，现已术后 3 年 6 个月，继续随访观察中。建议：换药维持以吉西他滨为宜。另术前瘤体已贴近纵隔，如行新辅助化疗较为合理！另癌巢周边呈栅栏状核深染如有组化定性可能具神经内分泌分化！

17 局部晚期肺鳞癌新辅助化疗

病史简介

性别：男　　　出生日期：1967-08-02

现病史

患者以“咯血 1 个月”为主诉入院。患者 1 个月前无明显诱因出现咯血，量不大，色鲜红，当时自行口服药物治疗未见明显缓解。1 周前自觉上述症状加重，就诊于当地医院行胸部 CT 检查示肺内肿物，为求进一步治疗入院。病来患者无发热，无胸痛、气促，体重变化不明显。

个人史

无肿瘤病史，吸烟史：30 支 / 天 ×40 年，无饮酒史，无粉尘及污染物接触史。

辅助检查

血生化检查、心肺功能未见明显异常。胸部 CT 平扫 + 增强见图 1。

纤维支气管镜及活检病理示：鳞癌（图 2）。脑骨肝及肾上腺检查示无远处转移证据。

新辅助化疗前分期：T4N0M0，ⅢA 期?

诱导化疗

“多西他赛 75mg/ m^2 d_1+ 顺铂 30mg $d_{1\text{-}3}$ q21d”方案化疗 2 周期

胸部 CT 平扫 + 增强复查见图 3。

术前诊断及分期（新辅助化疗后）

右肺上叶鳞癌；T2aN0M0，ⅠB 期

手术情况

2010-03-22 行右肺上叶切除，纵隔淋巴结廓清术。术后病理见图 4。

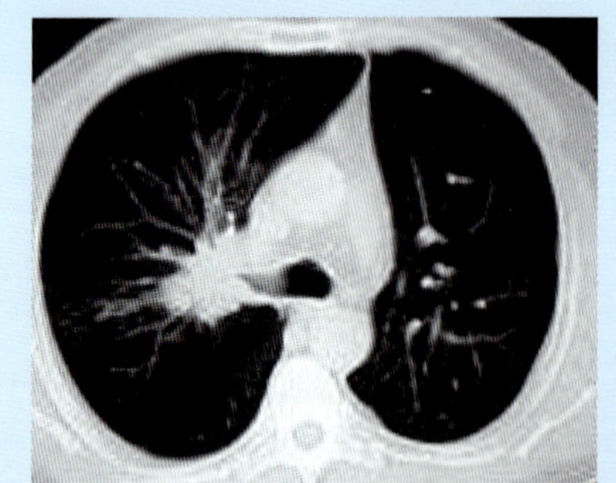
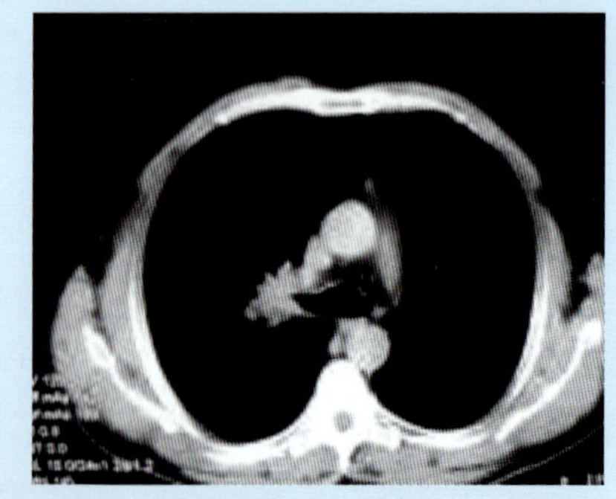

图 1　右肺上叶近肺门处可见软组织密度影，边缘不光整，可见长毛刺，其内密度不均，平扫 CT 值 43Hu，增强后明显强化，CT 值为 75Hu，边缘强化明显，上叶部分支气管截断

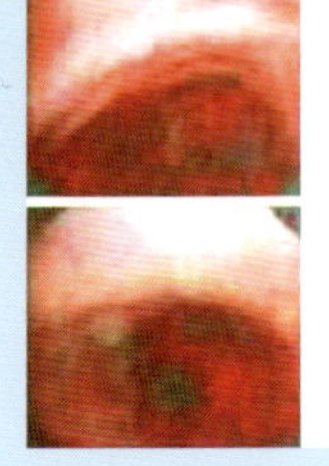
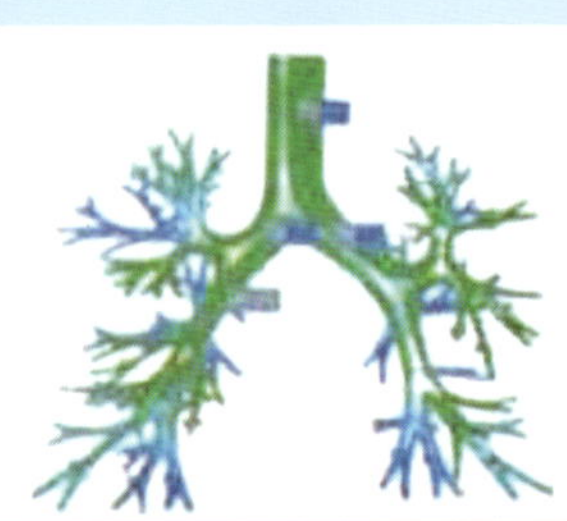
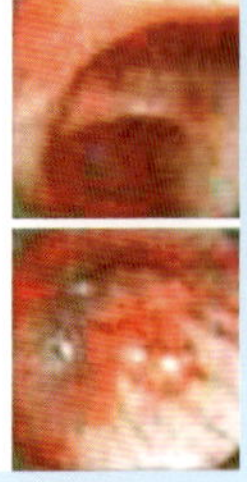
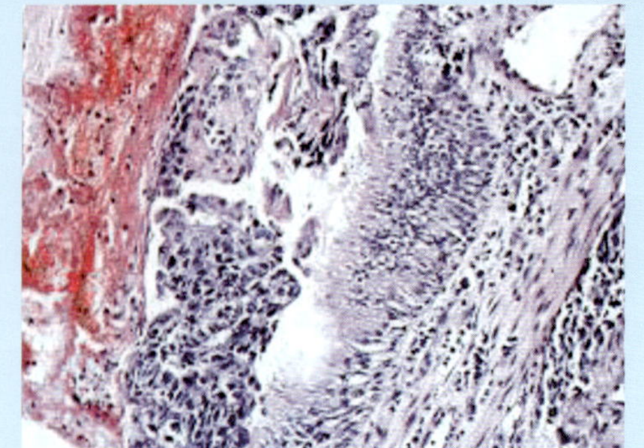

图 2　右上叶支气管开口处可见结节样肿物，管腔完全闭塞；活检示鳞状上皮重度非典型增生，局部恶变

图 3 术前诱导化疗后病灶较前明显缩小

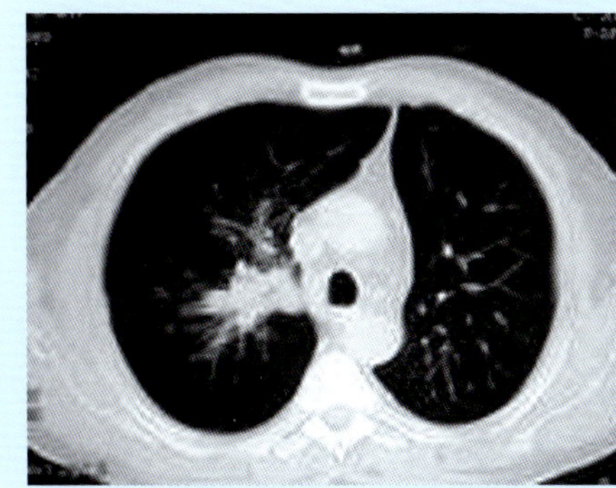

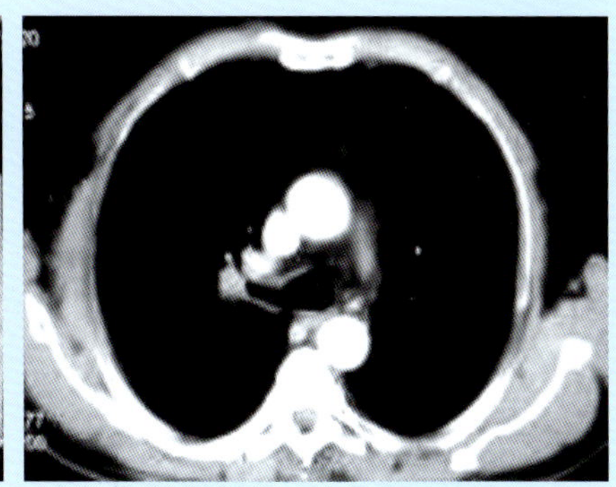

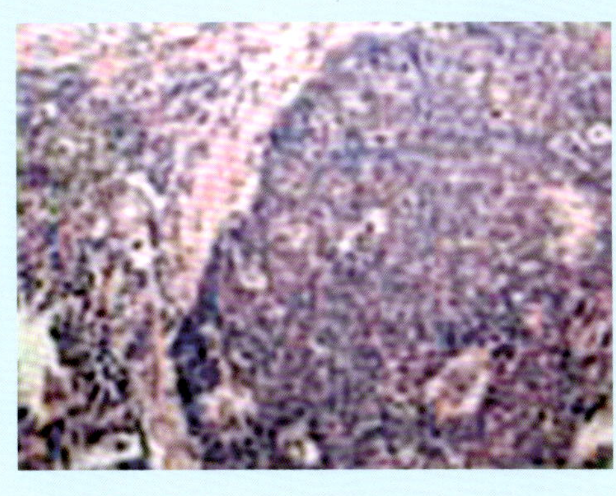

图 4 镜下所见（肿瘤组织）：癌细胞呈巢排列，浸润性生长，细胞多角形，核大，可见较多病理性核分裂象。免疫组化（肿瘤组织）：CK（H）（+）、CK（L）（+）、P63（+）、TTF-1（-）、Syn（+）、Ki67（约 50%+）。病理诊断：中分化鳞癌；L1-4、L7-12；淋巴结未见癌；L13（1/1）：淋巴结转移癌

术后诊断及分期

右肺上叶中心型鳞癌，T2aN1M0，ⅡA 期

术后治疗

“多西他赛 75mg/ m^2 d_1+ 顺铂 30mg/ m^2 $d_{1\sim3}$ q21d” 方案规律化疗 4 周期。

随访

现患者术后 3 年 5 个月，至今未见局部复发及远处转移。

李厚文点评

1. 此病例为重吸烟者、男性，病变范围已侵及右上叶支气管干，呈楔形，右肺门血管密集呈簇状；纤支镜检查：右上叶支气管黏膜红肿、膜部隆起、糜乱、上叶管口呈窄裂隙状，取材病理：鳞状上皮重度非典型增生、局部恶变。T4N0M0，ⅢA 期。

2. 经多学科会诊　由于纤支镜取材不确切，实属中心性鳞癌；脑、骨、肝、肾上腺未见转移征象，纵隔淋巴结增大不明显。考虑属局部晚期病例，应行局部根治手术，考虑为肺鳞癌，局部侵及范围大，术后治疗策略受限，故会诊意见应行术前新辅助化疗：①便于选择第三代新药的敏感性。②局部降低 TNN 分期，便于手术操作。③降低术中播散机会。此例术后已超过 3 年 5 个月生存期，可能得益于新辅助化疗。

3. 选用 DC 化疗方案两个周期后与用药前对比瘤体缩小，肺门血管影改善由ⅢA 期降低为ⅠB 期。如有条件化疗前后依 FDG PET/CT 作为化疗敏感性检测更为理想。

4. 术后病理诊断　免疫组化（IHC）：CK（H）（+）、TTF-1（-）、P63（+）、Ki67（50%+）中分化鳞癌。由于局部淋巴结 L13（1/1）转移阳性，pT2aN1M0，ⅡA 期。

专题6

肺癌多学科诊断与治疗

许 顺

肺癌已成为第一大恶性肿瘤。由于肺癌在发生上的多中心性、发展中的多阶段性等特征使肺癌诊断与治疗具有明确的多样性及复杂性。因此，在肺癌进行的这场战役中，“多兵种联合作战”——多学科联合诊断与治疗越来越受到关注。

多学科诊治的必要性

肺癌具有易侵及周围组织或沿血道、淋巴道向远处转移的特性，从而造成治疗失败，这就决定了治疗上的复杂性和困难性。目前治疗方法主要可分为局部治疗和全身治疗。

局部治疗有手术、放疗等方法。它们针对原发灶有较强的局部控制作用，其中以手术治疗效果最佳，是现有治疗方法中唯一有根治可能的治疗手段。手术治疗是肺癌多学科诊治的基础与核心。手术治疗可以比较彻底地切除原发病灶并进行系统的淋巴结清扫，达到局部根治的效果。但对于部分局部晚期病例，早已可能存在少量癌细胞向外侵犯，这是局部治疗的局限性。全身治疗包括化疗、生物治疗和靶向治疗等。其中，以化疗较成熟，它对原发灶和微转移灶的敏感细胞和时相有较强抑制及杀伤的能力，但对原发灶远不如手术治疗。毒性反应的控制虽有较大进步，但有待进一步提高。因此，根据患者身心情况和病期，结合肺癌组织类型的生物学行为进行全面衡量，科学地综合局部和全身治疗的各自优势，全面地有计划地制订多学科治疗方案，使其具有局部和整体观念，符合临床实际情况，取得更好疗效。

多学科诊治的基本原则

结合患者组织学类型、病理分期、分子学表达、体能状态及其他条件等进行综合评估，权衡利弊，制定科学合理的治疗方案，这是多学科诊治的基本原则。

1 组织学类型　首先应根据临床病程、影像诊断及细胞形态和组织学形态分为小细胞癌、鳞癌、腺癌及大细胞癌。不同组织类型的肺癌有不同的生物学行为。可从倍增时间、转移快慢、全身状况、恶性程度及对放疗和化疗敏感性等生物学行为来加以评估。小细胞癌倍增时间最短，生长迅速，转移快，恶性度高，但对化疗和放疗最敏感，所以化疗是SCLC治疗必不可少的重要组成部分。肺腺癌原发灶增长虽然不快，但易有远隔转移的倾向。鳞状细胞癌倍增时间居中，局部增长为主，转移慢，对放疗和化疗敏感性差于小细胞癌而强于肺腺癌。大细胞癌临床少见，很多病例先出现脑部症状被诊为“脑瘤”而手术，经病理诊断为“转移性脑瘤”，其后才发现肺部病灶。此外，肺癌的混合型也不少，电镜下约40%的鳞癌和腺癌混有另一型；其次，放疗和化疗过程中或治疗后亦可发生组织类型的改变，以 SCLC 为例，初治患者中混合型仅占 12%，经放疗后有 6%纯 SCLC 转化为小至大细胞型，化疗后的 SCLC 手术标本中有 50%以上混有腺癌或鳞状细胞癌。这些组织类型的变化也是改变对化疗敏感性的原因之一，是治疗上棘手的问题，上述情况在治疗时亦应充分考虑。

2 TNM 分期　TNM 分期对判断病情轻重、选择治疗方法和制订最佳治疗方案起决定性作用。临床分期检查精确性虽逊于手术分期、病理分期，但可以较早确定原发灶大小、病变范围和有无远隔器官转移，考虑局部治疗与全身治疗何者为妥，具有决定性作用。结合第 7 版分期及最新版 NCCN 指南，治疗方案做如下推荐：

类型 / 期别	Ⅰ	Ⅱ	ⅢA	ⅢB	Ⅳ
SCLC	OP+CT	CT+OP+CT	a. CT+RT b. CT+OP+CT	CT 辅以 RT	CT 为主
NSCLC	OP	OP+CT	OP+RT+CT 或 CT+OP+CT	CT+RT 或 RT+OP+RT 或 CT+OP+CT	CT 为主

注：OP= 手术，CT = 化疗，RT = 放疗

3 个体化治疗　肺癌个体化治疗的最大目标和任务，就是要通过各种有效方法获得肺癌治疗获益人群的准确信息，以指导临床治疗。同时，根据治疗的反应、评估和检测，不断修正治疗方案，以获取最佳治疗效果。目前已知多种癌基因、抑癌基因和治疗敏感性相关：EGFR 突变与 TKI 药物的敏感度相关，可以预测接受 EGFR-TKI 治疗的获益情况；ERCC1 表达水平可用于预测含铂化疗 NSCLC 的疗效；EML4-ALK 可用于预测克唑替尼的疗效；RRM1 可预测吉西他滨的疗效等等。

多学科治疗方案的研究

手术、放疗、化疗是肺癌治疗的三大支柱，也是多学科治疗方案中主要的方法。其中，手术治疗是肺癌多学科诊治的核心与基础。

1 NSCLC 多学科治疗

（1）手术前新辅助治疗：手术治疗对局部晚期肺癌患者的疗效目前存在争议。因此，术前给予化疗或放疗，以求缓解病情，提高手术切除率和生存率已得到广泛认识。新辅助治疗较术后辅助化疗相比更具优势，其主要作用机制：①通过术前化疗杀灭敏感的肿瘤细胞得到控制并使病灶缩小，降低肿瘤分期，从而扩大手术适应证，为患者提供根治性手术的机会；②新辅助化疗可更早的地治疗临床常规影像学检查不能检测到的微小转移灶；③通过新辅助治疗降低肿瘤细胞的活力，提高手术切除率，减少术中肿瘤细胞向远处播散的能力，从而降低术后复发及远处转移的概率；④更为客观地判断肿瘤对所选新辅助化疗药物的敏感性，有利于术后辅助乃至解救方案的制订；⑤对于因各种伴随内科疾病而延迟手术的患者起到控制肿瘤的作用，为其择期手术提供可能性。

早期有关 NSCLC 新辅助治疗的临床研究主要针对ⅢA 期患者，一项于 MD Anderson 进行的研究堪称经典，研究比较了ⅢA 期 NSCLC 患者随机接受环磷酰胺、依托泊苷联合顺铂方案新辅助化疗 3 周期与仅接受手术治疗的生存情况，结果显示新辅助化疗组患者生存期明显优于单独手术组（64 个月 vs 11 个月 $P<0.008$），新辅助化疗组 3 年和 5 年生存率分别为 43% 和 36%，而单独手术组则只有 19% 和 15%，这为可手术的ⅢA 期 NSCLC 患者开创了新的治疗模式。Depierre 等所报道的 355 例Ⅰ期（除外 T1N0）~ⅢA 期 NSCLC 患者接受新辅助化疗对照单纯手术治疗的疗效观察，186 例患者随机入新辅助化疗组，接受丝裂霉素、异环磷酰胺、顺铂方案化疗 2 周期，其中 64% 化疗有效的患者再继续接受原方案化疗 2 周期，两组中 T3 及 N2 的患者均接受了术前辅助放疗，结果显示新辅助治疗组平均生存期为 37 个月，单纯手术组患者的生存期平均为 26 个月，研究共随访了 80 个月，新辅助化疗组患者的 1 年、2 年、4 年生存率分别为 77.1%、59.2% 和 43.9%，单纯手术组对应分别为 73.3%、52.3% 和 35.3%；新辅助化疗组患者的无病生存期为 26.7 个月，而单纯手术组患者为 12.9 个月，两组患者的 3 年无病生存率

分别为 44% 和 33%。近年来新辅助化疗主要选择含铂的两药联合治疗方案。SWOG9900 是一项有关新辅助治疗的Ⅲ期临床研究，335 例ⅠB 至ⅢA 期（仅 T3N1）NSCLC 患者随机分为两组，一组接受紫杉醇联合卡铂方案新辅助治疗，另一组仅接受手术治疗，两组患者均不接受术后辅助治疗，此试验在进行过程中由于多项其他相关研究结果显示新辅助治疗的明显生存优势而被提前中止，其初步分析结果验证了新辅助治疗的优势。另亦有第三代化疗药物联合非铂类抗肿瘤药物方案新辅助治疗 NSCLC 的报道，Bepler 等分析总结了对ⅠB 期至Ⅲ期 NSCLC 患者给予吉西他滨联合培美曲塞方案新辅助化疗 4 周期后手术治疗的疗效，结果显示化疗的客观有效率为 35%，6% 患者肿瘤进展，肿瘤完全切除率为 77%。

新辅助化疗的周期数目前尚未有统一的标准，总结目前诸多有关新辅助化疗临床研究资料可知，新辅助化疗多给予 2~3 个周期，这可在保证化疗疗效的同时不过度影响患者的体质及免疫力，增加手术耐受性并减少手术并发症的发生。周清华等在对 604 例Ⅲ期 NSCLC 患者新辅助化疗与手术治疗的随机对照临床试验中总结得出：新辅助化疗多为 2 周期化疗，最多 3 个周期，亦有学者认为新辅助化疗应主要针对化疗有效的患者。

然而并非所有接受新辅助治疗的 NSCLC 患者均有手术治疗机会，新辅助治疗后应对患者进行重新分期，同时综合评估患者的体力状况，如身体情况允许，则适当休息后可予择期手术。研究显示新辅助治疗后患者多休息 3~4 周为宜，可改善患者一般情况并使得免疫功能逐渐恢复，增加手术的耐受性并减少并发症。据报道：过早手术时组织充血水肿明显，术中渗血较多，术后愈合缓慢；过迟手术则组织粘连严重，分离肺血管较为困难，且血管脆性大，易出现术中出血量过多。

（2）不能手术Ⅲ期 NSCLC 的多学科治疗：对于一般情况较好（PS ＜ 2），放射治疗加用含铂类的化疗与单纯放疗或化疗相比，能明显改善患者的生存期（包括近期的和远期的生存率）。CALGB 研究显示：在放疗前加用两个周期含铂类的方案的化疗对比单纯放疗能显著提高患者的生存率。此外，在巴西的一个临床研究报告：化疗加放疗综合治疗的疗效优于单纯化疗。目前常用的联合方法有两种：化疗与放疗序贯进行、化疗与放疗同步进行。序贯治疗时化疗药物的剂量通常能达到最大耐受剂量；同步治疗时为了减少副作用，化疗药物的剂量需要减少。West Japan Lung Cancer Group 的研究显示接受同步化疗加放疗患者的生存期优于接受序贯治疗的患者。CALGB 的临床研究则显示同步化疗与放疗生存期无改善。总之，目前同步治疗和序贯治疗哪个更好尚未有定论。

（3）对于以往认为不可手术的Ⅳ期 NSCLC 病例，在严格选定手术条件后，对年龄小于 65 岁，PS 评分 0~1，PET/CT 证实为单一转移，且 EGFR 检测有基因突变或在术前新辅助化疗药物治疗中敏感并获益者，可行探索性手术治疗。以下为参考病例：

【病例】 患者，女，52 岁，因刺激性咳嗽 3 个月余为主诉入院。入院前 3 个月前无明显诱因出现刺激性咳嗽，未在意，未予特殊治疗。入院前近一周自觉上述症状加重就诊于我院门诊行胸部 CT 检查示右肺上叶占位病变，为求进一步系统诊治收入院。入院后完善肺增强 CT 检查（图 1），CT 引导下肺穿刺活检证实为肺腺癌。术前检查中，骨 ECT 检查示胸骨显像剂分布增浓（图 2），进一步行肋骨 3D-CT 检查示相应胸骨部分骨质破坏（图 3）。全身 PET/CT 检查示肺内病灶 SUV 值达 15.3（图 4），胸骨相应部位 SUV 值达 2.5（图 5）。胸骨穿刺病理结果回报为转移癌。后予患者多西他赛 75mg/m^2 d_1+ 卡铂 600mg d_1 方案化疗 2 个周期后复查全身 PET/CT，示右肺上叶病变 SUV 值降至 10.2（图 6），胸骨病变 SUV 值降至 2.1（图 7），全身其他部位未见转移征象（图 8）。遂于 2013-05-13 全麻下行右肺上叶切除、纵隔淋巴结廓清，胸骨体切除、金属钛网胸骨体重建术（图 9）。术后病理证实为：（右肺上叶）腺癌（混合亚型，中分化）；（前纵隔）囊肿（考虑支气管性囊肿）；（胸骨）见癌细胞浸润，LN10、13、14 为淋巴结转移癌（图 10）。肿瘤组织送检基因检测示 EGFR19/21 基因突变。术后患者多西他赛 + 卡铂方案规律化疗 6 个周期，至今未见复发转移。

目前诊断：右肺上叶腺癌伴胸骨转移术后

处置意见：患者目前术后 28 个月仍未见复发转移，且该患为靶向药物敏感人群，治疗上目前尚未使用靶向药物治疗，为今后出现病情变化保留了一种有效的治疗方案。

（4）术后治疗：术中标本应行基因及靶标检测。根据基因突变及靶标检测结果选择术后治疗药物。对于 EGFR 突变阳性的患者可以一线使用 TKI 药物治疗。对于Ⅱ期和Ⅲ期 NSCLC 根治性手术患者术后化

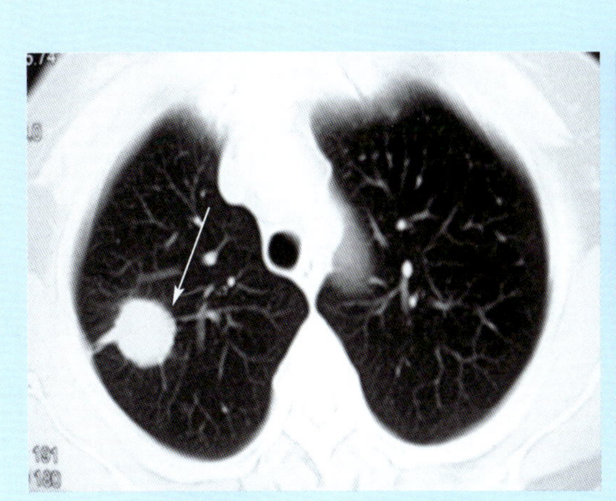

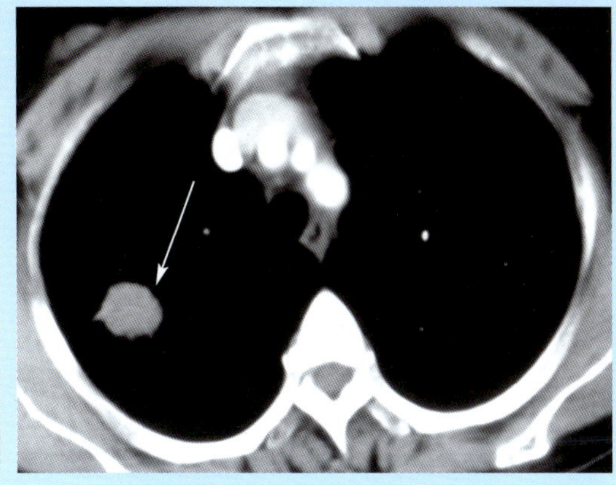

图 1 入院后肺增强 CT

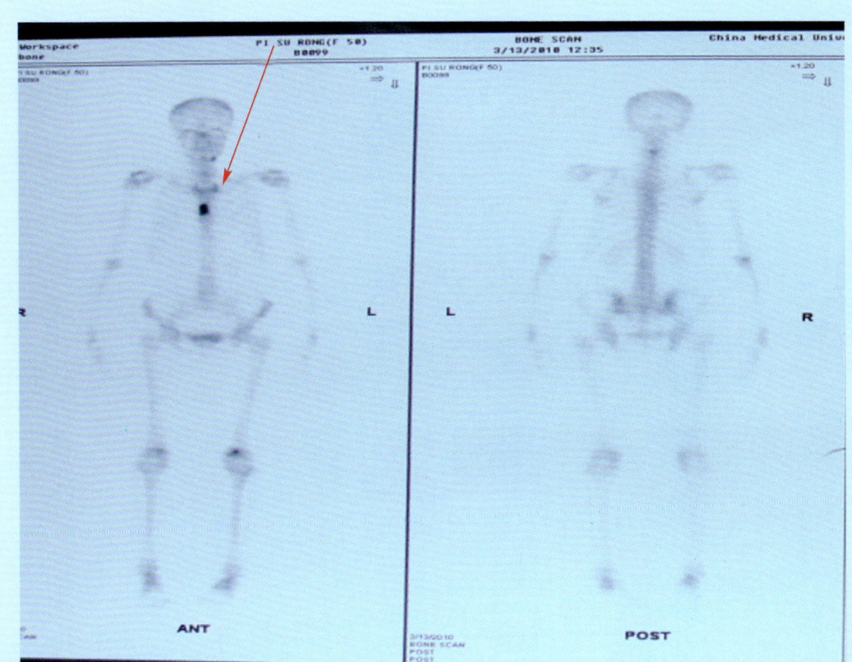

图 2 骨 ECT 检查

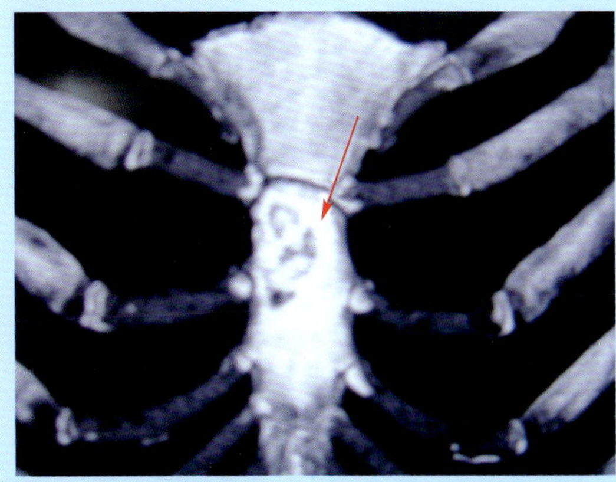

图 3 肋骨 3D-CT

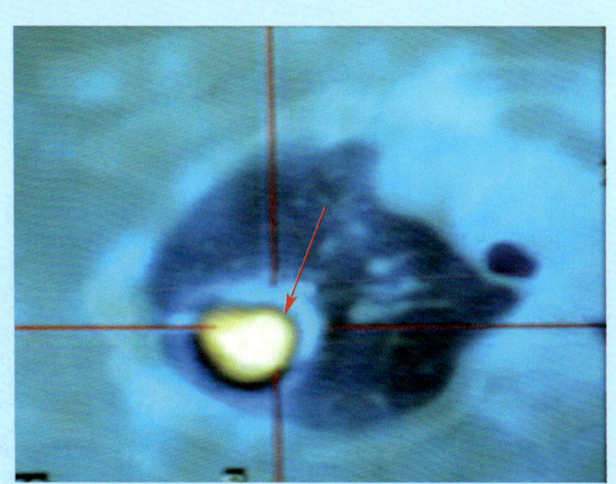

图 4 PET/CT 显示的右肺上叶病变

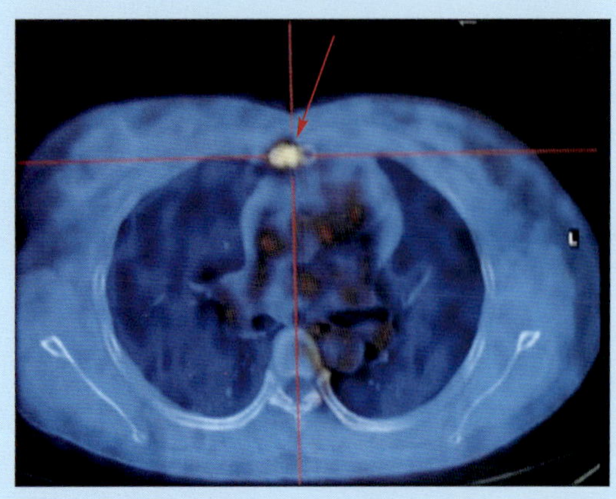

图 5 PET/CT 显示的胸骨病变

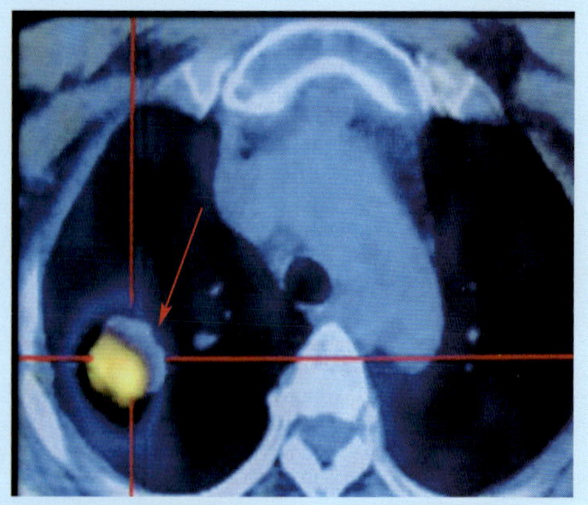

图 6 新辅助化疗后复查 PET/CT 示右肺上叶病变

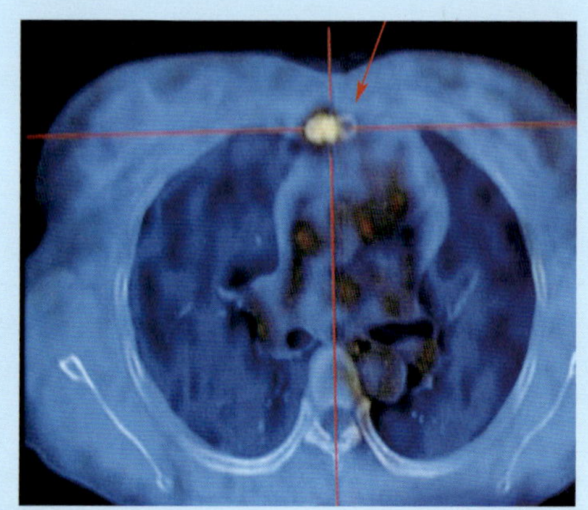

图 7 新辅助化疗后复查 PET/CT 示胸骨病变

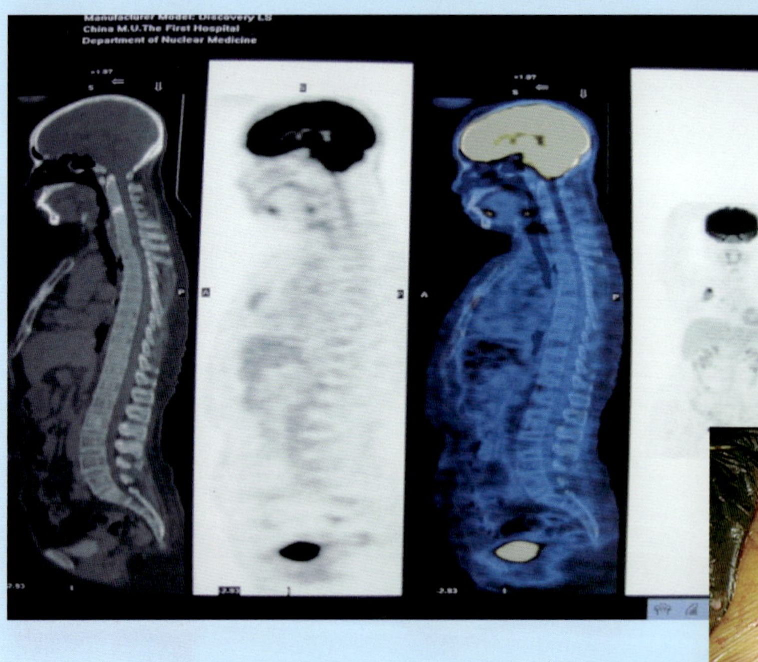

图 8 PET/CT 示全身其他部位未见转移征象

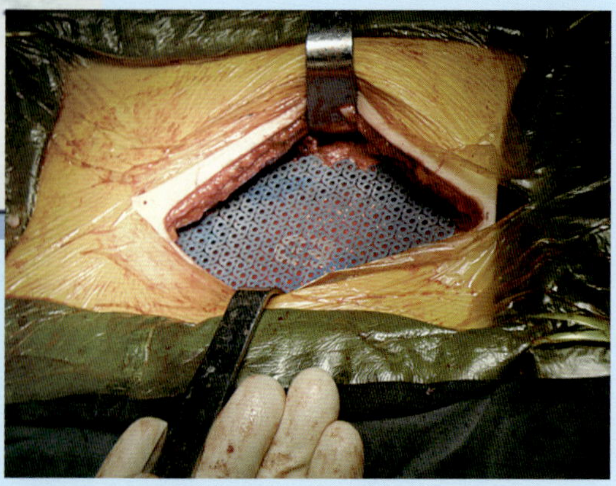

图 9 金属钛网行胸骨体重建

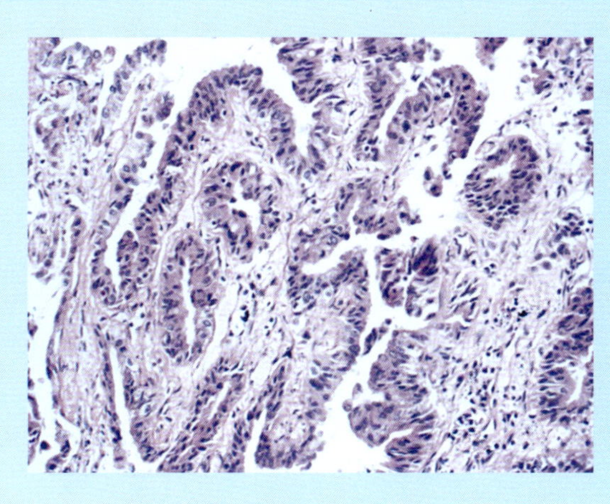

图 10 术后病理

疗的意见较为一致。但Ⅰ期 NSCIC 术后辅助治疗研究结果尚存在争议。

2 SCLC 多学科治疗　目前公认的治疗策略是以化疗为主的综合性治疗方案。其中，手术的干预在目前小细胞肺癌综合治疗中仍有分歧。国内外研究表明某些手术治疗结合化疗治疗小细胞肺癌可达到控制局部复发的效果，化疗加手术患者的生存期优于单独化疗。手术干预小细胞肺癌治疗的理论根据：①局部复发仍是一个重要问题，所以手术切除可能为局部肿瘤控制提供更好的机会；②手术用于加强局部控制与放疗不同，它不会影响或限制化疗的剂量强度；③完整的手术分期可识别有高度复发危险的患者；④手术可完全去除患者胸内的肿瘤而不影响患者的骨髓功能，所以手术可能使化疗更有效。手术对于早期局限型小细胞肺癌的患者有益。但是，目前仍然存在分歧，例如在治疗前即获得病理诊断为小细胞肺癌Ⅰ期患者适合手术已无争论，但Ⅱ～Ⅲa 期患者是否适合手术仍存在较大的争议。Ⅳ期 SCLC 应以化疗为主，以放疗来缓解、减轻症状如脑转移、骨转移的姑息放疗，以求减轻痛苦，改善生活质量和延长生存期。

3 由肺癌所引起脏器功能减退的处理　如肿瘤位于或邻近支气管腔内可产生支气管腔狭窄和受压，易造成继发性感染，应积极抗感染治疗，有窒息危险时可做支气管腔内激光治疗或安置支气管支架，保持气道通畅。如病灶侵犯胸膜产生胸腔积液，压迫肺脏，可行引流放液，既能缓解症状，又可搜索肺内病灶。有少数患者以肺部炎症或胸腔积液为肺癌的首发症状，值得重视。

4 晚期肺癌的多学科治疗　晚期肺癌原发灶大，又侵犯邻近脏器，更有多处远道转移灶，患者体质虚弱，营养低下。应主要考虑靶向、免疫及中医等治疗方式。以改善患者体质对症治疗为主，最大限度地减少、避免毒性反应的出现。局部治疗如放疗可缓解骨、脑转移症状，推迟局部病灶发展有利。如有心包积液，更应积极处理，因可发生心包填塞而致命，不能掉以轻心。

总之，对于肺癌的多学科诊治应遵循“联合作战、优中选优、适时干预、改善预后”的原则，才能取得对肺癌这一严重危害人类健康杀手这一战役的胜利。

18　组化定性腺癌

病史简介

性别：男　　　　出生日期：1965-06-30

现病史

患者以“检查发现左肺上叶肿物5天”为主诉入院。5天前因运动后出现血尿于当地医院治疗时行全身检查，胸部CT发现左肺占位病变来诊。病来患者无发热，无咳嗽咳痰，无胸痛、气促，体重未见明显变化。

个人史

无肿瘤病史，吸烟史：20支/日 ×40年，无饮酒史，无粉尘及污染物接触史。

家族史

三姐因肺癌去世，四姐因直肠癌去世，3个弟弟健康。

辅助检查

血生化检查、心肺功能未见明显异常。

胸部DR正侧位见图1。

胸部CT平扫+增强：左肺上叶占位性病变（图2）。

余全身各部检查均未见异常。

图1　左肺上野内带、主动脉弓左前上方处可见一直径约3cm占位性病变

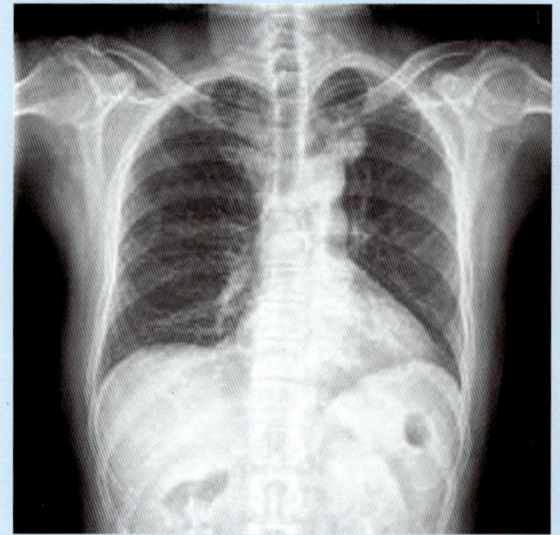

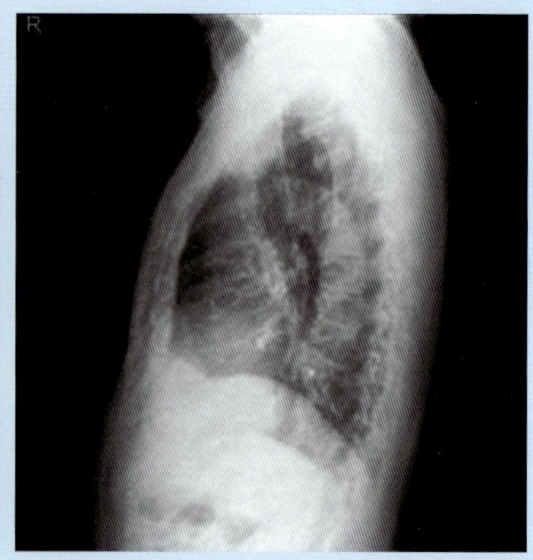

图2　左肺上叶纵隔旁可见一团块影，大小约3.94cm×2.73cm，呈分叶状，病变内可见点状高密度影，周围可见细毛刺及透光影，周围血管聚集，相邻胸膜牵拉，凹陷，病变平扫CT值35Hu，增强后病变强化，CT值59Hu。双侧肺门不大，纵隔居中，其内未见肿大淋巴结

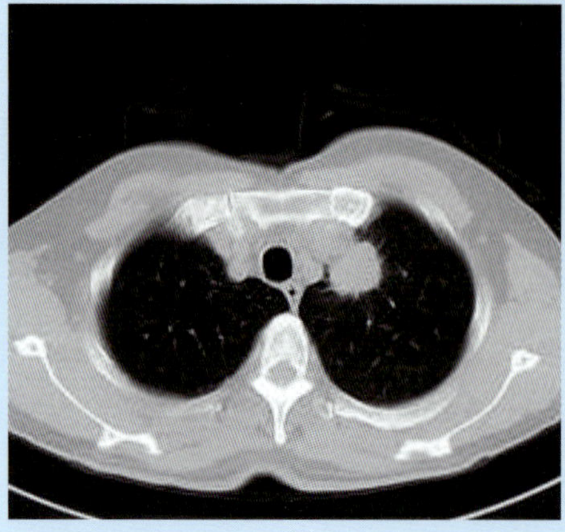

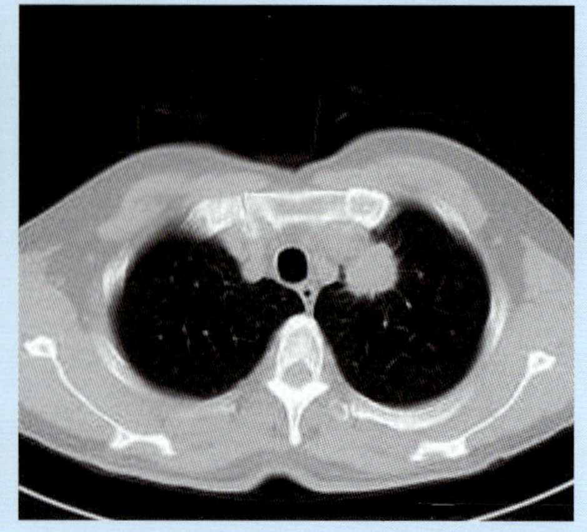

肿瘤标记物 CEA：21.36 ng/ml（0~4.3ng/ml），NSE：21.32 ng/ml（0~15.2ng/ml），CYFRA 21-1 正常。

术前诊断及分期

左肺上叶占位性病变，恶性可能性大；T2aN0M0，ⅠB 期

手术情况

2013-05-03 全麻下行左肺上叶切除，淋巴结廓清术。

术后病理

腺癌（图 3）

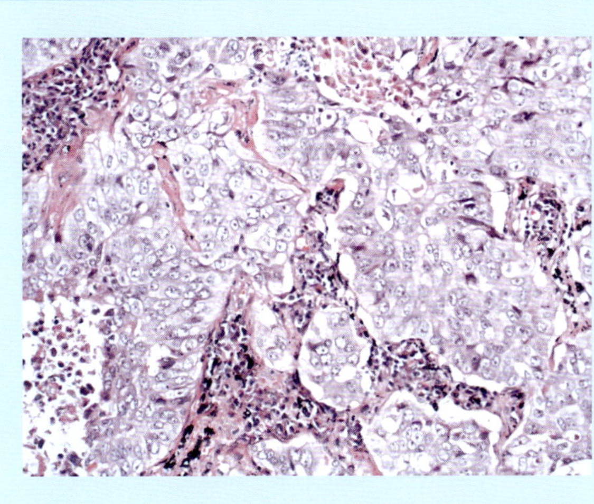

图 3 镜下所见：癌细胞呈腺样或团巢状分布，核大深染，异型性明显，间质纤维增生明显。免疫组化：CK5/6（－），CK7（＋），P63（部分＋），TTF-1（＋），CD56（－），Synaptophysin（－），Ki67（约 80%+）。诊断意见：低分化腺癌；L5（0/1），L7（0/1），L8（0/1），L9（0/1），L10（0/1），L11（0/1），L12（0/1），L13（0/1），L14（0/1）：淋巴结组织

术后诊断

左肺上叶腺癌，pTNM：T2aN0M0，ⅠB 期

术后治疗

现于定期随访中，无复发及转移。

随访

出院后建议患者戒烟及化疗 4~6 周期（多西他赛加铂类方案）。

李厚文点评

1. 患者无呼吸道症状，肺内实性结节已大于 3.0cm，瘤体周围细毛刺并牵拉周围血管聚集，瘤内密度不均，是由于局部肺含气不足，实质塌陷，构成间质成分异常排列。炎性结节不同，因渗出、坏死、组织间水肿与肺结构间形成云雾状，浓淡不均，界限不清，甚至构成该区肺裂推向健侧。

2. 此例免疫组化（IHC）CK7（+），TTF-1（+），P63（部分 +），病理诊断：低分化腺癌；可能有少量鳞癌分化（P63（部分 +））。

3. 建议完善 EGFR，EML4-ALK 融合基因、k-ras 基因检测。

19 ⅠA 期浸润性腺癌

病史简介

性别：女　　　出生日期：1957-08-20

现病史

患者以“体检发现右肺上叶占位性病变 10 天”为主诉入院。患者 10 天前在当地医院体检行胸部 CT 提示右肺上叶占位性病变来诊。病来患者无发热，无咳嗽咳痰，无胸痛、气促，体重变化不明显。

个人史

无肿瘤病史，无吸烟饮酒史，无粉尘及污染物接触史。

辅助检查

血生化检查、心肺功能未见明显异常。

胸部 CT 平扫 + 增强：右肺上叶占位性病变（图 1）。

肿瘤系列 NSE：9.91ng/ml（0~15.2ng/ml），细胞角蛋白 19 片段、CEA 正常。

余全身各部检查未见异常。

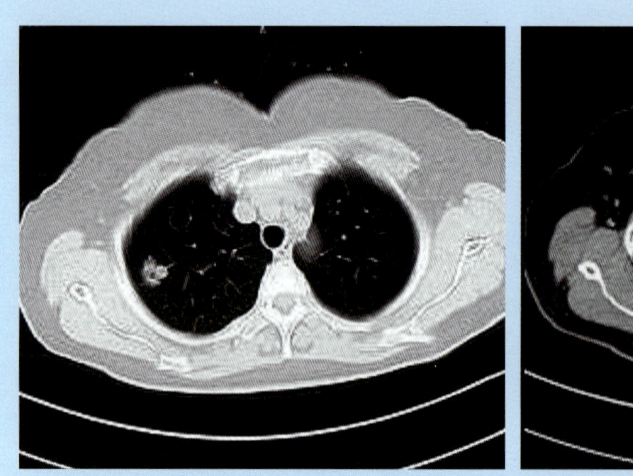

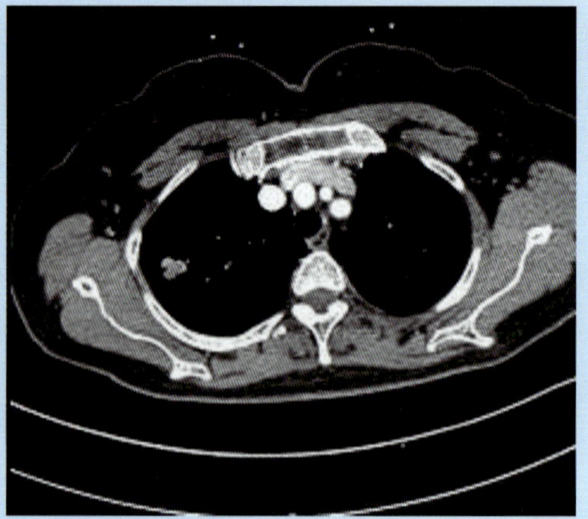

图 1 右肺上叶见不规则团片影，大小 1.8cm × 1.6cm，无周围血管聚集，边缘模糊，可见分叶及索条牵拉邻近胸膜，病变内见气体空洞，增强扫描欠均匀，薄层下测量 CT 值 70~90Hu

术前诊断及分期

右肺上叶腺癌；T1aN0M0，ⅠA 期

手术情况

2012-03-08 全麻胸腔镜下行右肺上叶切除，纵隔淋巴结廓清术。

术后病理

腺癌（图 2）。

术后诊断

右肺上叶腺癌；pTNM：T1aN0M0，ⅠA 期

术后治疗

“多西他赛 75mg/ m^2+ 卡铂 350mg”方案化疗 6 周期。

随访

现患者术后 17 个月，于定期随访中，至今未见局部复发及远处转移。

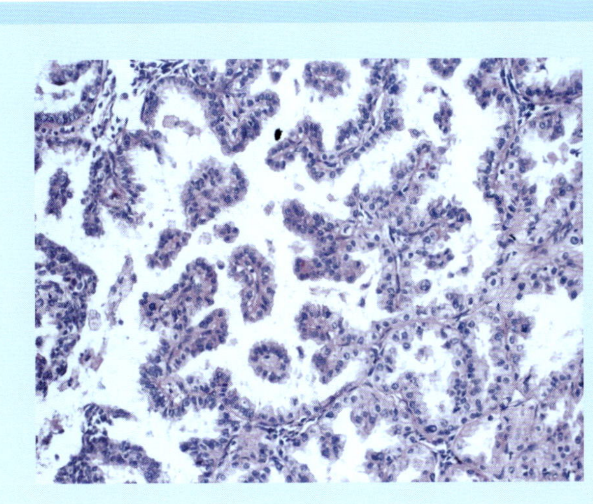

图 2 诊断意见：右肺上叶腺泡型腺癌，淋巴结 L3,4,7,8,9,10,11,12,13,14 未见癌

李厚文点评

体检中发现右肺上叶 < 2.0cm 结节，纵隔窗密度较淡、间质浸润区肺泡腔中见细胞呈巢状分布。虽然各组淋巴结均未见转移，但此例应行分子 EGFR 突变检测，从病理所见，应用化疗也是可以讨论的。

20 ⅠB 期腺癌手术化疗后脑转移

病史简介

性别：男　　　　出生日期：1961-03-29

现病史

患者以“检查发现左肺占位病变2天”为主诉入院。患者2天前因车祸行胸部CT检查发现左肺占位病变来诊。病来患者无发热，无咳嗽咳痰，无胸痛、气促，体重变化不明显。

个人史

无肿瘤病史，吸烟史：20支/日 ×30年，无饮酒史，煤矿工人，有粉尘接触史。

家族史

母亲因肺癌去世。

辅助检查

血生化检查、心肺功能未见明显异常。

胸部CT平扫+增强：左肺下叶占位性病变（图1）。

CT引导下经皮肺活检检查，病理汇报：肺腺癌（图2）。

脑骨肝及肾上腺检查示无远处转移证据。

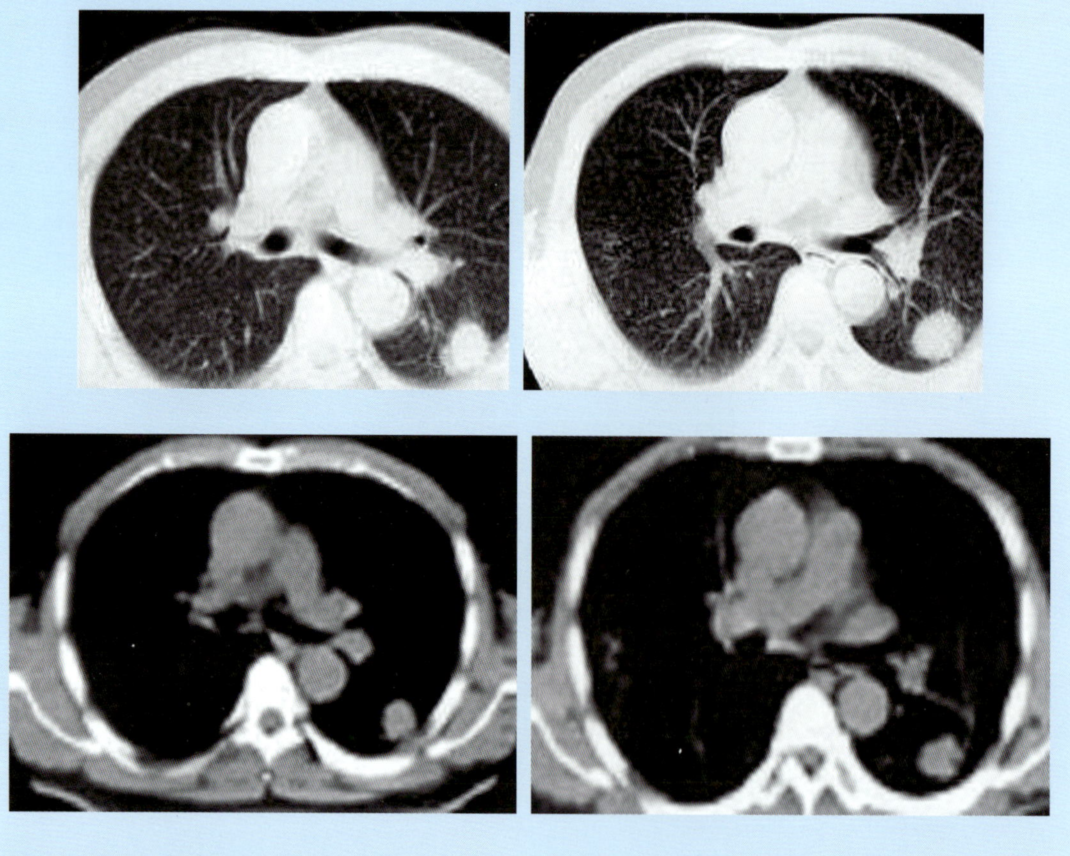

图1 左肺下叶背段可见一类圆形软组织密度影，大小约为2.5cm×2.4cm，边缘模糊，有毛刺，相邻胸膜牵拉，纵隔未见肿大淋巴结

图 2 穿刺病理

镜下所见：癌组织管状或乳头状分布，细胞体积大，核大，异型性明显。免疫组化：P63（散在 +）,CK（H）（－），CK（L）（+），TTF-1（+），CD56（－），Ki67（50%~75%+）。诊断意见：肺腺癌（高、中分化）

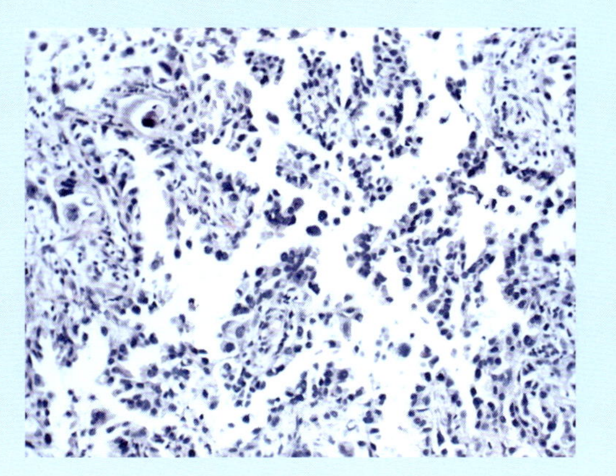

肿瘤系列 CEA：5.17ng/ml（0~4.3ng/ml），NSE：38ng/ml（0~15.2ng/ml）。

术前诊断与分期

左肺下叶腺癌；T1bN0M0，ⅠA 期

手术情况

2011-04-21 行胸腔镜下左肺下叶切除，纵隔淋巴结廓清术。术后病理见图 3。

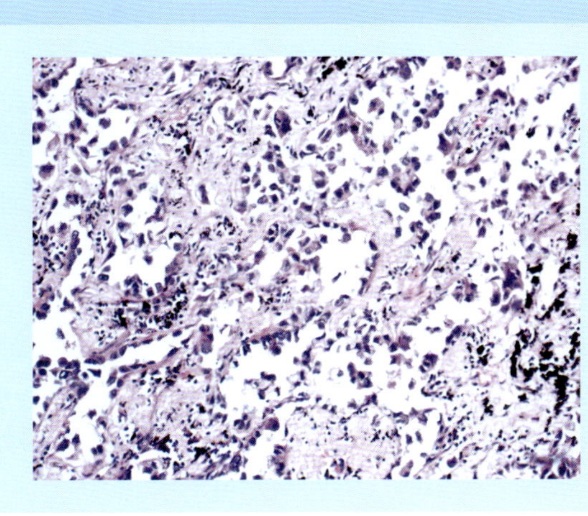

图 3 （肺）腺癌（高、中分化），侵及脏层胸膜；CK（+），TTF-1（+），SPB（+），Ki67（+60%），P53（+），CK（L）（+）；L2、5、6、7、8、9、10、11、12、13、14 为淋巴组织增生

术后诊断

左肺下叶腺癌，pTNM：T2aN0M0，ⅠB 期

术后治疗

规律“多西他赛 75mg/ m^2 d_1+ 顺铂 30mg/ m^2 $d_{1\sim3}$”方案化疗 6 周期

随访

术后 18 个月复查 CEA 逐次升高，行颅脑 MR 示脑转移，行全脑放射治疗 20 次，其后间断行 CIK 生物治疗 3 周期，近期复查无复发及转移。

李厚文点评

PTNM 分期应属浸润性腺癌：间质中可见肿瘤细胞；肺泡腔中也可见乳头状瘤巢。IHC [CK7（+）、TTF-1（+）]；各组淋巴结均阴性，虽然做了左下叶切除，但病理已进入浸润期，预后较早出现脑转移，也属可能。如有条件允许术后及早行 EGFR 突变基因检测，如为阳性，可以将 EGFR TKI 作为二线用药，也可选择。

专题 7
肺癌的微创诊治

鲁继斌

世界范围内，肺癌是最常见的肺部原发恶性肿瘤，其发病率和病死率目前已居世界之首。肺癌的治疗上，仍然是以手术为主的综合治疗手段；当然了，这里既包含了非小细胞肺癌的治疗，也包括了小细胞肺癌的治疗；因为越来越多的证据证实，手术在小细胞肺癌治疗中的地位（因既往能手术的小细胞肺癌仅仅为Ⅰa 期，中晚期的局限型小细胞肺癌和广泛型小细胞肺癌以化放疗为主）。手术的原则为：最大限度保留正常肺组织和切除肺肿瘤，尽量彻底清扫胸腔内淋巴结和切除其他部位的转移和可疑灶。

在保证外科手术治疗效果的前提下，尽量减少手术创伤一直是胸外科医生的不懈追求，也是未来外科发展方向之一。胸腔镜的问世对于微创外科发展具有里程碑意义。其实，胸腔镜有一段相当长的历史：自1910 年，瑞典内科医生 Jacobaeus 首次应用胸腔镜行胸腔粘连烙断术。后胸腔镜经过孕育、全盛、停滞、现代胸腔镜技术、成熟等反复探索的道路。而现在，在胸外科微创治疗的思想下，胸腔镜应用越来越广，由胸腔镜辅助小切口到全腔镜手术，由简单的肺大疱切除修补到全腔镜食管癌根治术等。现在的胸腔镜已发展成为一种专门的手术学科。我国胸腔镜近年发展亦迅速。并且有很多单位撰写相关有意义的文章。目前就有国内多篇文献报告，关于其与传统开胸手术的比较，证实：胸腔镜手术具有创伤小、恢复快、出血、输血少，对心肺功能损伤小，开关胸时间短，术后并发症少等优势。但其对纵隔淋巴结的完全清扫存在争议，且住院时间、术后并发症和生存期与传统开胸手术比较无统计学差异。

当然，肺癌的微创治疗，并不仅仅是胸腔镜。完全由我国自主研发的“妙手 A”机器人系统已能适应微创手术需求，并能完成复杂的缝合打结操作，将开创我国微创手术的新篇章。此外，Davinci 机器人（图 1)亦越来越多的应用到胸外科手术的治疗当中。尽管目前仍存在多个机械臂相互干扰，且还没有很好解决利用机器人手术时缺少触觉反馈等缺点。未来这些技术在外科中的应用将使手术创伤降到最小并为手术质量带来质的变革。随着微创机器人外科的不断发展，手术带给患者的创伤将不复存在，无论原发或复发转移瘤，反复多次的手术彻底清除肿瘤病灶和多学科综合治疗的结合，或将使肿瘤治愈成为可能。

目前肺癌的微创治疗仍以胸腔镜为主，其适应证：早期非小细胞肺癌。①直径 < 5cm；②未侵犯胸壁或支气管；③没有肺门及纵隔淋巴结肿大等。当然，胸腔镜手术过程当中亦可能出现很多“意外事件”。最常见，最紧急的情况就是出血，其他并发症还有如牵拉后导致的心律失常等。腔镜手术的出血风险之所以比常规开胸要大，是因为腔镜时切口很小，通过胸壁的操作空间很小，手术者容易慌乱，进而更

难处理。尤其是大血管的出血，视野内很快就无法分辨结构，慌乱就会导致恶性循环。所以要求，第一：解剖要清楚，这样不容易损伤结构；第二：要预判可能出血的征兆。比如年纪较大的患者，组织结构比较脆弱，轻微的牵拉就可能会撕破血管。有时候血管被撕破并不是立刻被撕开一个很大的裂口，当术者在腔镜下看到内膜被撕开（此时外膜完整）时，就要即刻停止牵拉并用纱布压住。出血后先观察出血量，如果出血量不大，可先将出血处压住减少出血，然后判断能否在腔镜下处理；如果腔镜下可以处理且破口较大，先将压力松开后用无菌钳夹住，然后用线修补；如果腔镜下无法止血，应立刻扩大切口通过常规开胸的方式止血。要想在腔镜下处理好出血情况，一定要有良好的大开胸手术经验，否则一旦单独碰到就很被动。

综上所述，我建议青年胸外科医生应该：先从熟练普通开胸手术后过渡到微创手术操作。掌握胸腔镜等所有的微创手段之前，都必须有大开胸的技术，才能更好地开展微创技术。这也是现在年轻医生所面临的问题，应该通过参加开胸手术逐渐得到锻炼。但是因为目前开胸手术的减少，年轻医生的成长也变得减慢。因此他们必须更加主动努力、自觉通过动物实验、模拟操作等来锻炼自己的技术，苦练基本功，弥补实战机会的减少。

除以上微创方法在胸外科中的应用外，还想谈谈超声内镜引导下经支气管针吸活检（EBUS-TBNA）（图2、图3）。考虑胸外科很多疾病与其病变主要累及纵隔和肺门（如：肺结核、肺结节病、淋巴瘤等）。纵隔这些病变特点给诊断带来了困难。2007年超声支气管镜引导下经支气管针吸活检（endobronchial ultrasound-guided transbronchial needle aspiration，EBUS-TBNA）即被美国（NCCN）和（ACCP）肺癌指南推荐为肺癌术前评估的重要工具。EBUS-TBNA以其操作技术简单、微创、定位准确、灵敏度和特异度高及可重复性强的优势，越来越获得临床医师的认可。以至于在日后的研究中，EBUS-TBNA被应用在肺胸部各种疾病的诊断中：如EBUS-TBNA在肺癌诊断及肺癌淋巴结分期中作用的研究报道；EBUS-TBNA对于纵隔结核诊断的价值也日益受到重视；有研究报道通过EBUS-TBNA可增加支气管肺泡灌洗液中核酸扩增试验、抗酸杆菌涂片、结核分枝杆菌培养的阳性率，提高了诊断率等。

EBUS-TBNA和普通的气管镜检查相比，其优缺点如下：首先其管径为6.5mm，通过声门时的刺激较大，而通常纤维支气管镜的管径为4.8mm。其次，EBUS-TBNA检查时，超声探头需贴近气管隆突或支气管管壁，活检针在超声引导下反复经气管壁进出，对气管隆突和黏膜刺激较强烈；而气管镜检多对突入气管内的肿瘤进行活检，一般刺激较小。再次，气管镜是明视下钳夹获得标本，往往比较迅速准确，而EBUS-TBNA是在超声定位下通过活检针针吸，并且通常需要对多组淋巴结进行活检，根据所取淋巴结位置的不同，每次检查时间差异较大，但均比气管镜检查时间延长。但是，较之普通气管镜，EBUS-TBNA

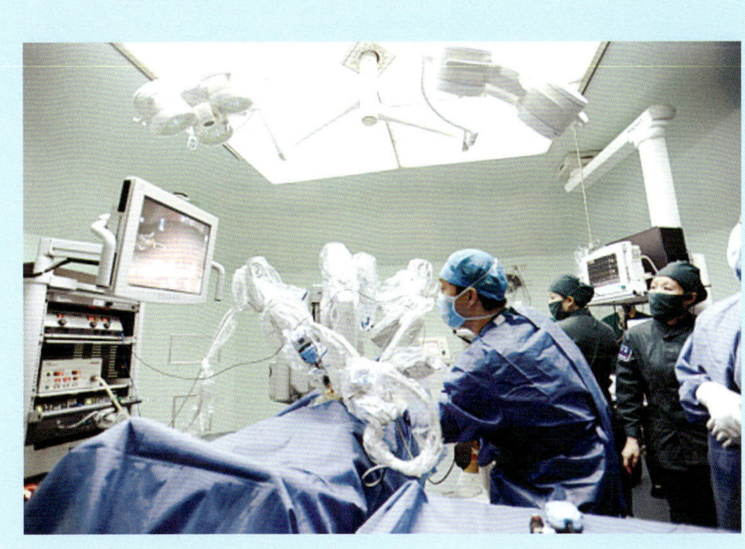

图1 Davinci 机器人

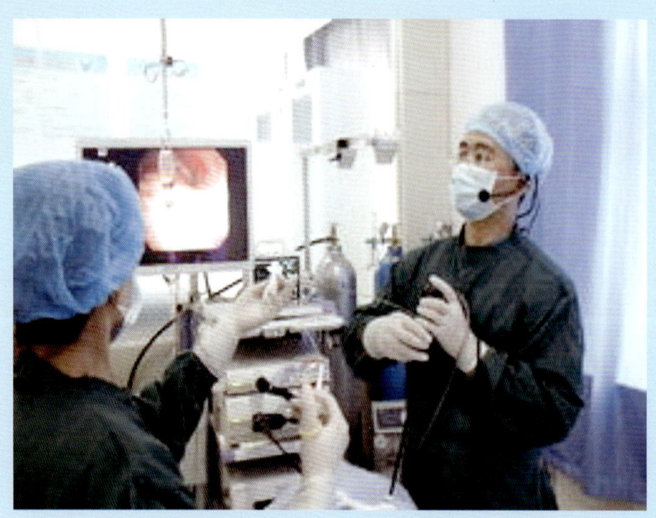

图 2　超声支气管镜检查

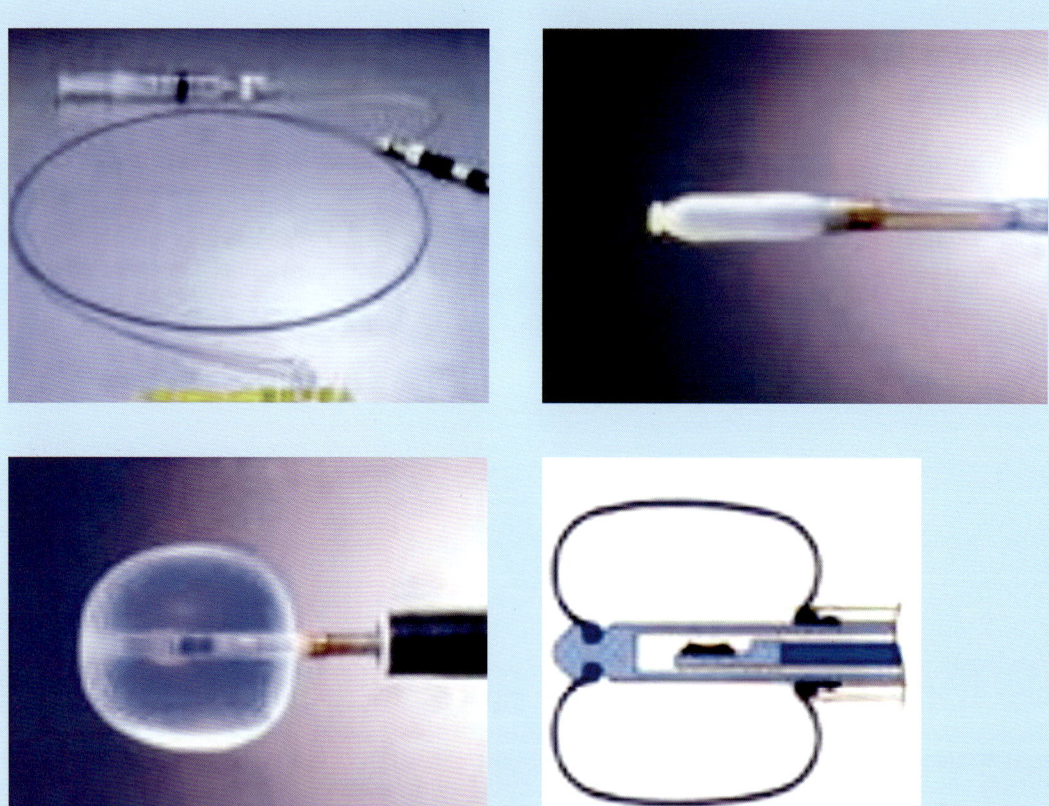

图 3　超声支气管镜组成部分

优势明显，它的活检区域与经颈纵隔镜检查术相似，可以活检第 3 组和第 10、11 组的淋巴结。而对纵隔镜检查往往难以到达的第 7 组后部的淋巴结，EBUS-TBNA 能非常容易地活检。除了其优势外，相反的亦有不足的地方；如：对于第 1、2L、4L-9 组淋巴结及对位于下纵隔的淋巴结，EBUS-TBNA 取淋巴结相对困难；且它有一些比较严重的并发症，如淋巴结脓肿等。当然，这些并发症的发生几率相当小。

概括以上内容：随着 TBNA 操作方法的不断改善，对胸部疾病认识的不断加深，对其细胞学诊断标准的不断完善，在胸部疾病，诊断治疗中的诊断价值将日益受到人们的重视，并广泛应用。另外，EBUS-TBNA 取得的组织标本除可进行细胞学检查外，尚能进行病理学甚至免疫组化检测和 EGFR 基因突变研究，随着 EBUS-TBNA 技术的完善和推广，应用 EBUS-TBNA 诊断胸部疾病具有广泛的应用前景。

21 ⅢB N2 肺鳞癌

病史简介

性别：男　　出生日期：1953-11-24

现病史　患者以“痰中带血 2 个月”为主诉入院。患者 2 个月前劳累后出现痰中带血丝，伴有前胸部隐痛及发热，最高达 38.4℃，自行抗炎治疗（具体药物不详）后体温降至正常，因痰中带血未见好转就诊当地医院行肺部 CT 检查，示右肺上叶占位性病变，为求手术治疗来诊。病来患者偶有咳嗽咳痰，痰为黄白色，无胸闷气短，无乏力盗汗等不适症状，饮食及睡眠可，二便正常，体重无明显变化。

个人史　无肿瘤病史，吸烟史：20 支 / 日 ×40 年，无饮酒史，无粉尘及放射线物质接触史。

家族史　母亲因膀胱癌去世。

辅助检查　血生化检查、心肺功能未见明显异常。

胸部平扫 3D-CT：右肺上叶不张（图 1）。

纤维支气管镜检查及活检病理：鳞状上皮重度非典型增生，癌变倾向（图 2、图 3）。

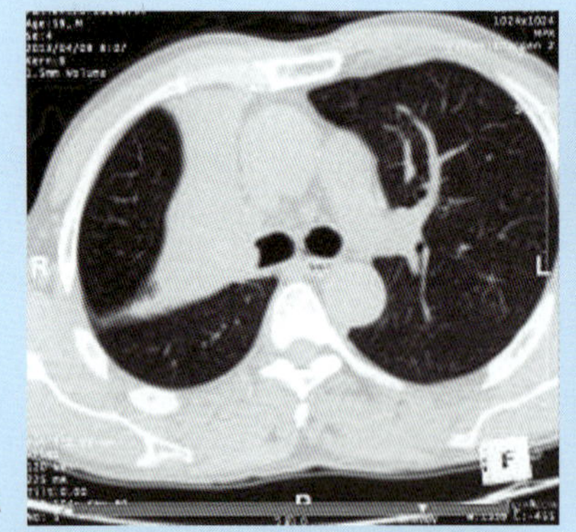
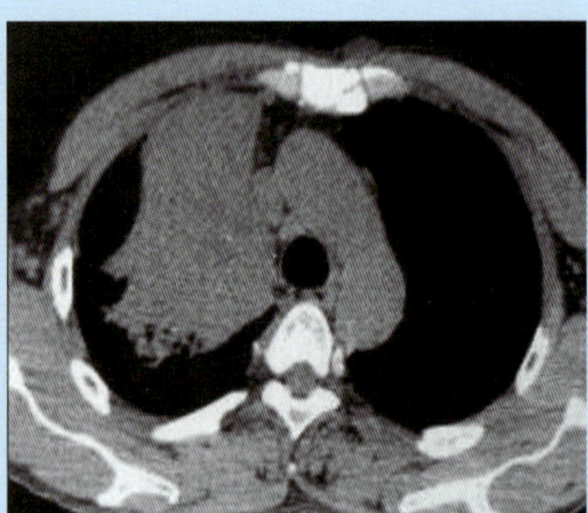
A

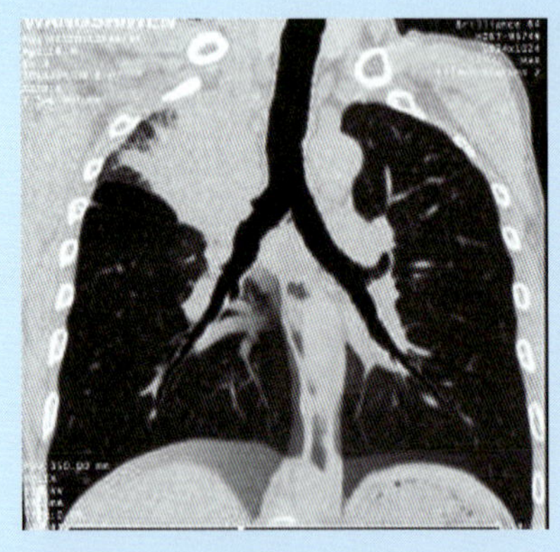
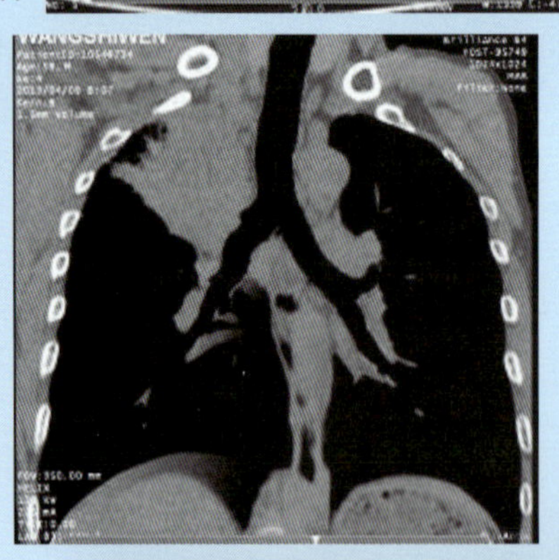
B

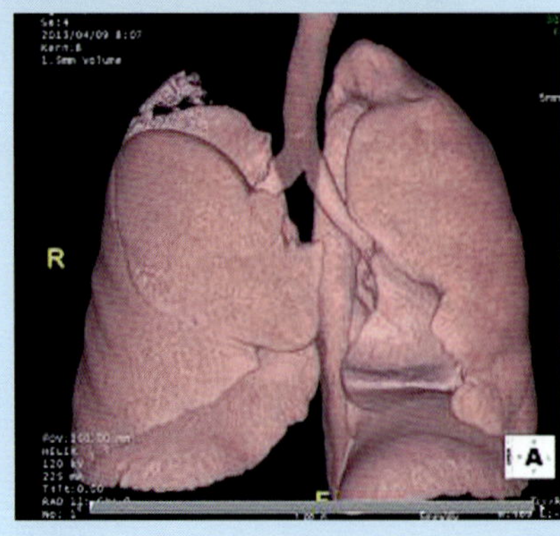
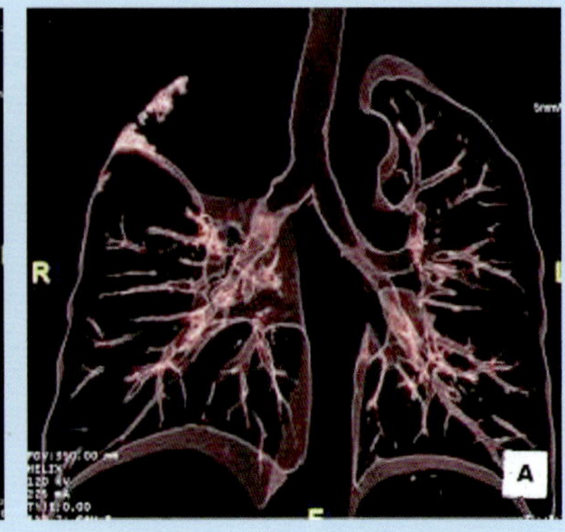
C

图 1　A：纵隔轻度右移，右肺门密度增大块状影，并与右上肺叶实变影融合。右主支气管外侧壁一小结节突入管腔。B：冠状位气管成像，右上叶支气管截断，所属肺野大片实变影。第七组淋巴结肿大。C：右肺上叶支气管管腔内见软组织密度影，相应肺叶不张

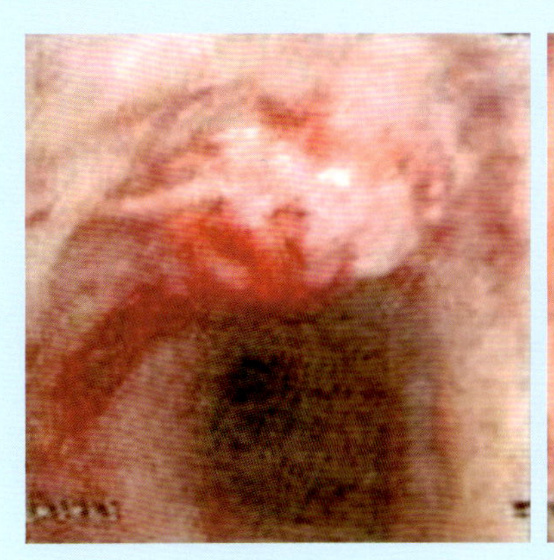

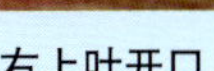

右上叶开口

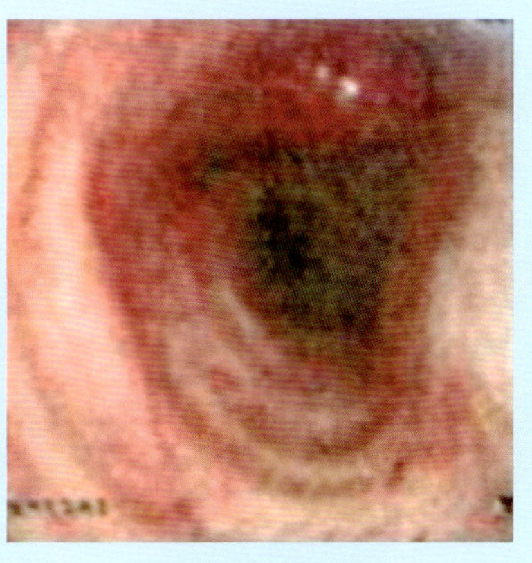

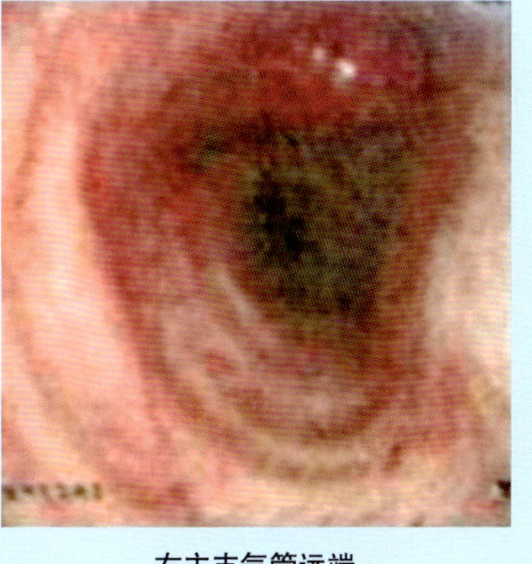

右主支气管远端

图 2 右肺上叶管口上方见菜花样新生物，表面充血、不整，累及二级隆突，距隆突大于 2cm，触及易出血

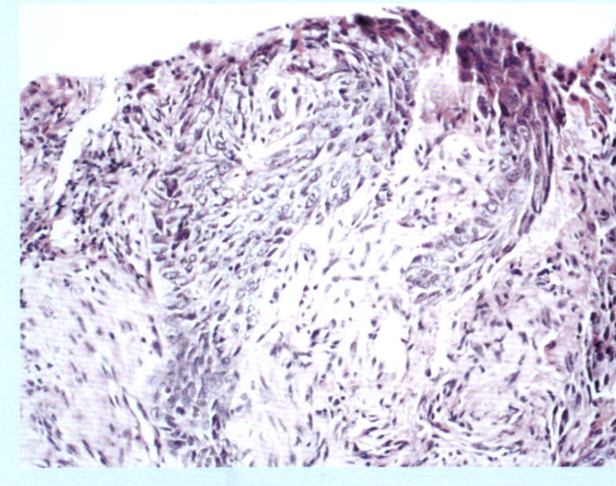

图 3 鳞状上皮重度非典型增生，癌变倾向

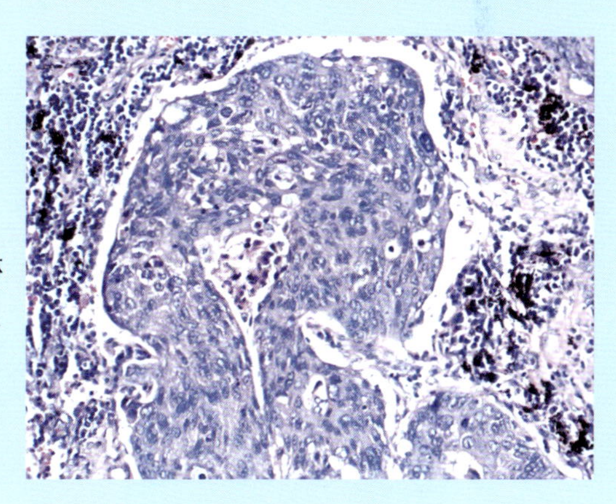

图 4 （右肺上叶）鳞癌（中低分化），L4（1/1），L10（1/1）：淋巴结转移癌；L2（0/2）、L3（0/2），L7（0/4）、L8（0/1）、L11（0/3）、L12（0/3）、L13（0/4）：淋巴组织增生；10（0/3）、L14（0/1）淋巴结内见大量纤维化玻璃样变性结节，未见癌。基因突变检测结果：无 EGFR 基因突变

肿瘤系列 CEA：4.71ng/ml（正常值：0~4.3ng/ml），NSE：25.52ng/ml（正常值：0~15.2ng/ml）。

脑骨肝及肾上腺检查示无远处转移证据。

术前诊断与分期 右肺上叶鳞癌；T2aN2M0，ⅢA 期

手术情况 2013-04-15 全麻下行心包内右上叶切除，上腔静脉侧壁切除成型，肺动脉干侧壁切除成型，右主支气管 - 中间支气管 V 字成型，纵隔淋巴结廓清术。术后病理见图 4。

术后诊断 右肺上叶鳞癌，累及上腔静脉、肺动脉干、右主支气管及膈神经 T4N2M0，ⅢB 期

术后治疗及随访 “多西他赛 75mg/ m^2 d_1+ 卡铂 400mg d_1 q21d” 化疗 3 周期，术后 6 个月复查胸部 CT 发现纵隔淋巴结转移，建议予纵隔放射及调整化疗方案。

李厚文点评

pT4N2M0（ⅢB 期）鳞状细胞癌，不仅是局部晚期，而且广泛淋巴结转移（N2）；目前对鳞癌的分子靶向治疗，仍无可选的 TKI。传统的化疗方案如“GC（吉西他滨 + 卡铂）”方案，有某些效果，但难以维持。此例如能在术前应用 PET/CT 检查定位被侵范围，以序贯化疗→放疗（或化疗增敏 + 放疗同步），也可能得到更好的效果！

22　ⅠA 期小细胞癌

病史简介

性别：女　　　　出生日期：1941-02-22

现病史

患者以“体检发现右肺下叶占位性病变 1 天”为主诉入院。患者 1 天前于外院体检行胸部 CT 检查示“右肺下叶占位性病变”，现为求手术来诊，病来患者无发热，无咳嗽咳痰，无胸痛及气促等不适症状，体重无明显变化。

个人史

无肿瘤病史；吸烟史：20 支 / 日 ×50 年；无粉尘、工农业毒物及放射线物质接触史。

辅助检查

血生化检查、心肺功能未见明显异常。

胸部 CT 平扫 + 增强：见图 1。

余全身各部检查均未见异常。

肿瘤系列 CEA、NSE 及 CYFRA21-1 均无异常。

术前诊断及分期

右肺下叶占位性病变，恶性可能性大；T1bN0M0，ⅠA 期

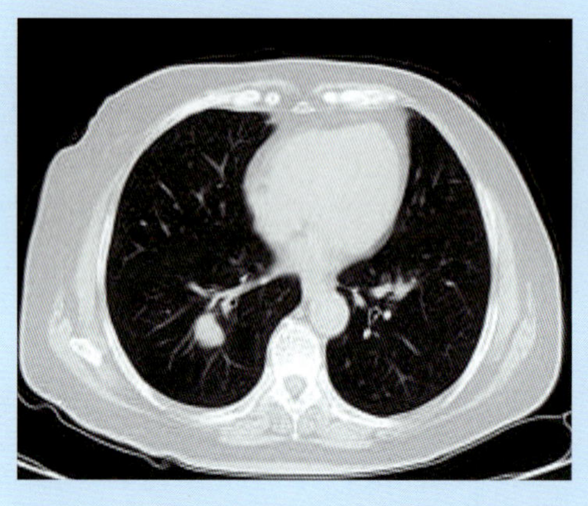

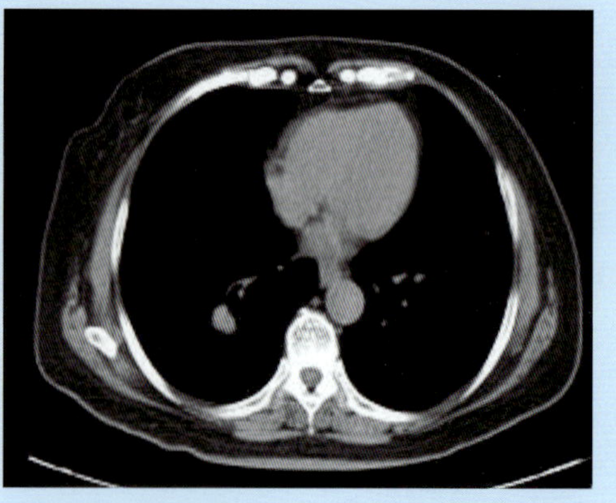

图 1　右肺下叶见一圆形占位，大小约 21mm × 16mm，周边少量毛刺，右肺下叶后底段支气管截断。平扫 CT 值约 35Hu 增强扫描轻度强化，平均 CT 值升高约 10Hu

手术情况

2013-05-08 行胸腔镜下右肺下叶切除，纵隔淋巴结廓清术。

术后病理见图 2。

确定诊断

右肺下叶小细胞肺癌，T1bN0M0，ⅠA 期

术后治疗

已行“依托泊苷 100mg/ m^2+ 顺铂 30mg/ m^2”方案化疗 2 周期，仍于进一步治疗中。

随访

现患者术后 3 个月，至今未见局部复发及远处转移。

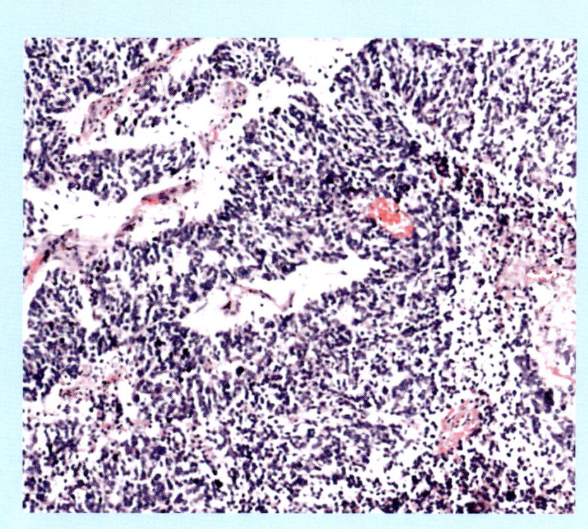

图 2 镜下所见：癌细胞呈团巢状密集排列，侵袭性生长，细胞胞浆少，核深染，异型性明显。免疫组化：CK5/6(－)，CK7(－)，P63(散在＋)，TTF-1(＋)，CD56(＋)，Syn(+),Ki67(80%)。诊断意见：(右肺下叶)小细胞肺癌；L7(0/1)，L8(0/1)，L9(0/1)，L10(0/3)，L11(0/1)，L12(0/3)：淋巴结组织

李厚文点评

体检中发现，右下叶后基底段近圆形结节影(＜3.0cm)，边缘锐利，密度均匀，二级肺门未见增大淋巴结。手术后病理：镜下见癌细胞成团密集排列，核深染；免疫组化CD56(+)，Syn(+)，TTF-1(+)，P63(散在+)，CK7(－)，均提示为小细胞肺癌。此例ⅠA期(T1bN0M0)小细胞肺癌极为少见，经手术切除后又未见局部纵隔淋巴结转移。为了慎重，考虑小细胞肺癌的预后特殊性，虽然属ⅠA期，仍应用EP方案作为辅助化疗，并严密观察预后经过。

23　ⅠA 期浸润性腺癌

病史简介

性别：女　　　出生日期：1961-02-05

现病史

患者 2011-06-13 以体检发现子宫肌瘤 2 年为主诉入我院妇产科，行术前常规检查时，胸部 CT 提示左肺上叶前段占位，转入我科行手术治疗。患者无自觉症状，体重未见变化。

个人史

患者既往体健，无烟酒嗜好，无粉尘及污染物接触史。

辅助检查

血生化检查、心肺功能未见明显异常。

胸部 CT 见图 1。

余全身各部检查均未见异常。

术前诊断及分期

左肺上叶占位性病变，腺癌可能性大；T1bN0M0，ⅠA 期

手术情况

2013-01-21 全麻下行左肺上叶切除，淋巴结廓清术。

术后病理见图 2。

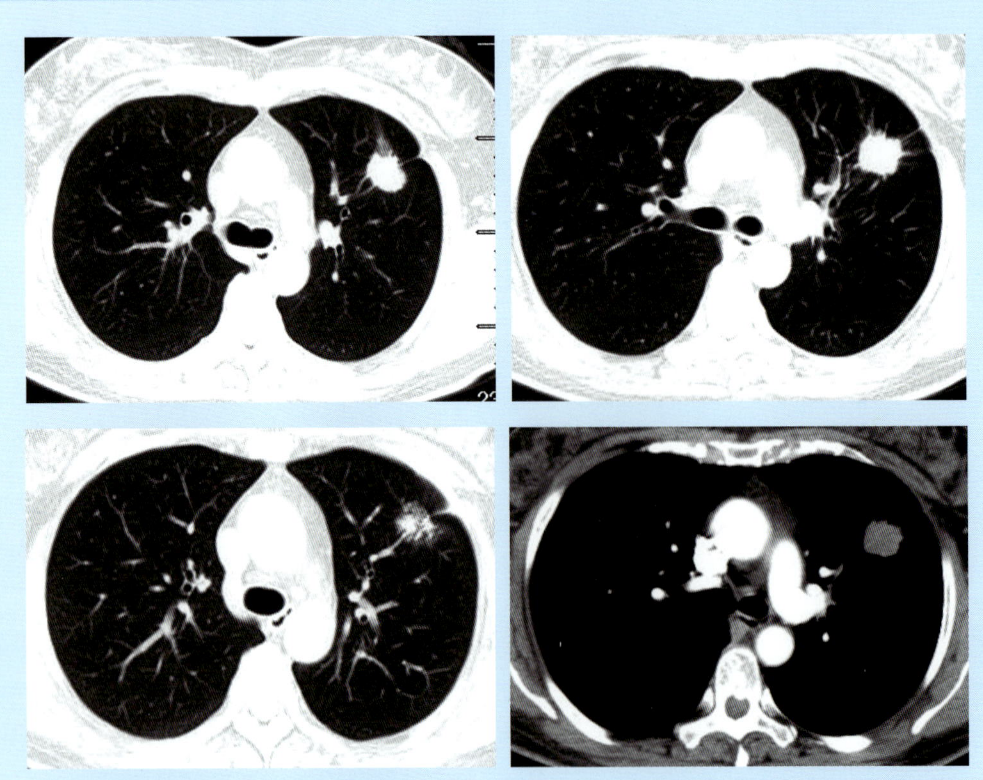

图 1　胸部 CT：左肺上叶前段可见大小约为 22.85mm × 16.56mm 结节影，边缘可见毛刺，周围可见血管集束征及胸膜凹陷征，病变内可见空气支气管征。结节内部密度略不均匀，CT 值约为 22Hu。纵隔内未见明显肿大淋巴结

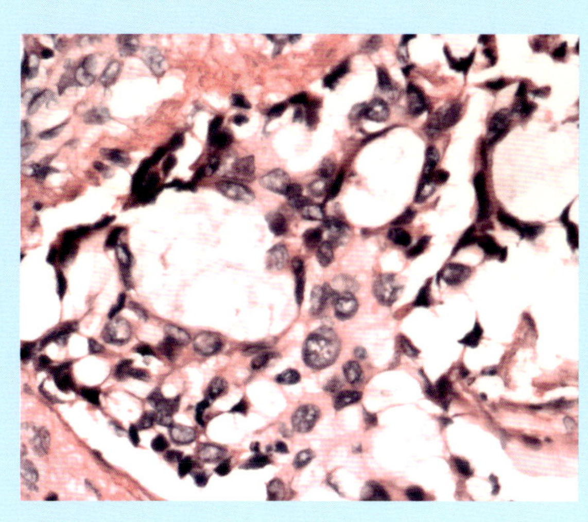

图 2　术后病理：腺泡性为主的浸润性腺癌，支气管断端未见癌，L4、5、6、7、10、11 组淋巴结反应性增生（0/2，0/5，0/5，0/2，0/1，0/2）

确定诊断

左肺上叶腺癌，pTNM 分期：T1bN0M0，ⅠA 期

术后治疗

术后病理分期为 T1bN0M0，ⅠA 期，不需术后辅助化疗，定期体检复查至今未复发及转移。

李厚文点评

1. 此例在胸部 CT 影像上呈典型腺癌表达。虽然临床手术后未见局部及纵隔内淋巴结转移，但腺泡性为主的浸润性腺癌的预后应予以重视！

2. 病理方面行免疫组化进一步对亚型分析定型及 EGFR 基因突变检测将对未来治疗有指导意义！

24 ⅡA 期浸润性腺癌

病史简介

性别：男　　　出生日期：1952-01-17

现病史

患者以“咳嗽咳痰 4 个月”为主诉入院。患者 4 个月前无明显原因出现咳嗽，咳痰，为白痰，无咯血，无发热，予止咳对症治疗。1 周前就诊于当地医院，行胸部 CT 检查回报右肺上叶占位，现为求进一步诊治来我院就诊。患者病来无发热，无胸闷气促，体重变化不明显。

个人史

患者既往体健，吸烟 20 支 / 天 ×40 年，无粉尘及污染物接触史。

辅助检查

血生化检查、心肺功能未见明显异常。

胸部 CT（2013-02-23）见图 1。

余全身各部检查均未见异常。

术前诊断及分期

右肺上叶腺癌；T1bN0M0，ⅠA 期

手术情况

2013-02-26 全麻下行 VATS 下右肺上叶切除，淋巴结廓清术。

术后病理见图 2。

确定诊断

右肺上叶腺癌，pTNM 分期：T1bN1M0，ⅡA 期。

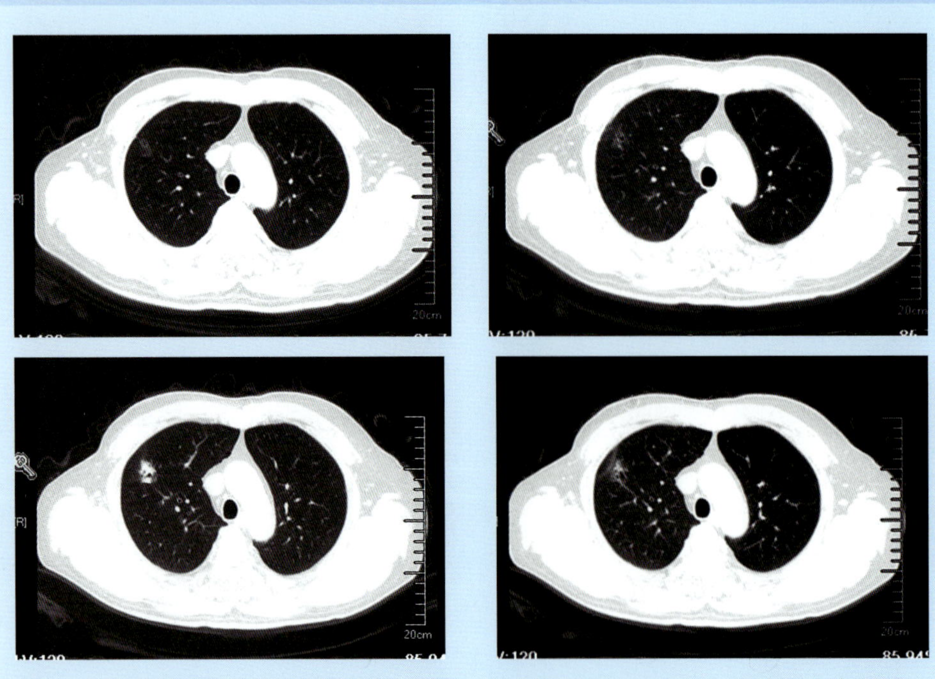

图 1　右肺上叶前段见分叶状高密度结节影，大小约 22mm×18mm，周边见少许毛刺，内见小透光区。增强扫描后右肺上叶前段结节明显强化。纵隔未见肿大淋巴结

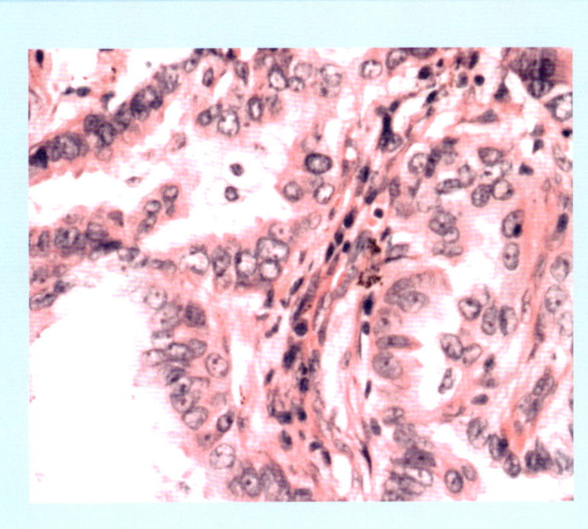

图 2　术后病理：（右肺上叶）贴壁状为主的浸润性腺癌，支气管断端未见癌，L10 组淋巴结转移癌（1/6），L2、3、4、7 组淋巴结反应性增生（0/4，0/5，0/5，0/4）

术后治疗

建议患者术后行系统辅助化疗 4~6 周期，并定期体检复查。

李厚文点评

既往细支气管肺泡癌（BAC）的称谓，在新版病理学分类（2011 IASLC）中已不再延用。如在腺癌病灶中仍可见到大部分肿瘤细胞沿着肺泡壁生长，则称为贴壁状生长为主（Lepidic），并多为非黏液性。免疫组化多为 CK7（+），TTF-1（+），而且常与 EGFR 基因突变相关，如 EGFR 突变阳性，建议以后二线应用 EGFR-TKI。

25 双侧多中心浸润性腺癌

病史简介

性别：男　　　出生日期：1957-05-21

现病史 患者 2011-09-26 以“体检发现双肺结节 10 天”为主诉入我胸外科。患者无自觉症状，病来无发热，无咳嗽咳痰、气促及胸闷胸痛，体重未见变化。

个人史 患者既往体质较弱，无烟酒嗜好，无粉尘及污染物接触史。

辅助检查 血生化检查、心肺功能未见明显异常。

胸部 CT 见图 1。

PET/CT（2011-09-16）：右肺上叶结节。左肺尖斑片影。SUV_{max} 分别为 4.2（右）、1.5（左），延迟两病灶分别有轻度上升，分别为 4.6（右），1.6（左）。右肺尖另见钙化密度结节影，直径约为 0.9cm，FDG 代谢显像未见异常放射性浓聚。双肺门及纵隔处见散在钙化密度淋巴结影，FDG 代谢显像未见异常放射性浓聚。

余全身各部检查均未见异常。

术前诊断及分期

右肺上叶占位性病变，左肺上叶占位性病变，恶性可能性大；T1bN0M1a，Ⅳ期

第一次手术 2011-10-08 全麻下行右肺上叶切除，淋巴结廓清术。术后患者因体质较弱恢复较差，住院期间曾患右侧自发性气胸一次，行胸腔闭式引流术对症治疗，后痊愈出院。

术后病理见图 2。

确定诊断 双侧肺癌，pTNM 分期：T1bN0M1a，Ⅳ期

第二次手术 2012-04-24 为解决左肺病灶问题再次入院，术前再次行 PET/CT（2012-04-25，图 3）检查。考虑患者体质弱，难以耐受肺叶切除术，遂决定全麻下行左肺上叶病灶楔形切除，淋巴结廓清术。

术后病理见图 4。

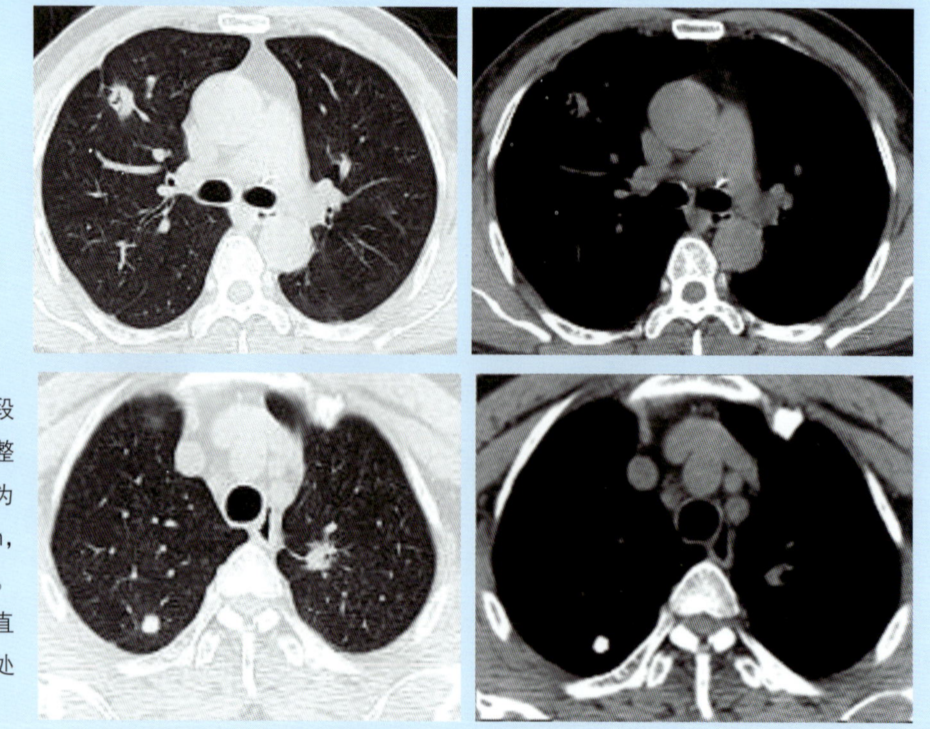

图 1 胸部 CT：右肺上叶前段及左肺上叶尖后段分别见一不整形结节影，最大截面积分别约为 2.7cm × 1.9cm、1.4cm × 1.3cm，周边可见索条影牵拉邻近胸膜。右肺尖另见钙化密度结节影，直径约为 0.9cm。双肺门及纵隔处见散在钙化密度淋巴结影

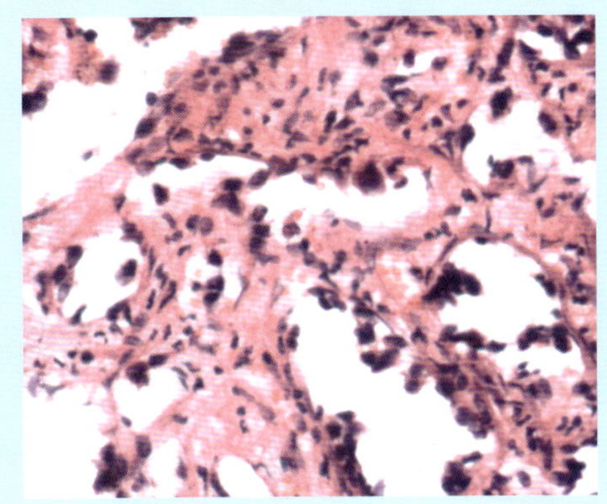

图 2　术后病理：贴壁状为主的浸润性腺癌，支气管旁，L10、11、12 组（0/3，0/4，0/2，0/1）淋巴组织增生

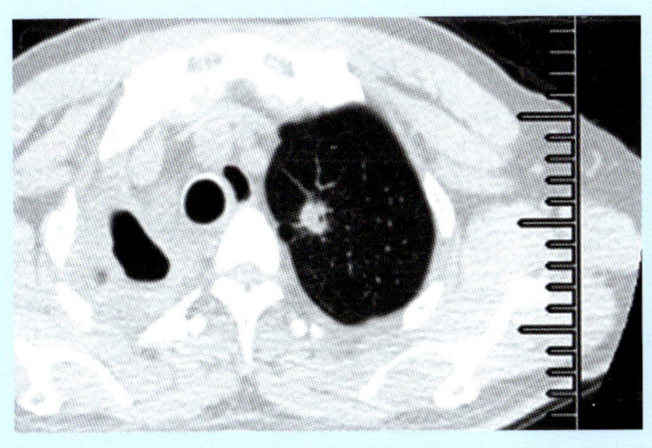

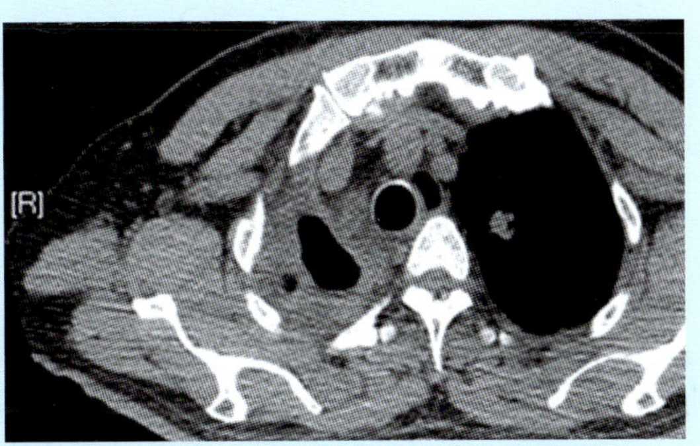

图 3　PET-CT：左肺上叶尖后段结节影较前略增大（前次检查最大截面约 1.4cm×1.3cm，本次 1.6cm×1.4cm），FDG 代谢增高（前次检查 SUV_{max}=1.6，本次 2.0）

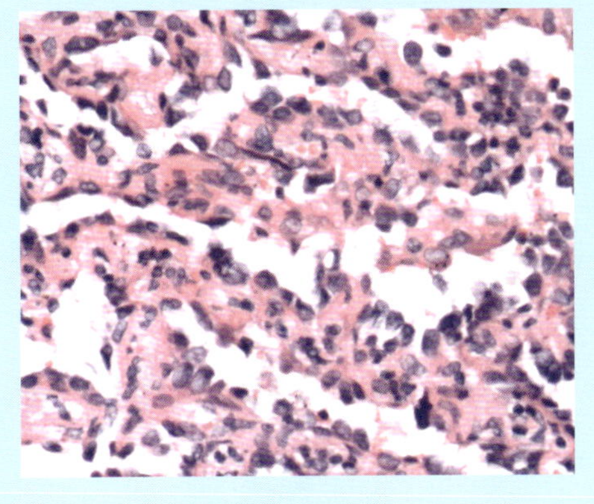

图 4　术后病理：贴壁状为主的浸润性腺癌。L5、6、7、8、9 组淋巴结（0/3，0/5，0/2，0/1，0/1）未见癌

确定诊断　右肺上叶腺癌术后，左肺上叶腺癌；pTNM 分期：T1aN0M1a，Ⅳ期

术后治疗　嘱患者定期体检复查。

随访　现患者术后 16 个月，至今未见局部复发及远处转移。

李厚文点评

病例特点：双原发肺癌，多为同种病理类型，本患者右侧为浸润性腺癌，左侧为浸润型腺癌，既往称为细支气管肺泡癌（BAC），如无远处转移，可分次予以手术治疗，临床上应先选择诊断相对明确及病变范围较大的一侧进行手术。若术后行 EGFR 突变检测，则更有意义。此病例充分体现了此病理类型“多中心、晚转移”的特点。如因患者自身条件不可以手术，左侧病灶用“SBRT”，也有相似预后。

26 ⅡA 期肺鳞癌

病史简介

性别：男 出生日期：1951-09-27

现病史

患者以“咳嗽咳痰 10 天”为主诉入院。患者入院 10 天前无明显诱因出现咳嗽，咳少量白痰，无咯血，未予特殊治疗，就诊于我胸外科门诊。患者病来无发热，无咯血及胸闷胸痛，饮食及二便正常，体重变化不明显。

个人史

患者既往体健，无烟酒嗜好，无粉尘及污染物接触史。

辅助检查

血生化检查、心肺功能未见明显异常。

胸部 CT 见图 1。

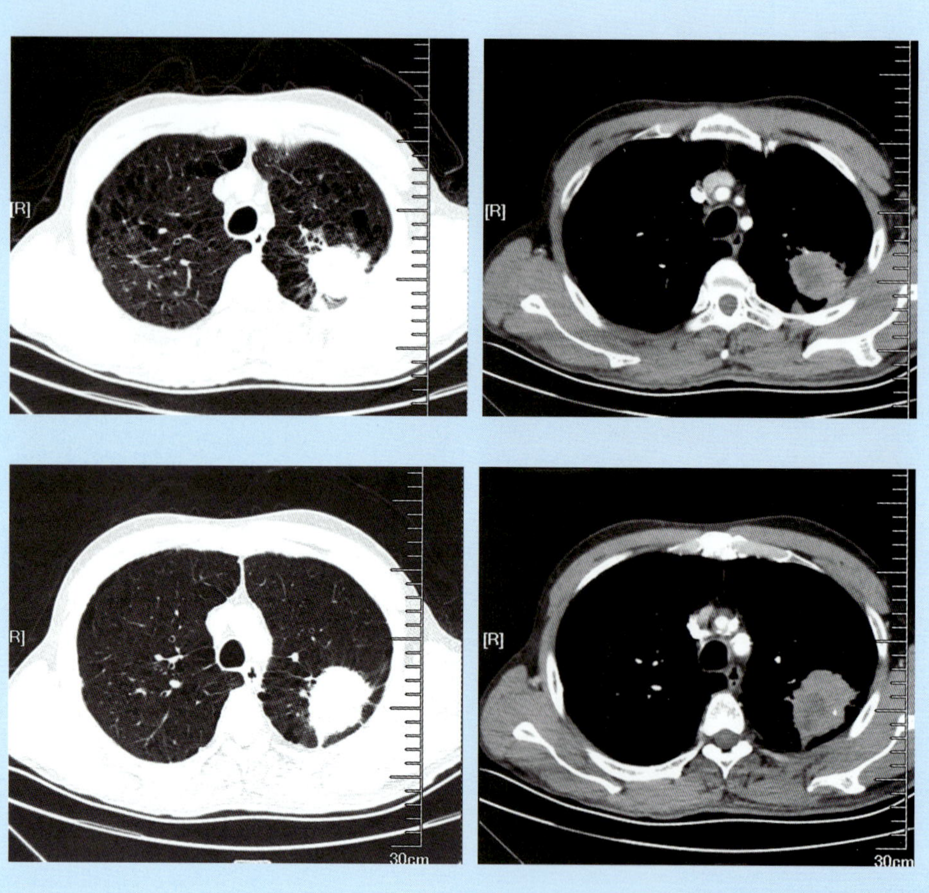

图 1 胸部 CT（2011-05-16）：左肺上叶尖后段见不规则高密度肿块影，大小约 6.1cm×4.6cm，周围见多发毛刺影，与邻近胸膜相粘连，中央可见片状低密度区及小斑点钙化。右肺上叶尖段及后段可见结节影及斑条影。双侧肺内及胸膜下可见散在多发肺泡性肺气肿，部分融合，以双肺上叶为著。增强扫描后左肺上叶肿块明显强化，中央低密度区未见确切强化。纵隔内未见确切肿大淋巴结影

余全身各部检查均未见异常。

术前诊断及分期

左肺上叶占位性病变，鳞癌可能性大；T2bN0M0，ⅡA 期

手术情况

2013-04-23 全麻下行左肺上叶切除，淋巴结廓清术。

术后病理见图 2。

确定诊断

左肺上叶鳞癌，pTNM 分期：T2bN0M0，ⅡA 期

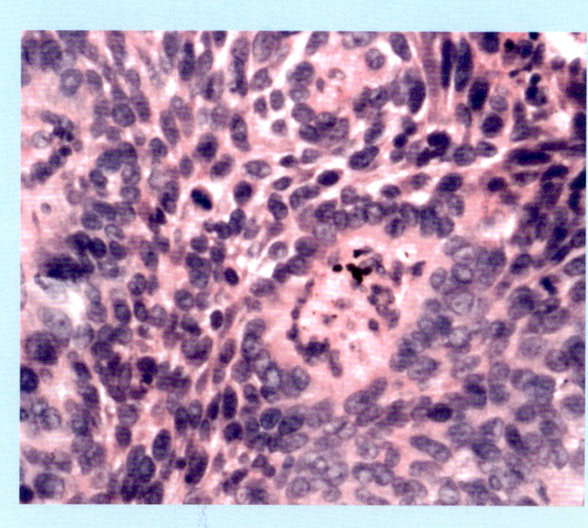

图 2 术后病理：（左）肺鳞状细胞癌（中分化），支气管断端未见癌，支气管旁、3、5、7、9、10、11、12 组淋巴结反应性增生（0/5，0/1，0/1，0/1，0/1，0/1，0/1，0/1）

术后治疗

建议患者术后行系统辅助化疗，共 4~6 周期，并定期体检复查。

李厚文点评

此病例胸部CT示双肺明显肺泡性肺气肿，但无临床症状，尤其左肺上叶肿块已达到5~7cm，属ⅡA期（T2b），纵隔及支气管各组淋巴结均未见转移。术后病理：肺鳞状细胞癌（中分化）。此例临床特征为无吸烟史。故应行免疫组化（IHC）了解有无腺癌分化及神经内分泌分化！

专题 8
肺癌的放射治疗

李　光

肺癌是全球范围内最常见的恶性肿瘤之一，严重威胁人类健康，据统计，我国因恶性肿瘤死亡的患者中肺癌者占 20%~30%，位居第一位。流行病学调查结果表明肺癌患者的 5 年生存率仅为 15%，其中的治愈者多为能手术治疗的 Ⅰ / Ⅱ 期早期患者，而可手术病例仅占全部肺癌病例的 20%~30%，30%~40% 患者就诊时即为局部晚期，因此，目前我们迫切需要早期诊断和寻求更有效的治疗方法。放射治疗是肺癌治疗的重要手段之一，40% 的肺癌患者需要接受放疗，以适形放疗（3DCRT）、调强放疗（IMRT）、图像引导放疗为（IGRT）代表的精确放疗较大幅度提高了生存率。

放射治疗适应证

1. 非小细胞肺癌（NSCLC）　根据治疗目的，目前常用的放射治疗有根治性放疗、姑息性放疗、术前放疗、术后放疗等。

（1）根治性放疗：适用于有严重的内科合并症；高龄；拒绝手术 Ⅰ、Ⅱ 期患者或病变范围局限在 150cm^2 的Ⅲ期病例。且对于 T1aN0M0 患者放射治疗效果与手术预后相当。

（2）姑息性放疗：适用于患者局部症状较重的局部晚期或Ⅳ期患者。旨在减轻患者痛苦、提高生活质量、延长生命。

（3）术前放疗：旨在提高手术切除率，减少术中造成肿瘤播散的危险。

（4）术后放疗：包括 R1、R2 术后的患者；术后 N2 的患者；T3（胸壁受侵）；没有进行系统性纵隔淋巴结清扫，或外科医生认为需要放射治疗者；多个肺门淋巴结阳性或包膜受侵的患者也可考虑；手术后病理报告支气管残端癌残留者。

2. 小细胞肺癌（SCLC）　局限期小细胞肺癌的根治和广泛期小细胞肺癌的姑息性放疗。

放射治疗禁忌证

1. 肺功能差不能耐受放疗。
2. 严重贫血，恶病质，全身状态差。
3. 多量胸水未处理者。
4. 严重的主支气管及隆突受压，未解除压迫。

治疗原则

（一）非小细胞肺癌

1. 早期（Ⅰ、Ⅱ 期）　在非小细胞肺癌中，20%~30% 为早期肺癌，以手术治疗为主，Ⅰa 和 Ⅰb 期患者手术治疗 5 年生存率分别为 71%~77% 及 35%~58%。但是有 20%~30% 具有手术禁忌或拒绝手术的患者采用非手术治疗，放射治疗提供了可能根治的机会，被认为是标准治疗模式。Jeremic 总结了近 20 年报道的早期非小细胞肺癌放射治疗的结果，Ⅰ

期病例的 5 年生存率约为 30%，Ⅱ期病例约 25%。

放疗剂量上目前尚存争议，但大多数肿瘤学家推荐常规分割照射时照射剂量应不低于 60Gy，可根据照射野大小和三维计划实施的精确程度适当增加剂量。N0 病灶只照射原发灶区，不做纵隔淋巴结预防性照射（ENI）。多项研究显示对Ⅰ期患者不做 ENI，其区域淋巴结复发 < 10%。N1 病灶需要照射同侧或双侧肺门、纵隔和（或）锁骨上。心肺功能差者不作淋巴结预防照射。

近年来，关于早期非小细胞肺癌分割照射模式的研究主要集中在大剂量分割上。Slotman 报道了 31 例早期 NSCLC，48Gy/12 次（只照射原发灶），中位生存时间 33 个月，1、2、3、4、5 年总生存率分别为 81%、72%、42%、33%、8%。此方案安全有效，无治疗相关死亡。因此对 T1N0、T2N0 周围型病变，直径 < 5cm 的病例，建议进行剂量分割的研究，可采用大分割治疗，包括 5Gy × 12 次或 6Gy × 10 次，应用 IGRT 技术，BED 应≥ 90 ～ 100Gy。

放射治疗是不能耐受手术的早期非小细胞肺癌获得治愈的有效方法，大分割立体定向、三维适形或调强放疗治疗对外周型早期非小细胞肺癌较常规放射治疗效果明显提高，而且治疗过程安全方便，已获得和手术媲美的生存率。

2. 局部晚期Ⅲa（T1-3N2M0，T3-4N1M0）和Ⅲ b（T1-3N3M0，T4N2M0 及 T4N3M0） 放射治疗与化疗的综合治疗是目前局部晚期非小细胞肺癌的治疗策略，而同期放疗、化疗已成为局部晚期非小细胞肺癌的临床标准治疗模式。2010 年 5 月 JCO 对局部晚期非小细胞肺癌同步及序贯放化疗的 Meta 分析研究（共有 6 组研究，1205 例，92% 为随机分组），中位随诊 6 年，结果显示同步较序贯治疗的总生存率有明显优势（HR 0.84；95% 可信区间 0.74~0.95；*P*=0.04），3 年和 5 年绝对生存率分别提高了 5.7% 及 4.5%。降低了局部复发（HR 0.77；95% 可信区间 0.62~0.95；*P*=0.01）。两组的不良反应 3~4 级放射性食管炎从 4% 增加为 18%。

放射治疗照射野设计一般包括原发灶、转移淋巴结、同侧或双侧肺门、纵隔，必要时增加锁骨上区。心肺功能差者不作淋巴结预防照射。放疗剂量 60~70Gy/6~8 周，采用逐步缩野技术。同步化疗方案 NCCN 指南推荐：顺铂 50mg/m^2，第 1，8，29，36 天，VP16 50mg/m^2，第 1~5 天，第 29~33 天；或紫杉醇 45~50mg/m^2，卡铂 AUC=2 的每周方案。

3. 肺癌术后放射治疗 用于手术后肿瘤残留或复发危险较大的患者，如病理证实手术切缘阳性、纵隔淋巴结转移等情况。术中放置的银夹有利于准确定位。临床靶区体积（CTV）照射剂量一般在 50~60Gy，大体肿瘤体积（GTV）需要达到 60~70Gy，采用逐步缩野技术。若采用同步放化疗或配合化疗的技术，照射剂量和范围应适当缩小，也可采用超分割技术。

4. 晚期患者的姑息治疗 对于有症状的脑转移、骨转移患者应首选放疗，尽快缓解患者症状，然后化疗；对于无症状的患者应首选化疗，适当辅以小范围的股息放疗。

上腔静脉压迫综合征：根据患者的具体情况选择照射全部原发灶或部分原发灶，可先用大剂量照射如每次 3~4Gy，20~30Gy 时根据胸片或 CT 决定缩野或改用其他方式照射。放疗同时加用利尿剂、甘露醇或激素等。

脑转移：全脑照射 40Gy/20 次 /4 周或 30Gy/10 次 /2 周或 50Gy/25 次 /5 周。对于单个或少数较大的病灶，在全脑照射后仍有残存者，局部小野照射或用 X 刀照射。放疗同时用激素或甘露醇等脱水剂。

骨转移：病变区照射，目前推荐剂量为 30Gy/10 次 /2 周或 35Gy/14 次 /3 周。

（二）小细胞肺癌

1. 局限性小细胞肺癌 20 世纪 70 年代的随机研究证明局限期小细胞肺癌的放疗疗效优于手术，放疗的 5 年生存率为 4%，手术组为 1%。目前局限期小细胞肺癌的治疗原则：首选放化综合治疗，其疗效优于单纯放疗和化疗；化疗期间早加放疗优于晚加放疗；化疗后放疗范围以化疗后病变范围为主；放疗后胸部完全缓解的患者应接受全脑预防性照射。放疗方案建议超分割放疗 1.5Gy/ 次，2 次 / 天，总剂量 45Gy；或高剂量常规放疗 1.8Gy/ 次，总剂量 54~60Gy。

2. 广泛性小细胞肺癌 以化疗为主。对于化疗效果好、转移灶控制的广泛性小细胞肺癌，可对原发灶和一些转移灶（如肾上腺、脑、骨等）进行放疗。2009 年 NCCN 指南对广泛期小细胞肺癌初始治疗后获得 CR 及 PR 推荐全脑预防照射。

放疗中注意事项

1. 每周检查血常规，注意患者放疗中的变化，特别是用过化疗或同步放化疗的患者。

2. 观察患者临床症状变化，注意放疗中的食管反应，有症状者对症处理。

3. 患者需要戒烟，停用其他肺毒性药物。

4. 肺部感染者需积极控制感染，严重者停止放疗。

放疗并发症

放疗过程中至少每周检查患者、复查血常规各一次，及时对症处理。

1. 放射性肺炎　急性放射性肺炎是放射治疗肺癌的多见且危害甚大的并发症，发生率约为30%。肺组织受照射30~40Gy/3~4周后，受照肺组织呈现急性渗出性炎症，其形成与照射面积、总剂量及分割剂量有关，但大多数不产生症状，若有感染，则可出现咳嗽、咳痰、发热、胸痛、气短等症状，查体可闻啰音。一般发生在放疗结束前后，CT见照射野及其周围有间质性改变。治疗根据病情分级进行对症治疗包括抗生素、肾上腺皮质激素、支气管扩张剂等治疗及镇咳、平喘、吸氧及雾化吸入等。急性症状控制后还应继续使用激素数周并减量停药，以免突然停药导致病情反复。后期的肺纤维化发生于照射后6个月左右，逐渐加重，到一年左右达到高峰。多数无症状或仅有轻微咳嗽，但易继发感染。较大体积肺纤维化可产生右心衰竭，可予以对症处理，雾化吸入。

2. 放射性食管炎　急性放射性食管炎较常见，常出现于放射开始后两周左右。表现为进食疼痛或胸骨后疼痛。当放疗与化疗药物如环磷酰胺、阿霉素等合用时更为严重。一般给予对症治疗，可口服少量黏膜表面麻醉剂。疼痛剧烈者可静脉输液及对症处理。文献报道后期食管损伤有食管狭窄、粘连、溃疡和瘘管形成等，均少见。

3. 心脏损伤　心脏损伤的发病率随放射剂量的增加而增多。急性放射性心脏损伤往往是亚临床的，可表现为心电图ST段改变及心脏收缩力减弱。后期损伤表现为心包炎，少见。某些化疗药如阿霉素类可增加放射线对心脏的损伤，应避免两者同时使用。

4. 脊髓损伤　主要是后期损伤，常有1年以上的潜伏期。表现为截断性截瘫。现在根据CT或MRI图结合TPS治疗计划，特别是使用模拟机精确定位验证，能将脊髓受照射剂量严格控制在脊髓耐受剂量（4500cGy）范围内，后期脊髓损伤已少见。

放疗前景与展望

近20年来放射治疗计划的设计和实施获得很大的进步。基于CT定位的三维适形放疗可以让肿瘤区域获得最佳剂量分布，同时可以更好地保护重要器官。随着现代影像检查的进步，如MRI和PET，可以更好地评估肿瘤的大小和侵犯范围。PET/CT在肺癌临床分期中的应用，提高了25%~50%患者靶区勾画的准确性，对早期肺癌放疗中精确地确定靶区范围具有重要的参考价值。这些技术越来越多地应用在放射治疗计划的设计中，通过减少肿瘤周围必要的安全边界来减少照射体积，从而减少毒性。但是，在确定放射治疗靶区时还要考虑到摆位误差、器官运动和呼吸移动。最近发展起来的图像引导放射治疗技术和呼吸门控技术开创了肺癌放射治疗的新时代，可以进一步减少安全边界和照射体积，从而在不增加周围正常组织毒性的情况下提高照射剂量。4D-CT扫描为针对肿瘤运动的个体化放射治疗提供了帮助。调强适形放射治疗（IMRT）能够在不增加毒性反应的基础上提高肿瘤的治疗剂量。体部立体定向放射治疗（SBRT）利用三维治疗计划系统确定X（γ）射线的线束方向，精确地计算出靶区与邻近重要器官的准确位置和范围，利用三维治疗计划系统确定X（γ）射线的线束方向，精确地计算出靶区与邻近重要器官间的剂量分布计划，使射线对病变实施“手术式”照射。SBRT与常规的外照射相比具有靶区小、单次剂量高、靶区定位和治疗立体定向参数要求精确，靶区与周边正常组织之间剂量变化梯度大，射线从三维空间分布汇聚于靶区等特点。目前有多篇研究显示SBRT治疗Ⅰ期不能手术或拒绝手术的非小细胞肺癌，5年生存率达71%~77%，与外科手术结果相似。SBRT在早期NSCLC治疗中的价值是不容忽视的。

这些新技术在不断积累的临床数据中，证实了其具有改善照射靶区精确度，提高肺癌患者的治疗剂量，减少肿瘤周边剂量不足，降低正常组织受量，从而进一步提高局部控制和生存期，确立了其在患者治疗中的作用。

【病例1】患者男，69岁，左肺癌，病理：非小细胞肺癌。分期：T4N2M0（ⅢB期）。放疗技术：调强放疗（IMRT）。放疗剂量：61Gy/28f/5周。疗效评价：CR。（图1）

【病例2】患者男，81岁，右肺恶性肿瘤（PET/CT诊断），病理：无。分期：T1N0M0。

放疗技术：立体定向放疗（SBRT）。放疗剂量：48Gy/4f/2周。疗效评价：PR。（图2）

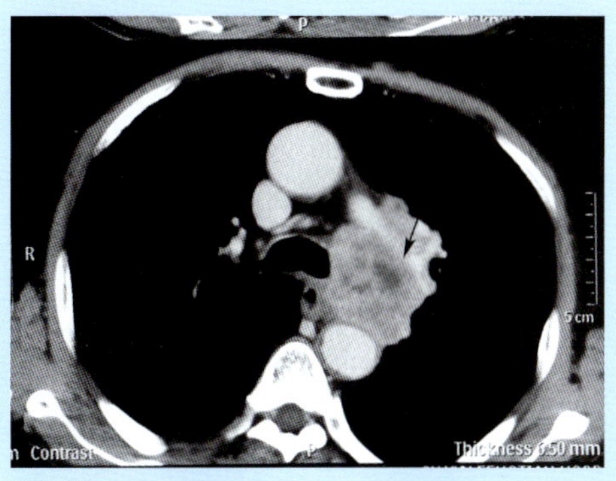
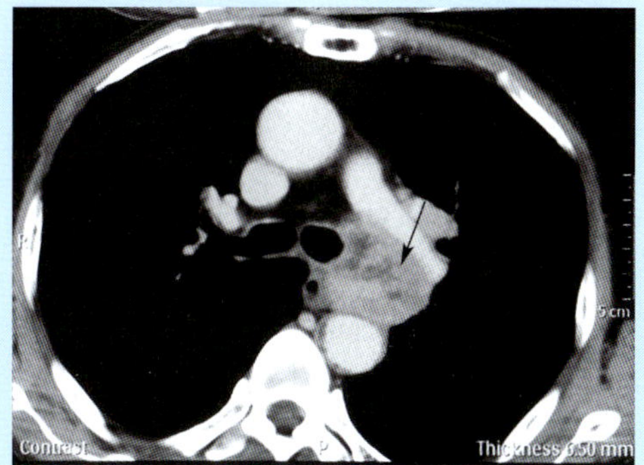

放疗前

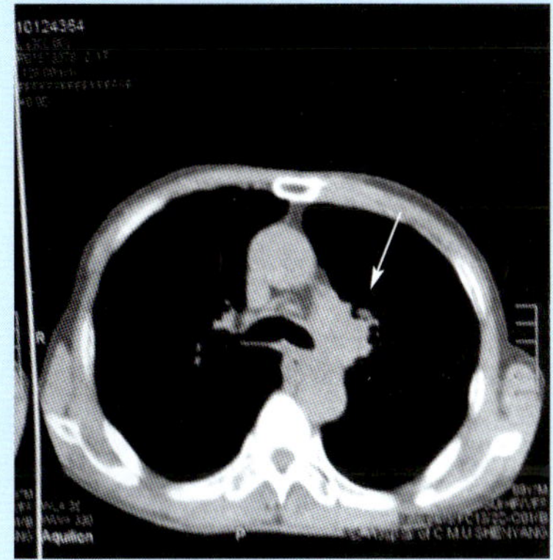
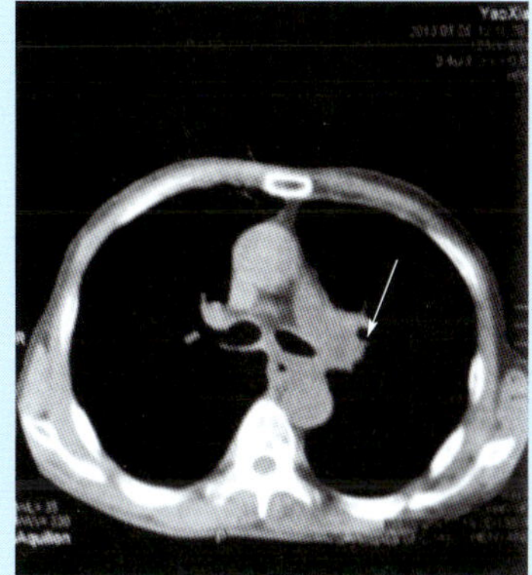

放疗后 1 个月

图 1

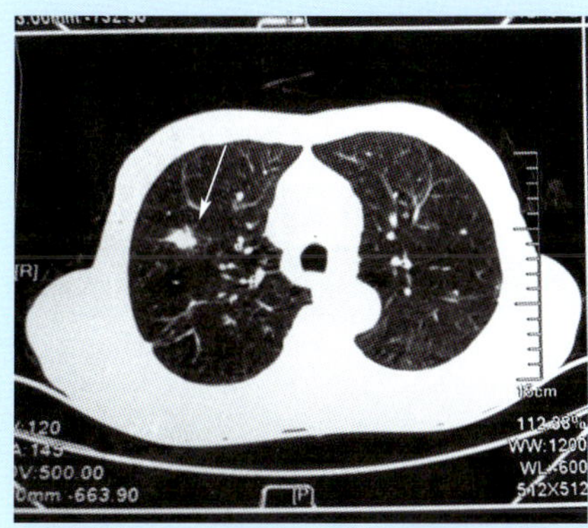
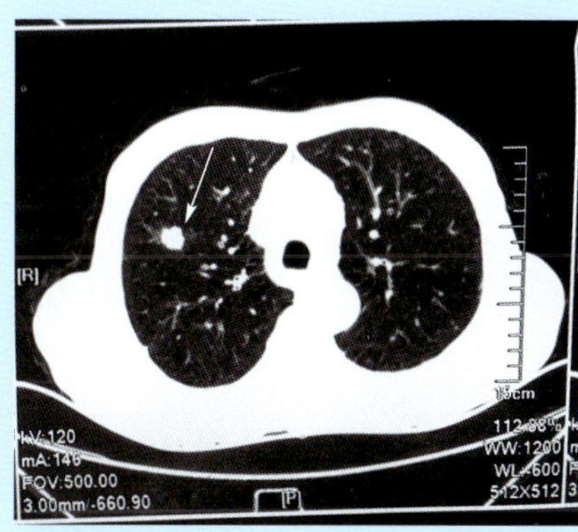

放疗前

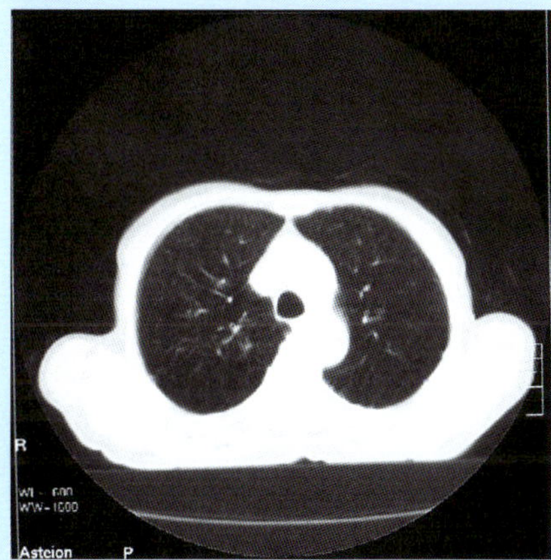
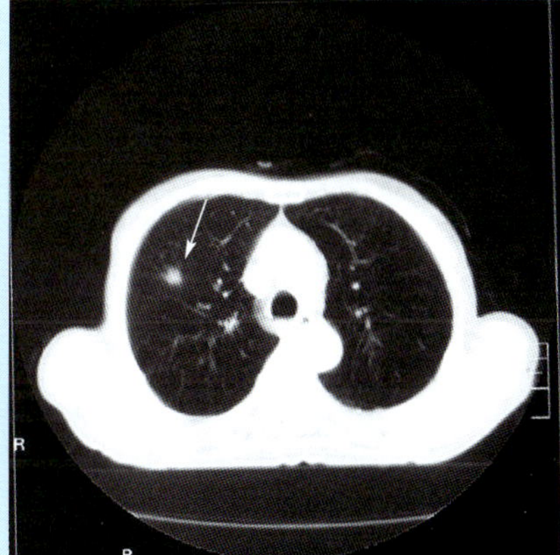

图 2

放疗后 1 个月

27 早期黏液型浸润性腺癌

病史简介

性别：女 出生日期：1958-07-21

现病史

患者以“咳嗽带血 1 个月，发现肺内占位 2 周”为主诉入院。患者 2012 年 4 月始出现咳白痰带血丝，咳痰费力，伴胸背部疼痛。无呼吸困难，无发热，就诊于当地医院，行胸部 CT 提示右肺上叶占位，并于当地医院行肿物穿刺活检，提示良性病变（无病理回报单）。入我院肿瘤科，行 PET/CT 提示右肺上叶占位，FDG 代谢水平增高，恶性待除外。为求进一步治疗转入我胸外科。病来患者无发热，无胸闷气短，体重变化不明显。

个人史

患者既往体健，无吸烟饮酒史，无粉尘及污染物接触史。

辅助检查

CA-125：43.57 U/ml；余血生化检查、心肺功能未见明显异常。

胸部 CT 见图 1。

PET/CT 见图 2。

术前诊断及分期

右肺上叶占位性病变，腺癌可能性大；T1bN0M0，ⅠA 期

手术情况

2012-05-21 全麻下行右肺上叶切除，淋巴结廓清术。

术后病理见图 3。

确定诊断

右肺上叶腺癌，pTNM 分期：T1bN0M0，ⅠA 期。

术后治疗

患者术后病理诊断为高分化腺癌，无淋巴结转移，且随诊分期为ⅠA 期，不需术后辅助化疗，定期体检复查，无复发及转移。

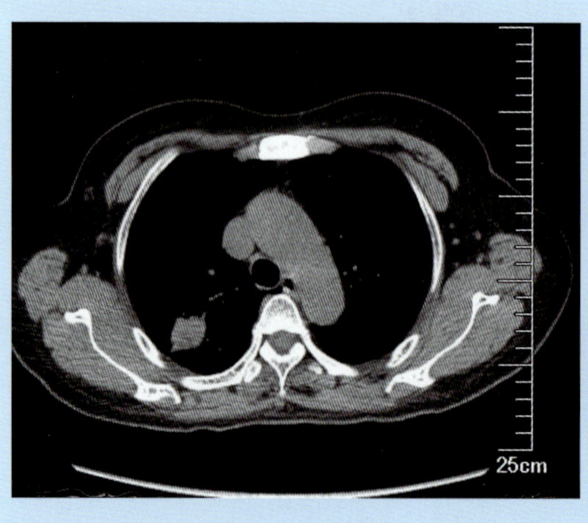

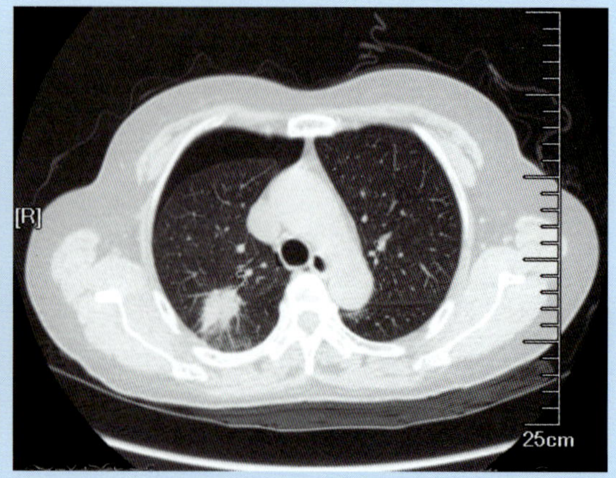

图 1 胸部 CT：右肺上叶结节影，大小约 2.9cm × 2.4cm，边缘见毛刺影，邻近胸膜受牵拉。右侧气胸，为术前经皮肺穿刺所致

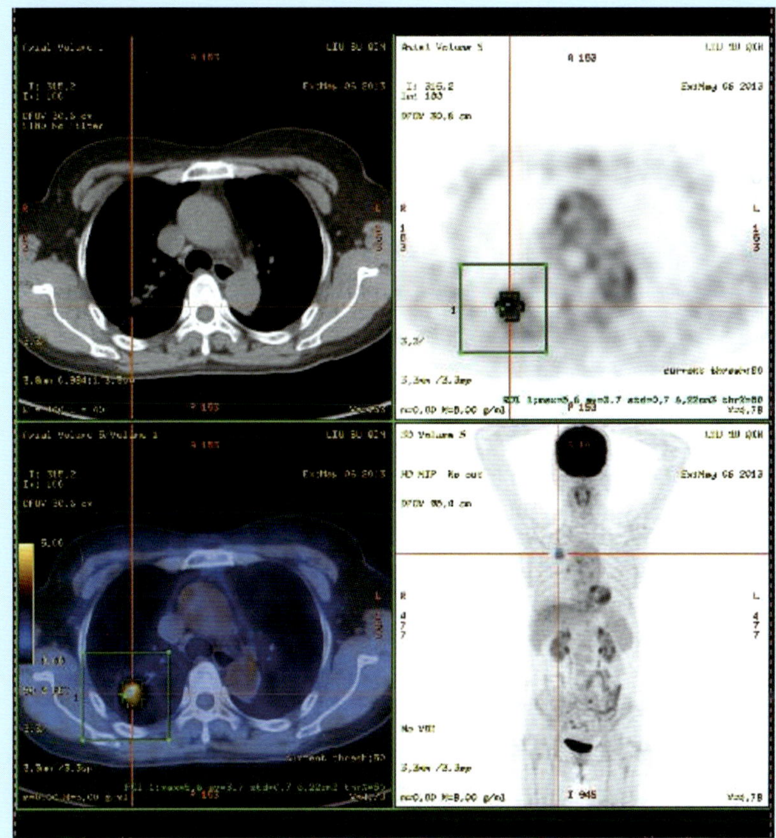

图 2 PET/CT 示右肺上叶软组织肿物，SUV=5.6

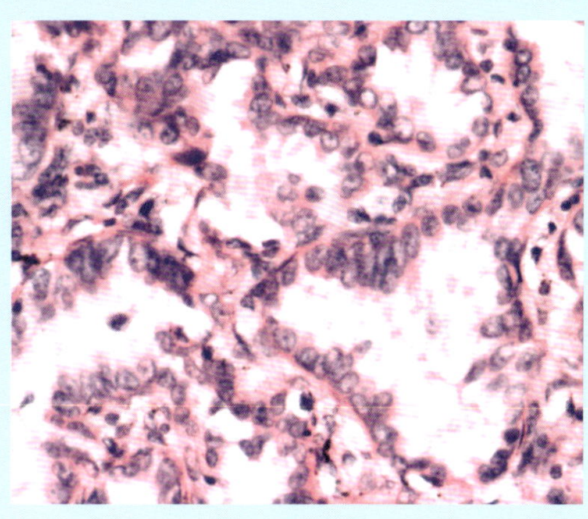

图 3 术后病理：（右肺上叶）贴壁状为主的浸润性腺癌。气管残端未见癌。气管旁、2、4、7、10、11、12、13 组淋巴结反应性增生（0/1，0/2，0/2，0/2，0/2，0/1，0/1，0/1）

李厚文点评

此病例类型既往称为黏液性 BAC，现称贴壁状为主（Lepidic）的浸润性腺癌。可能由非典型腺瘤样增生（AAH）→原位腺癌（AiS）→进一步发展成微浸润性腺癌（MiA）→浸润性腺癌。此型生长缓慢，淋巴结转移较晚，常与 EGFR 突变相关。所以，术后肿瘤标本应常规行 EGFR 基因突变检测。如为此类型中少见的“黏液型”，则易呈多中心生长，术后应行 K-ras 基因突变检测！如此类若无敏感靶向药物可选择，推荐“培美曲塞 + 铂类”化疗。

28 ⅢA N2 浸润性肺腺癌

病史简介

性别：女　　　出生日期：1962-03-06

现病史

患者以“咳嗽伴咯血半个月”为主诉于2013年4月17日入院，该患者于入院半个月前无明确诱因出现咳嗽，咳少量白色泡沫样痰，咳痰带新鲜血丝，无发冷及发热，无胸痛，未予特殊治疗，就诊于我胸外科门诊。患者病来饮食及二便正常，体重无变化。

个人史

患者既往体健，无烟酒嗜好，无粉尘及污染物接触史。

辅助检查

血生化检查、心肺功能未见明显异常。

胸部CT见图1。

纤维支气管镜见图2。

余全身各部检查均未见异常。

术前诊断及分期

右肺中叶占位性病变，腺癌可能性大；T2aN0M0，ⅠB期

手术情况

2013-04-23全麻下行右肺中叶切除，淋巴结廓清术。

术后病理见图3。

确定诊断

右肺中叶腺癌，pTNM分期：T2aN2M0，ⅢA期

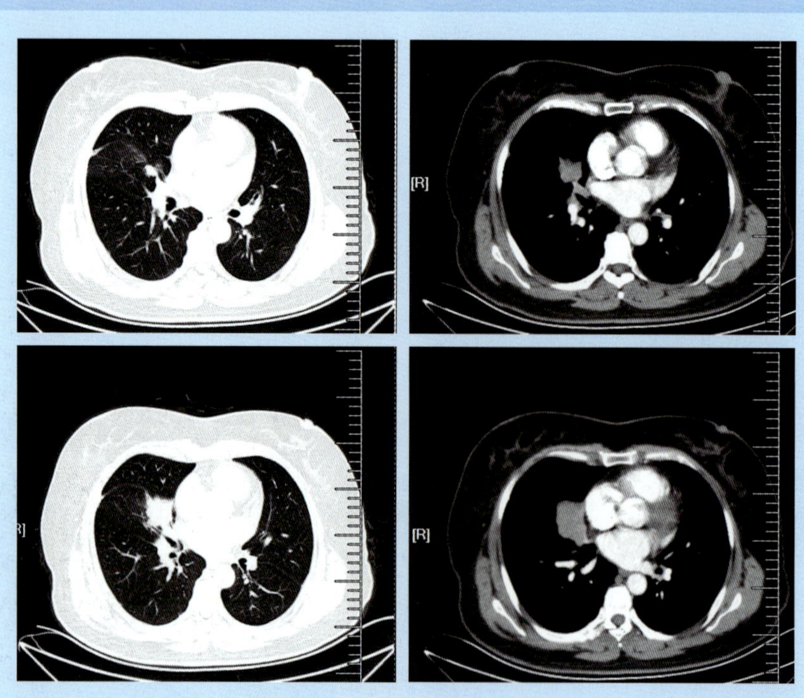

图1 胸部CT：右肺中叶内侧段支气管未显影，相应肺组织不张，可见团块影。增强后肿块不均匀强化，直径约3.3cm，远端片状肺不张。各层面未见肿大淋巴结

气管镜照片

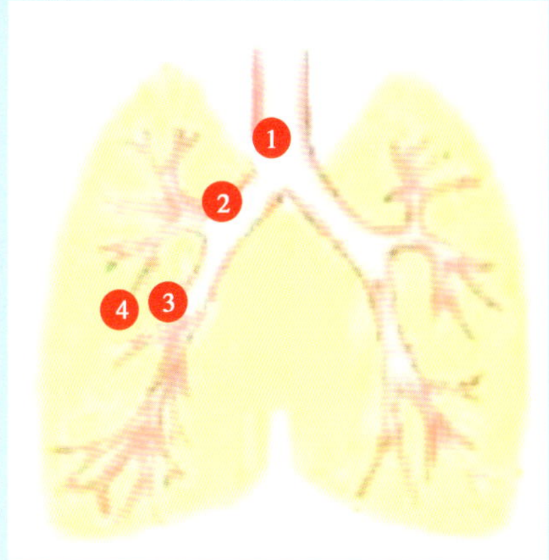

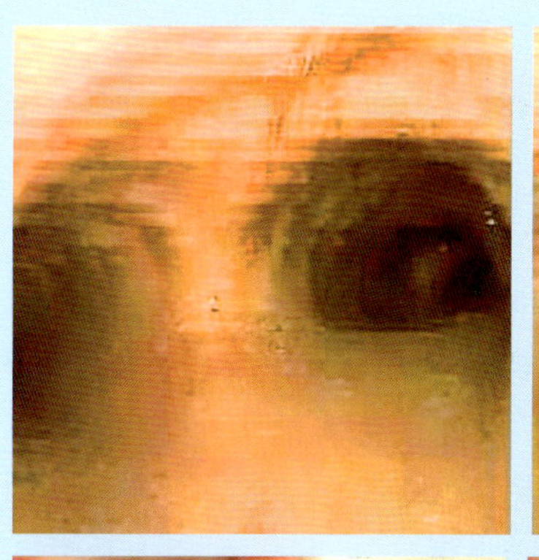

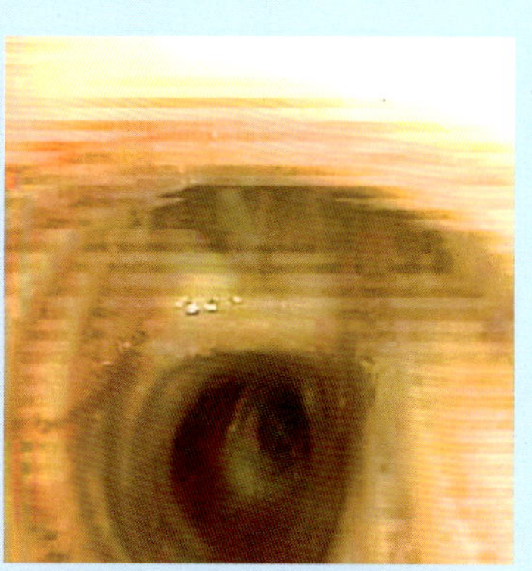

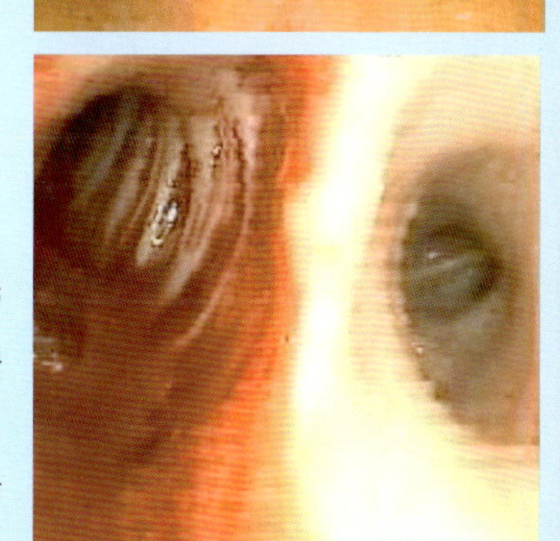

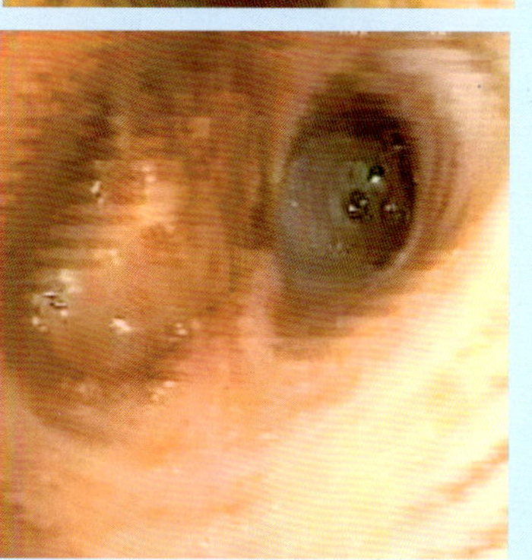

图 2 纤维支气管镜：隆突锐利，右肺中叶管口见血性积液，右肺中叶内侧段管口见肿物堵塞，黏膜欠光滑，表面充血较重，余各级气管、支气管管腔通畅，未见异常。病理提示：右肺非小细胞肺癌

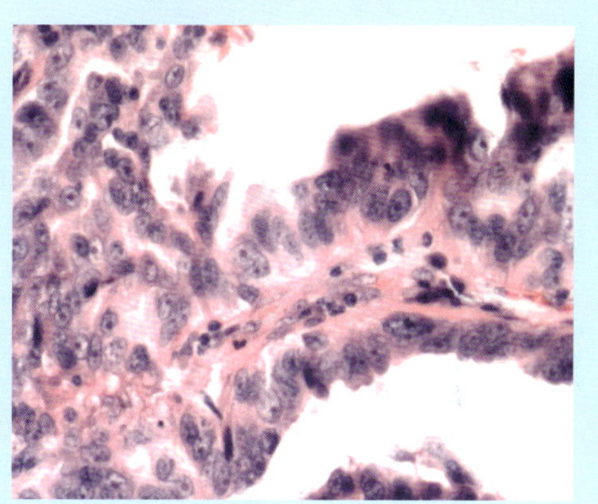

图 3 术后病理：（右肺中叶）腺泡为主的浸润性腺癌，支气管断端未见癌，淋巴结转移癌（7 组 1/2，8 组 1/1），其余淋巴结反应性增生（支气管旁 0/5，2 组 0/3，3 组 0/1，4 组 0/3，9 组 0/1，10 组 0/2，11 组 0/1）

术后治疗

建议患者术后行系统辅助化疗，共 4~6 周期，并定期体检复查。

李厚文点评

1. 纤维支气管镜诊断检查虽然不属于损伤性检查，但对于被检查者来说仍有一定痛苦。此项检查对气管—隆突—左右主支气管 - 叶、段及某些亚段属可视范围，对病变组织学诊断意义重大。对可见的病变力争在短时间内行病变取材病理、涂片、拍照、概况描述。对 40 岁以上无原因咯血；不缓解的刺激性无痰干咳；沿肺段肺叶的局限性炎症；“阻塞性肺炎”或某一肺段、叶局限性含气增加（过度通气）或减少（肺密度增加、肺不张）；一侧肺门区血管密集或增宽等为纤支镜检查适应证。从呼吸道症状分析，高度怀疑又无影像学占位性病变者（Tx），也可作为选择性检查之一。

2. 建议完善免疫组化进一步分型及术后 EGFR 基因突变检测。

29 ⅡB 期大型肺鳞癌

病史简介

性别：男　　　出生日期：1963-05-26

现病史　患者 2012-09-03 以“咳嗽咳痰低热 1 个月，左胸痛 1 周”为主诉入院。患者 1 个月前无明显诱因出现咳嗽咳痰，为白色痰液，伴低热、胸痛，行胸部 CT 提示左肺下叶几乎完全实变伴肺叶体积明显缩小。于呼吸内科抗炎治疗两周无好转后转入我胸外科。病来患者无痰中带血、无胸闷气短，体重变化不明显。

个人史　患者既往体健，吸烟 20 支 / 天 ×30 年，无粉尘及污染物接触史。

辅助检查　血生化检查、心肺功能未见明显异常。

胸部 CT 见图 1、2。

纤维支气管镜见图 3。

气管镜病理见图 4。

余全身各部检查均未见异常。

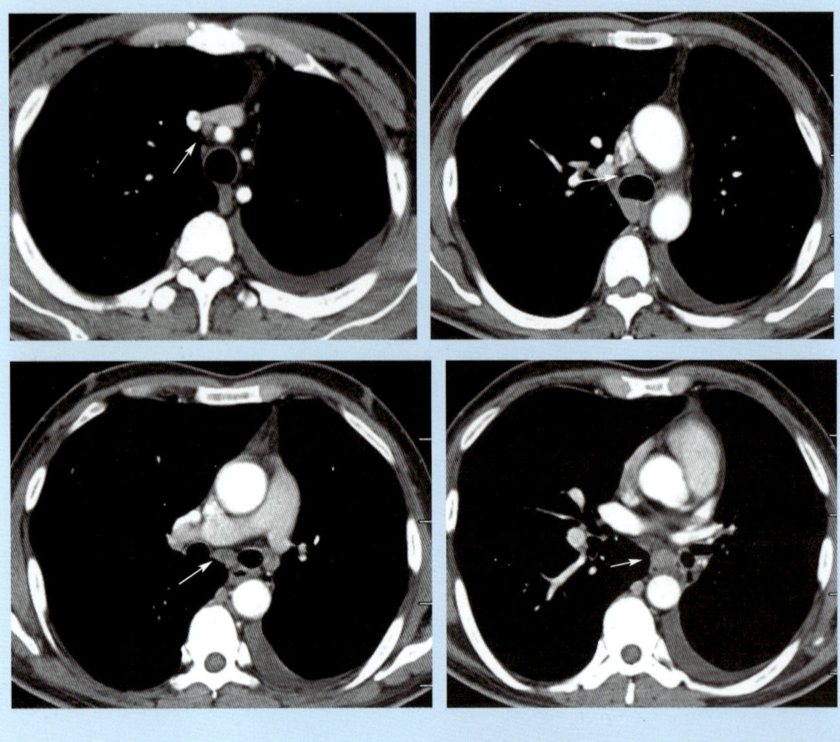

图 1　胸部 CT（2012-09-07）：纵隔间隙多组增大淋巴结（箭头所示），左侧少量胸腔积液

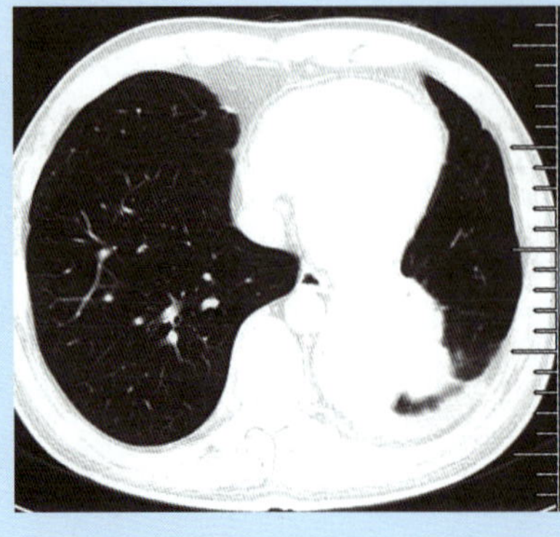

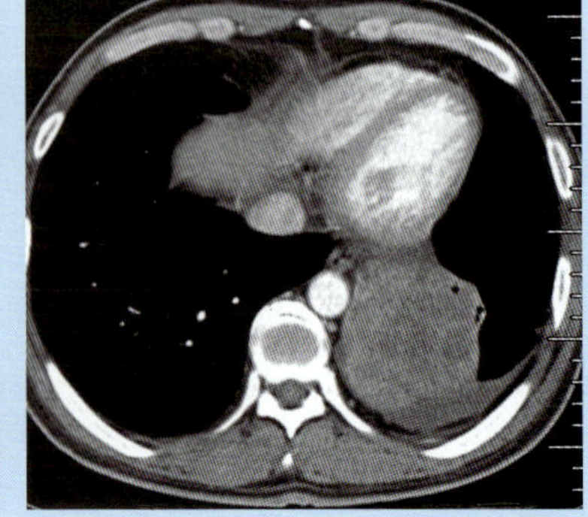

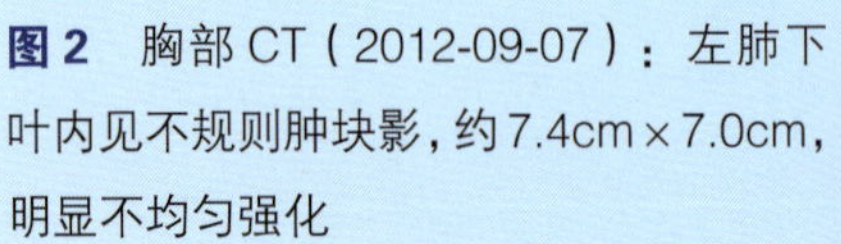

图 2　胸部 CT（2012-09-07）：左肺下叶内见不规则肿块影，约 7.4cm×7.0cm，明显不均匀强化

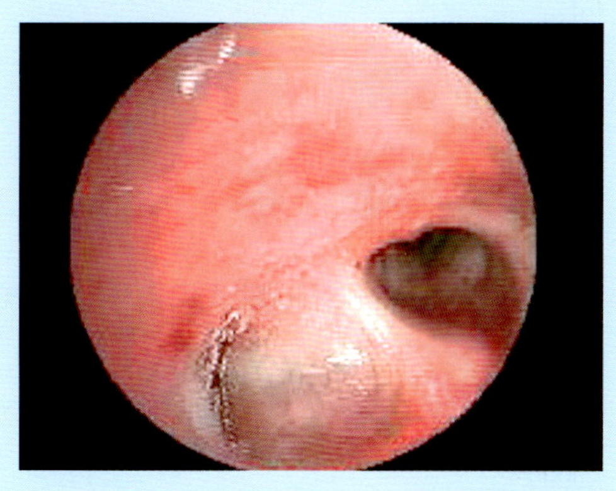

图 3　纤维支气管镜：左肺下叶背段支气管开口处黏膜稍水肿，其一分支开口闭塞。余左右肺支气管段以上开口正常，未见新生物。病理：（支气管）炎症改变

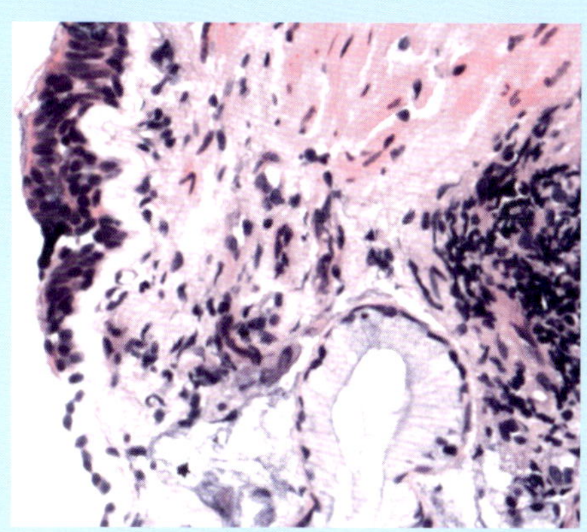

图 4　穿刺病理：组织被少许纤毛柱状上皮，间质纤维增生，散在炎细胞浸润。诊断：（支气管）炎症改变

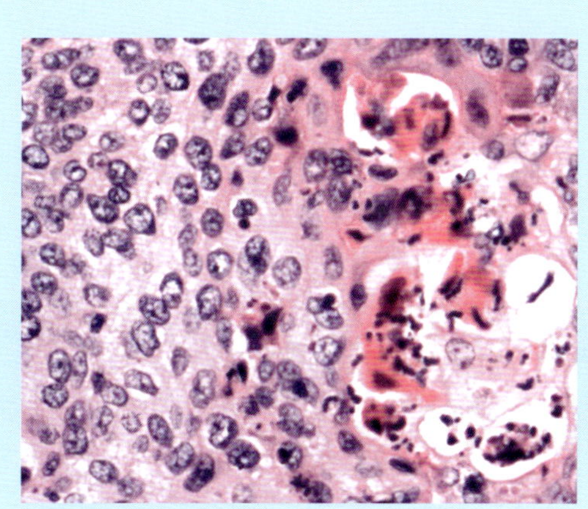

图 5　术后病理：左肺下叶鳞状细胞癌（高 - 中分化）。左肺下叶见 9cm×7cm×7cm 肿物，切面部分黄白，部分灰黑，质软，界欠清，余组织暗红，质软，肿物紧邻支气管。支气管旁、4、5、7、8、10、11 组、左肺门淋巴结反应性增生（0/2，0/3，0/3，0/5，0/1，0/4，0/6，0/2）

术前诊断及分期

左肺下叶鳞癌，左侧少量胸腔积液；T3N2M0，ⅢA 期

手术情况　2012-09-16 全麻下行左肺下叶切除，淋巴结廓清术。

术后病理见图 5。

确定诊断　左肺下叶鳞癌，pTNM 分期：T3N0M0，ⅡB 期

术后治疗　予患者术后行 GP 方案（吉西他滨 + 顺铂）规范化疗 2 周期，现定期体检复查见肺复张良好，未见局部复发及远处转移。

李厚文点评

1. 此病例术前根据胸部 CT 对左肺下叶 9.0cm×7.0cm×7.0cm 肿瘤定为 T3，隆突下及纵隔淋巴结增大。临床分期为 N2，属 cTNM：T3N2M0，ⅢA 期。但术后病理显示各组淋巴结均为反应性增生，而非转移，从而 pTNM 分期：T3N0M0，ⅡB 期。当然，目前对肺鳞癌细胞学异质性除了经免疫组化（IHC）从中区分出腺癌分化、神经内分泌分化、大细胞癌、类癌等外，仍未能准确的揭示出分子学特征，尤其此例又是重吸烟者病例。可见此类肺鳞癌迄今仍留下某些难题：如最新研究显示某些肺鳞癌发生了 HLA-A1 型主要组织相容性抗原缺失及基因功能缺失性突变，并在基因通路中的 44% 发生了突变！此例术前行 PET/CT 以了解肿瘤侵及范围，为了减轻肿瘤负荷，作为探查性手术也是可以的！

2. 建议术中留取胸水，检测肿瘤细胞学，备术后分期治疗参考。

30 ⅢA N2 浸润性腺癌

病史简介

性别：女　　出生日期：1959-02-13

现病史 患者以“2 天前体检时发现左肺上叶占位”为主诉于 2012-05-22 入院。患者入院 2 天前体检时发现左肺上叶占位病变，性质待定，为求进一步诊治来我院。患者病来无咳嗽咳痰，无呼吸困难，无胸闷胸痛。体重无明显变化。

个人史 患者既往体健，无烟酒嗜好，无粉尘及污染物接触史。

辅助检查 血生化检查、心肺功能未见明显异常。

胸部 CT 检查见图 1。

余全身各部检查均未见异常。

术前诊断及分期

右肺上叶占位性病变，腺癌可能性大；纵隔淋巴结肿大，转移可能性大；T3N2M0，ⅢA 期

手术情况 2012-05-31 全麻下行 VATS 左肺上叶切除，淋巴结廓清术。

术后病理见图 2。

术后诊断 左肺上叶腺癌，pTNM 分期：T3N2M0，ⅢA 期

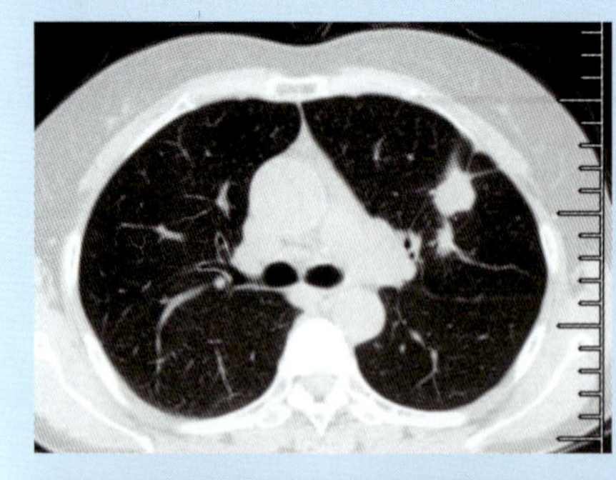
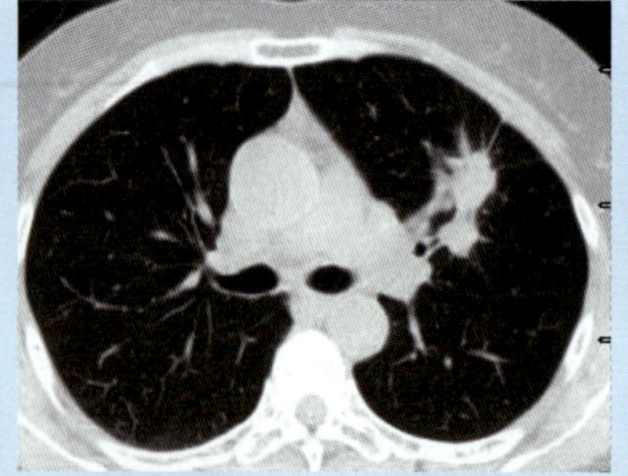
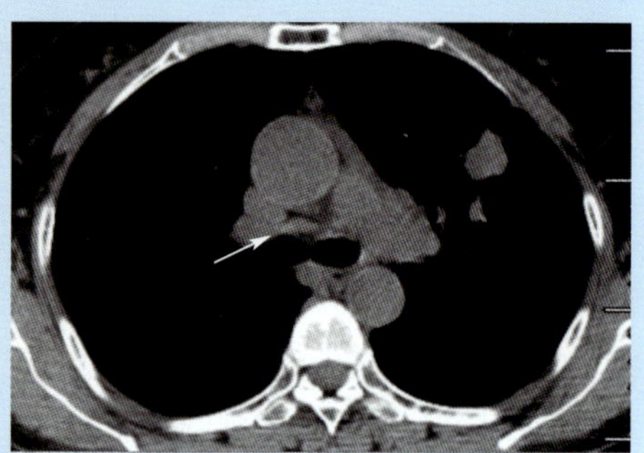
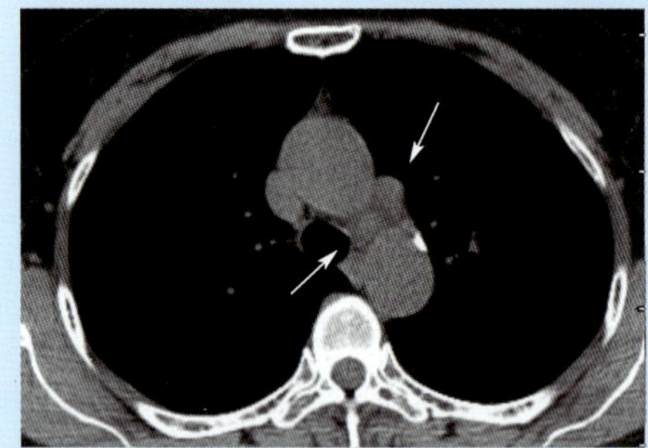
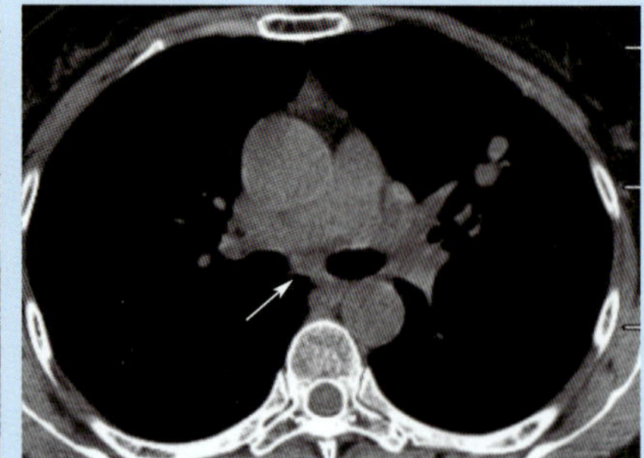

图 1 胸部 CT 检查：左肺上叶前段见两个不整形结节，较大者位于前方，最大截面积约为 2.6cm×1.9cm，FDG 代谢显像均见异常放射性浓聚（SUV_{max}=15.4），两结节间以索条相连，结节周边见多发毛刺索条，与远端胸膜牵拉粘连，结节内侧肺纹理纠集，左肺上叶前段支气管部分层面管腔显示不清。纵隔窗可见 L4、5、6、7 组散在肿大淋巴结（箭头所示）

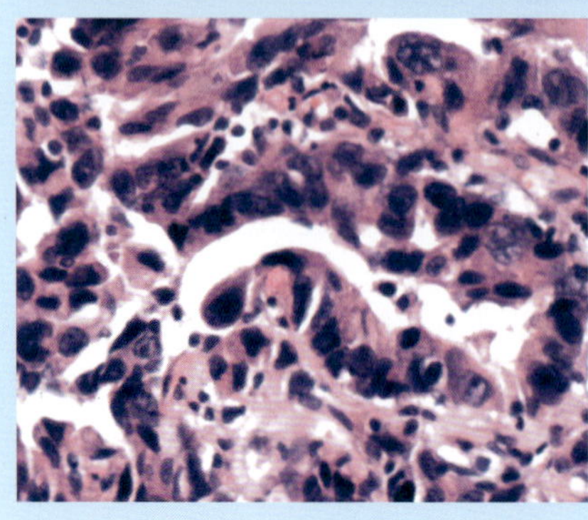

图 2 术后病理：腺泡性为主的浸润性腺癌，淋巴结转移癌（4 组 2/2，5 组 3/3，6 组 2/2，11 组 1/3），支气管旁、7 组、9 组、12 组淋巴结反应性增生（0/1，0/4，0/1，0/1）

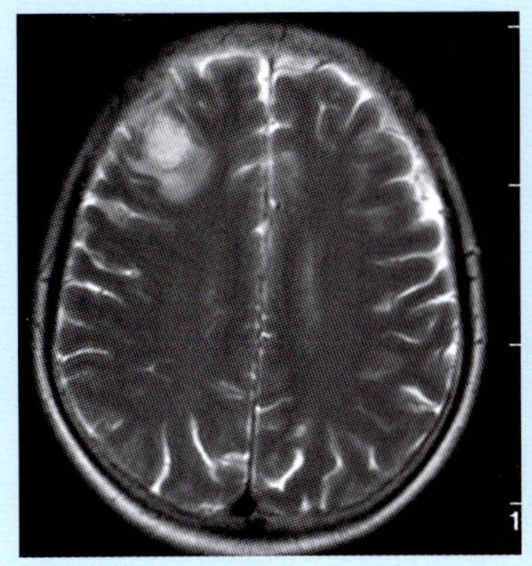
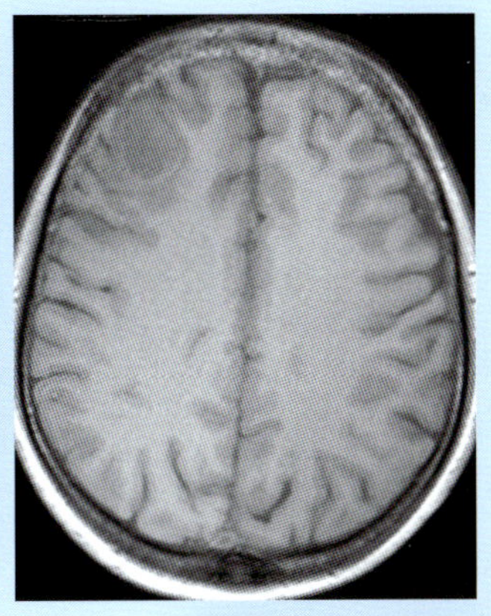

图 3　头部 MR（2012-12-27）：右额叶及小脑占位性病变，转移瘤可能性大。口服易瑞沙治疗同时予脑转移部位放疗对症治疗，具体放疗计划：36Gy/18f,2 野，之后缩野加量具体放疗计划：GTV 116Gy/8f,4 野。5 个月后复查头部 MR（2013-05-06，见图 4），颅内占位较前缩小。同时行胸部 CT 复查（2013-05-05，见图 5）

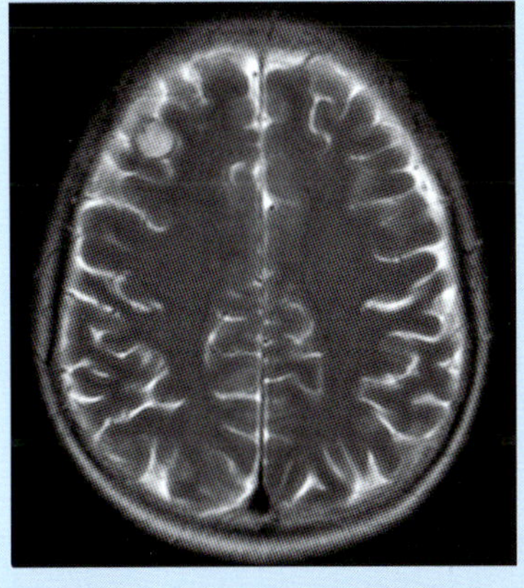
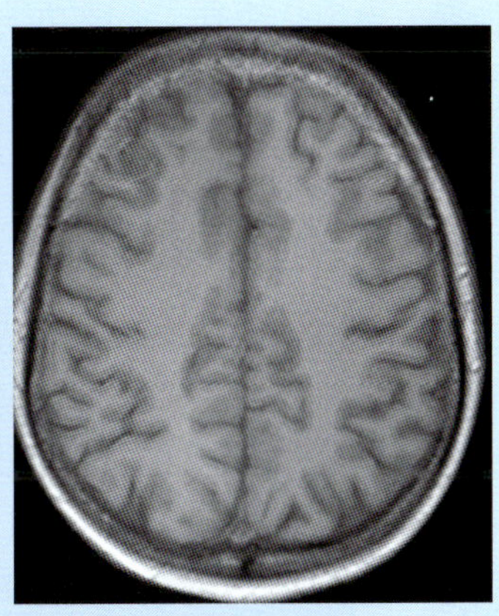

图 4　头部 MR（2013-05-06）：颅内占位较前缩小

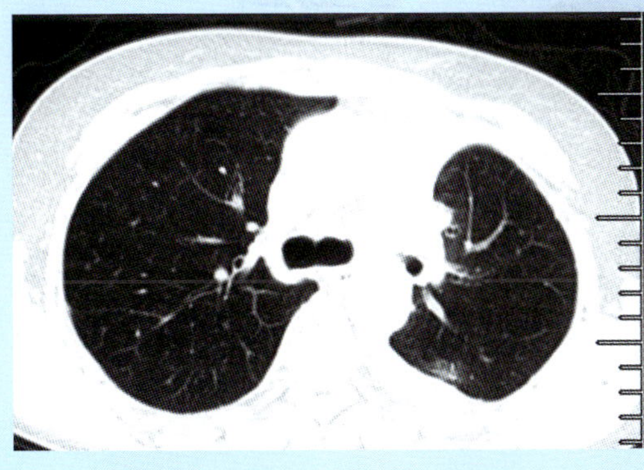
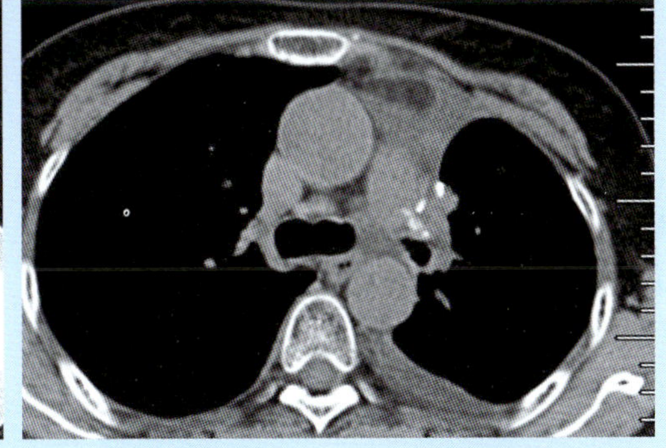

图 5　胸部 CT：左肺上叶支气管截断，所属肺叶未见显示；左侧胸腔积液；左肺下叶后底段胸膜下团片状磨玻璃密度影，邻近胸膜牵拉；前上纵隔旁少量积液

术后治疗　术后基因检测提示基因。予紫杉醇 + 卡铂化疗 1 周期，紫杉醇 + 洛铂化疗 2 周期。后予患者胸部直线加速器照射 30Gy/15f，序贯 3BRT 30Gy（6f），2012-10-08~11-09 行胸部术野放疗。术后半年时患者出现头晕不适，行头部磁共振提示脑转移瘤（2012-12-27，图 3）。

确定诊断　肺癌术后复发、脑转移，TNM 分期：T1aN2M1b，Ⅳ期

李厚文点评

对于术前分期为ⅠB 期（T2）以上的 NSCLC 病例，术前应行脑部 CT 或 MRI，以求及早发现脑转移病灶。若发现脑转移，应综合胸、脑外科医生意见，决定有无手术适应证及手术次序。且均应以首先取得组织学病理及分子靶标测定结果为前提，再引出治疗策略。此例即属ⅢAN2 病例，请参考编后记二（3）。

31　肺鳞癌伴神经内分泌分化

病史简介

性别：男　　　出生日期：1939-02-18

现病史　患者以“刺激性咳嗽半年”为主诉于2010年6月8日入院。患者入院半年前无明显诱因出现刺激性咳嗽，无痰，就诊于我院，行胸部CT检查发现左肺左肺门占位性病变。现为求进一步诊治来院，病来患者无发热，无胸痛、气促，饮食及二便正常，体重无明显变化。

个人史　患者既往体健，吸烟史：20支/天 ×50年，无粉尘及污染物接触史。

辅助检查　血生化检查、心肺功能检查未见明显异常。

胸部CT（2010-06-05）见图1。

纤维支气管镜检查见图2。

余全身各部检查均未见异常。

术前诊断及分期

左肺下叶鳞癌；T1bN0M0，ⅠA期

手术情况　2010-06-12全麻下行胸腔镜辅助微创左肺下叶切除，淋巴结廓清术。

术后病理及免疫组化见图3。

确定诊断　左肺下叶鳞癌，pTNM：T1bN1M0，ⅡA期

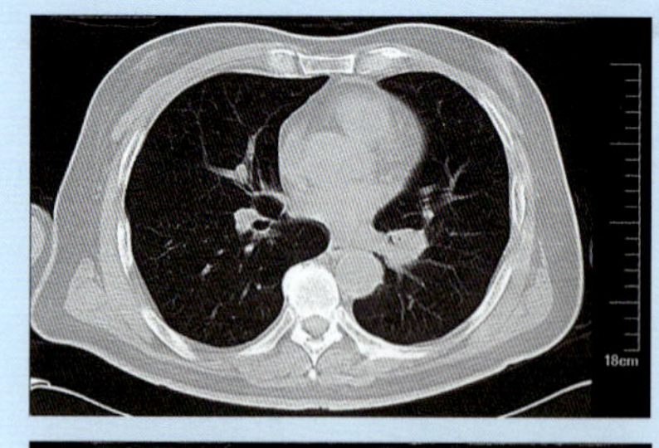

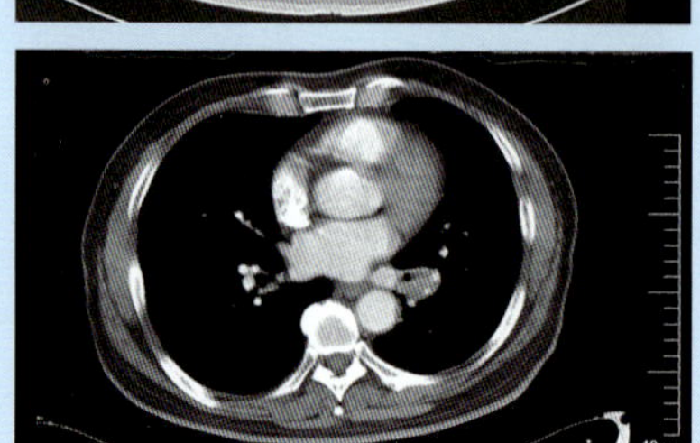

图1　胸部CT（2010-06-05）；左肺下叶支气管周可见软组织密度肿块包绕，周围可见血管辐辏，下叶支气管变窄。纵隔内未见明显肿大淋巴结

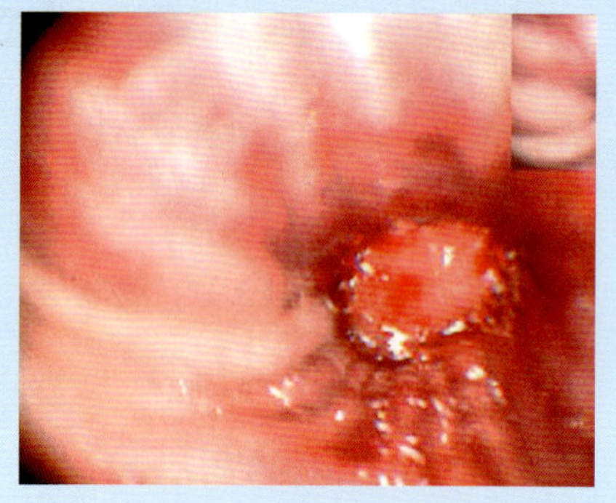

图2　纤维支气管镜检查：左肺下叶基底段支气管管口可见肿物阻塞，取病理提示：（左肺）非小细胞癌，考虑为鳞状细胞癌

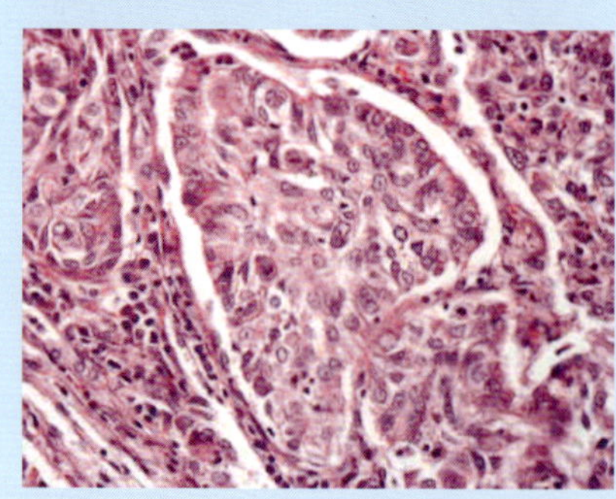

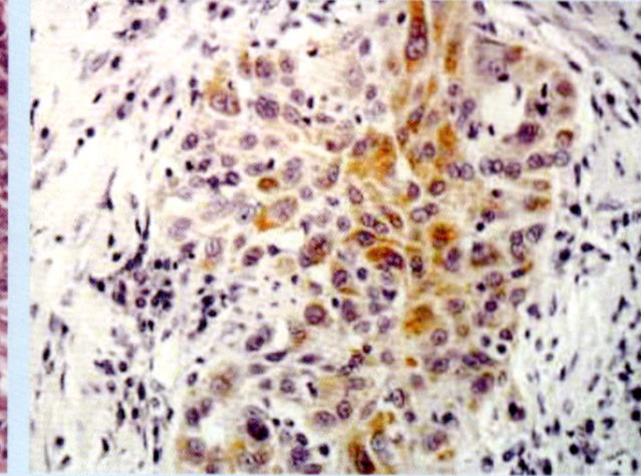

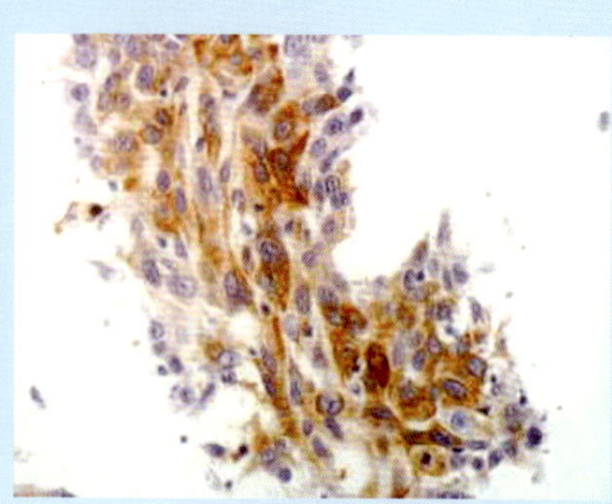

图3　术后病理及免疫组化：左肺下叶鳞状细胞癌伴灶状神经内分泌分化，支气管断端切缘内未见瘤细胞；淋巴结转移癌情况：5组：0/1；9组0/1；10组0/1；11组1/2；12组1/1。免疫组化结果：CKH（+）、CKL（+）、Syn（-）、CgA（+）、Ki67（-）、VEGFR-1+50%、EGFR+<1%、VEGF+<10%

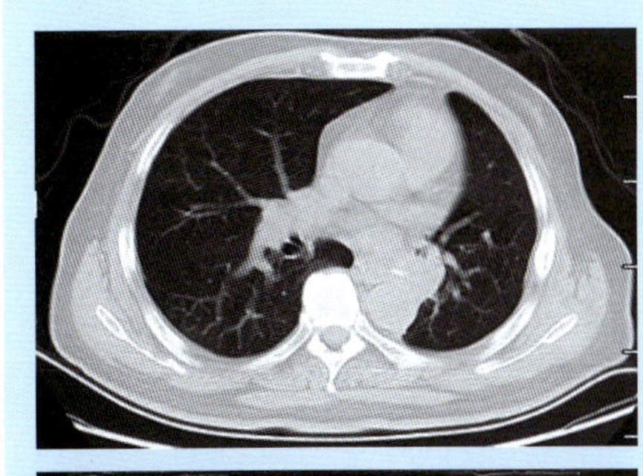

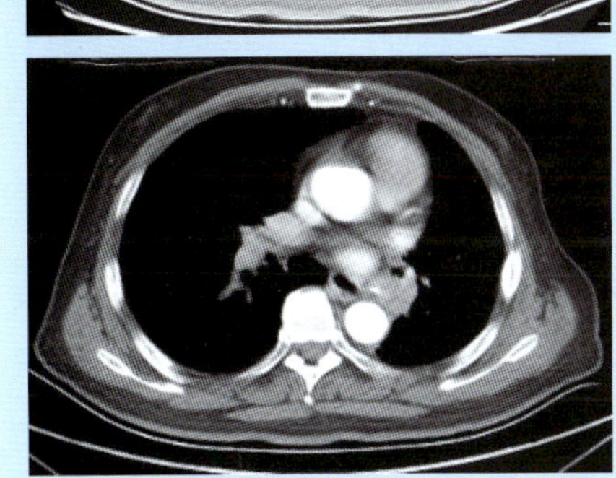

图 4 胸部 CT（2011-09-11）：术后 15 个月，左肺门可见软组织密度肿块影

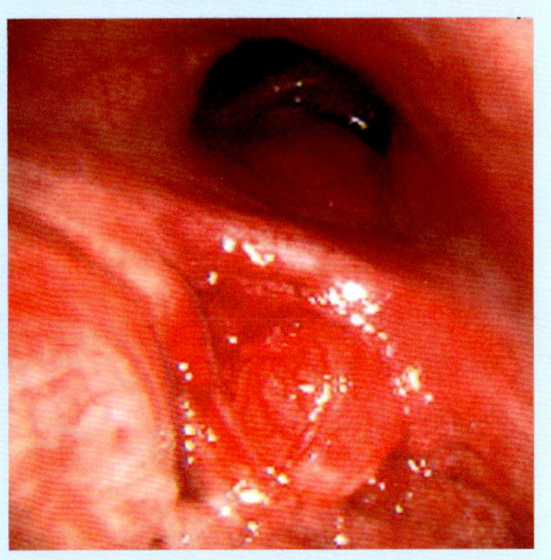

图 5 纤维支气管镜检查：左肺下叶支气管残端肿物，病理提示为鳞癌

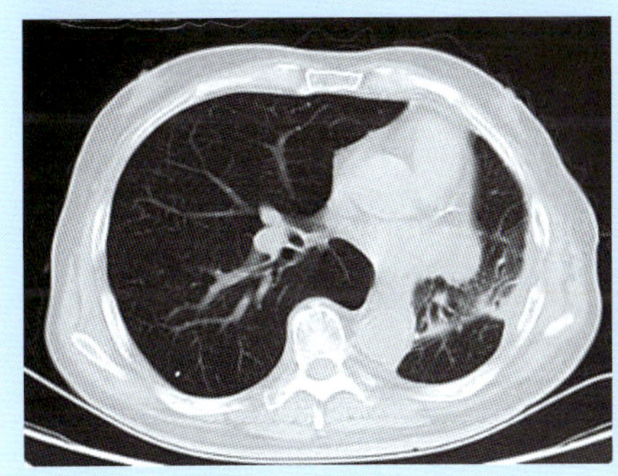

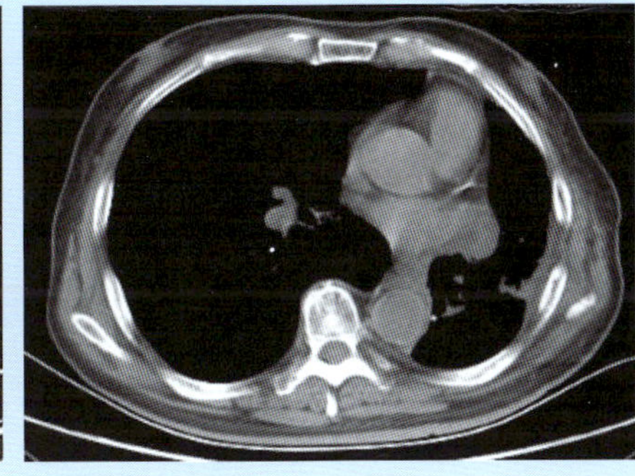

图 6 胸部 CT（2012-06-11）：全量放疗后提示支气管残端病灶较前明显减小

术后治疗 术后行吉西他滨 1000mg/m² $d_{1,8}$，卡铂 300mg/m² d_1，规范化疗 4 周期。

2011-09-11 患者因咳嗽复查胸部 CT 示左肺门软组织影（图 4），行纤支镜检查见支气管残端肿物（图 5），取病理为鳞癌，考虑支气管残端复发。拟再次手术治疗，术式为左侧全肺切除术，向患者及家属交待病情后，患者拒绝手术。遂应用 DC 方案（多西他赛 75mg/m² d_1，卡铂 300mg/m² d_1）规范化疗 2 周期后复查 CT 提示病灶无变化。后更改方案为长春瑞滨 30mg/m² $d_{1,8}$，规范化疗 2 周期后，复查病灶无明显变化。2012-04-10 患者开始行复发灶局部放疗，剂量为 DT66Gy/33f，放疗后咳嗽症状明显好转，复查胸部 CT（2012-06-11，图 6）提示支气管残端病灶明显减小。

确定诊断 左肺下叶鳞癌术后，支气管残端复发

李厚文点评

此例临床症状以刺激性干咳为主，且为重吸烟者，胸部 CT 显示：左肺门下方近肺下静脉区结节状肿物。纤支镜检查：左肺下叶基底段支气管管口被肿物阻塞，取材回报为鳞癌。说明怀疑近肺门区占位病变时，气管镜检查为首选，多数病变可被直视下取材！左下叶切除术后，病理诊断：肺鳞癌，伴灶状神经内分泌分化，IHC：CKH（+）、CKL（+）、Syn（-）、CgA（+）。肿瘤中癌结节周围细胞明显呈栅栏状排列，核相对优势。此类肺鳞癌除应用手术根治外，一旦复发，化疗药选择非常困难。此例一线应用 GP 方案，二线应用 DC 方案均不甚敏感，而改用放疗明显收效。

32 ⅠA 期浸润性腺癌

病史简介

性别：男　　　出生日期：1949-08-08

现病史

患者以“体检发现右肺上叶占位性病变”于 2009 年 3 月 24 日入院。患者半个月前体检时发现右肺上叶占位性病变。患者无自觉症状。现为求进一步诊治来院，病来患者无发热，无咳嗽咳痰，无胸痛、气促，体重无明显变化。

个人史

患者既往体健，无吸烟饮酒史，无粉尘及污染物接触史。

辅助检查

血生化检查、心肺功能检查未见明显异常。

胸部 CT（2009-03-03）见图 1。

余全身各部检查均未见异常。

术前诊断及分期

右肺上叶腺癌；T1bN0M0，ⅠA 期

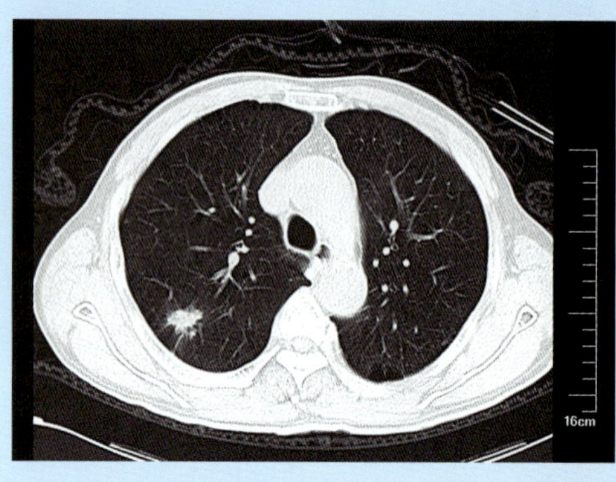

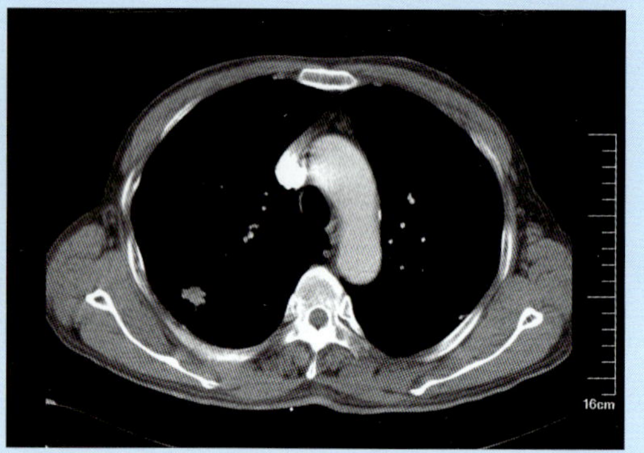

图 1　胸部 CT（2009-03-03）：右肺上叶病灶呈浅分叶，局部边缘可见短毛刺，可见细索条影与胸膜连接，直径约 3cm，纵隔内未见肿大淋巴结

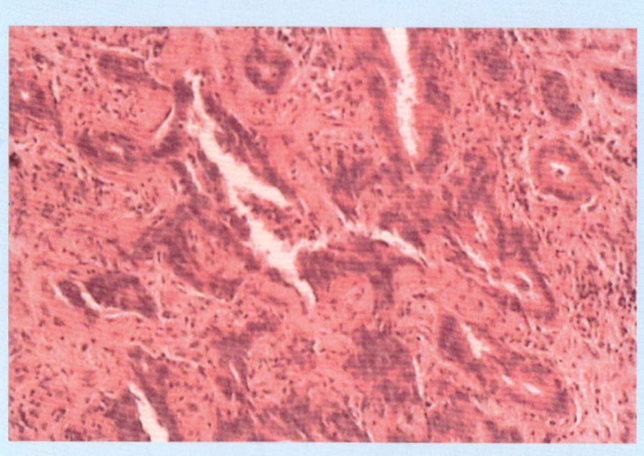

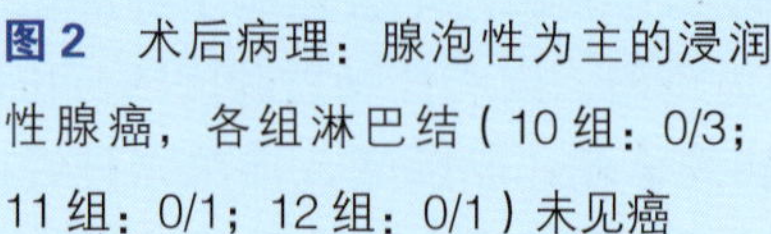

图 2　术后病理：腺泡性为主的浸润性腺癌，各组淋巴结（10 组：0/3；11 组：0/1；12 组：0/1）未见癌

手术情况

2009-04-02 全麻下行右肺上叶切除，淋巴结廓清术。

术后病理及免疫组化见图 2。

确定诊断

右肺上叶腺癌；pTNM：T1bN0M0，ⅠA 期

术后治疗

患者术后分期为ⅠA 期，未行术后辅助化疗，定期体检复查。

随访

现患者术后 4 年 4 个月余，至今未见局部复发及远处转移。

李厚文点评

胸部 CT 示右肺上叶后段病灶，不整形，纵隔窗密度较大。病理低倍镜下可见丰富纤维组织基质中不规则腺泡样结构，瘤体 < 3.0cm，无局部淋巴结转移。术后 pTNM：T1bN0M0，ⅠA 期，未行术后辅助化疗，按中国肺癌临床规约是可以的，但建议完善 EGFR 突变检测及 EML4-ALK 融合基因检测。

33 腺癌多发转移

病史简介

性别：女　　　出生日期：1949-08-11

现病史

患者以“左胸壁疼痛 2 个月”为主诉于 2007 年 12 月入院。患者入院前 2 个月始无明显诱因出现左胸壁疼痛，位置固定，未予特殊处置，症状未见好转。行胸部 CT 检查提示左肺下叶占位病变。现为求进一步诊治来院，病来患者无发热，无咳嗽咳痰、气促，体重无明显变化。

个人史

患者既往体健，无吸烟饮酒史，无粉尘及污染物接触史。

辅助检查

血生化检查、心肺功能检查未见明显异常。

胸部 CT（2007-12）见图 1。

PET/CT 检查见图 2。

肋骨三维重建见图 3。

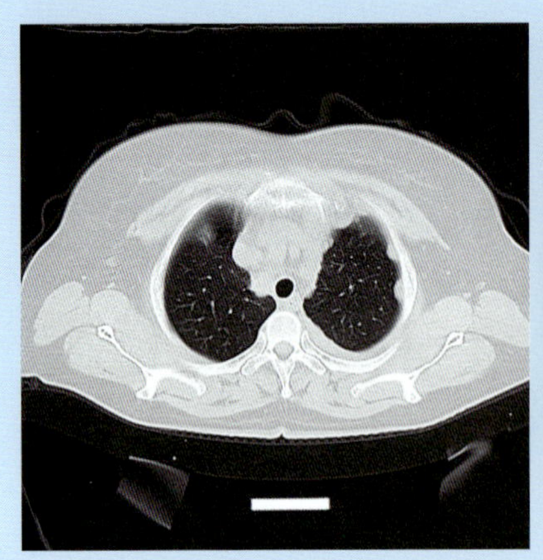
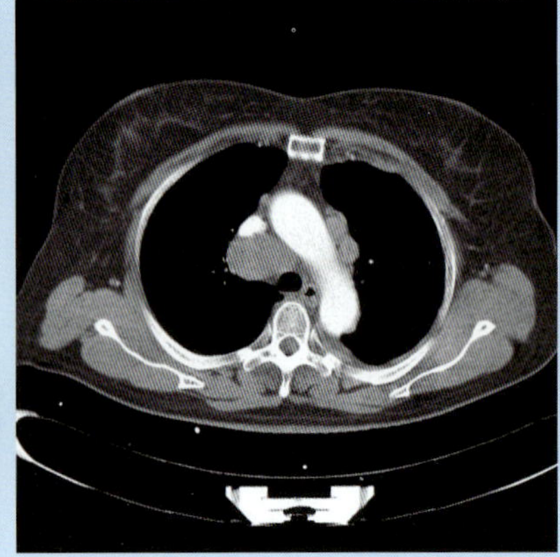
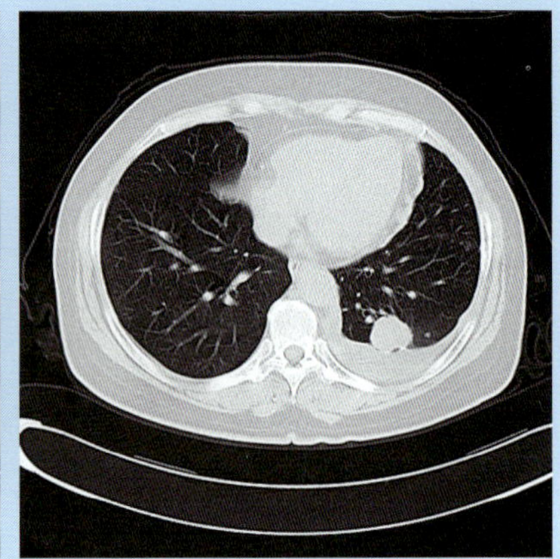

图 1 胸部 CT（2007-12）：左肺下叶占位病变，肿瘤直径约 2.5cm，肺癌可能性大，纵隔淋巴结肿大，左侧胸膜多发结节，左侧胸腔积液。第 5 胸椎、左侧第 7 前肋骨转移可能性大

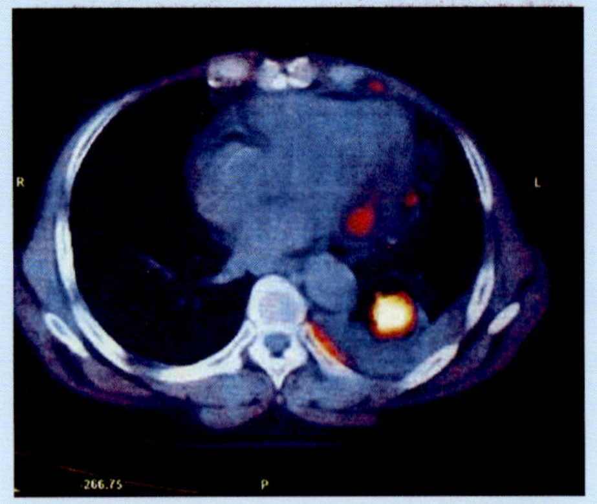

图 2 PET/CT 检查：左肺下叶团块，左侧胸膜多发结节，纵隔多发淋巴结 FDG 摄取异常浓聚，最大 SUV 值分别为 15.09、9.14、13.24

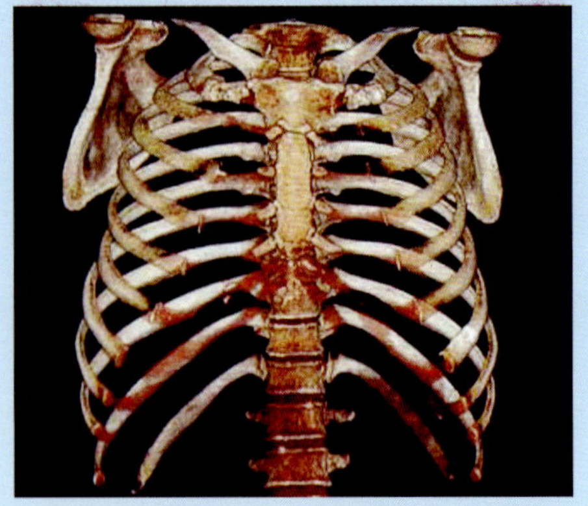

图 3 肋骨三维重建：第 5 胸椎骨质破坏，左侧第 7 前肋陈旧性骨折可能性大

行胸膜腔穿刺术抽出暗红色血性液，胸水中查到腺癌细胞（图 4）。

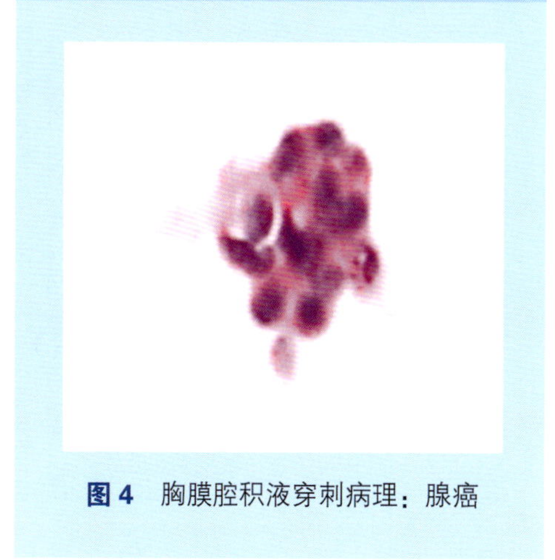

图 4 胸膜腔积液穿刺病理：腺癌

诊断

左肺下叶腺癌，纵隔淋巴结转移癌，左胸膜播散转移，左侧胸腔积液，第 5 胸椎骨转移癌。pTNM：T1bN3M1b，Ⅳ期

治疗

从 2007 年 12 月始应用 GC 方案 2 周期（吉西他滨 1250mg/m^2 $d_{1,8}$；卡铂 300mg d_1）。后改用 DOC 方案 2 周期（多西他赛 35mg/m^2 $d_{1,8,15}$；顺铂 50mg/m^2 $d_{1,15}$）。患者耐受性差，出现骨髓抑制以及较严重的恶心、呕吐等消化道症状。2008 年 4 月复查胸部 CT，评估病灶变化不明显（图 5）。

纠正粒细胞缺乏以及调整状态后从 2008 年 5 月改用培美曲塞 500mg/m^2 d_1，并同时口服吉非替尼。2008 年 8 月，即 4 个周期后评估原发灶缩小近 1/2，胸膜结节及纵隔淋巴结明显缩小，胸腔积液明显减少（图 6）；第 5 胸椎转移病灶有所好转（图 7）。患者状态好转，PS 评分 0~1 之间。

患者继续口服吉非替尼至 2010 年 3 月，门诊定期复查，病情稳定。

2010 年 3 月复查胸部 CT 时示左侧胸腔积液增多，遂行培美曲塞 500mg/m^2 d_1，卡铂 200mg d_1，规律化疗 3 周期。2010 年 6 月行左胸膜腔穿刺术后复查胸部 CT 左胸腔积液较前增多，纵隔淋巴结较前增大（图 8）。

2010-06-24 在全麻下行胸腔镜下左胸腔探查，胸膜活检术。术后病理回报为肺腺癌胸膜转移（图 9）。

病理

HE：胸膜内可见肿瘤细胞排列成腺管状或筛状。

诊断

腺泡为主的浸润性腺癌；免疫组化：CK7（+），TTF-1（+）。

基因检测

提示 EGFR E19 突变，PE746-A750del/K745：AAG。2010 年 6 月始口服厄洛替尼。2011 年 1 月出现明显骨痛，复查骨 ECT 及胸腰椎 MRI 和肋骨三维重建示第 9 ~ 12 胸椎、第 1 ~ 5 腰椎转移，左第 11 肋骨及右第 10 肋骨多发转移（图 10），肝脏彩超示肝脏多发转移，予替吉奥口服化疗。2011 年 1 月放疗科行姑息止痛放疗，DT（T12）24Gy/8f，放疗后疼痛较前减轻。

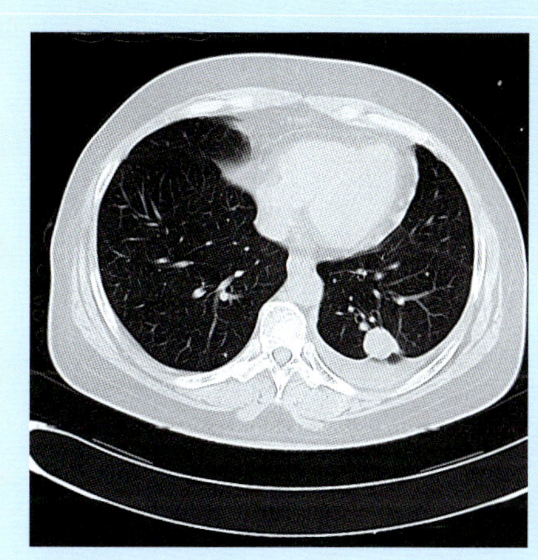

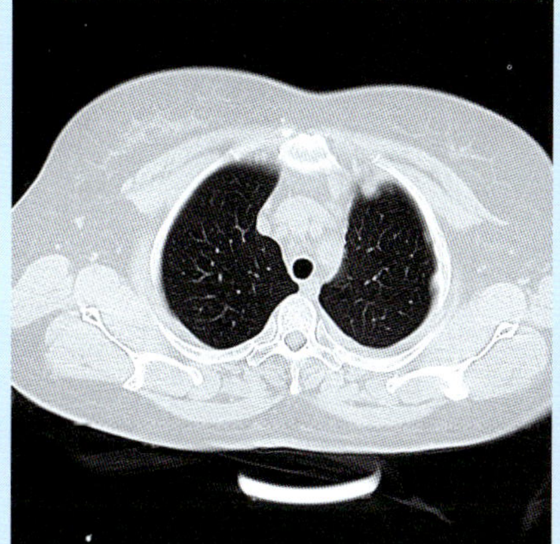

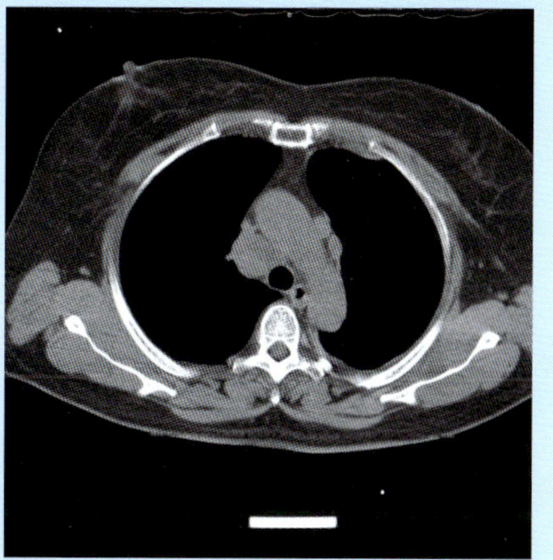

图 5 胸部 CT（2008-04）：可见左肺下叶病灶、左侧胸腔积液、左侧胸膜结节及纵隔肿大淋巴结较前变化不明显

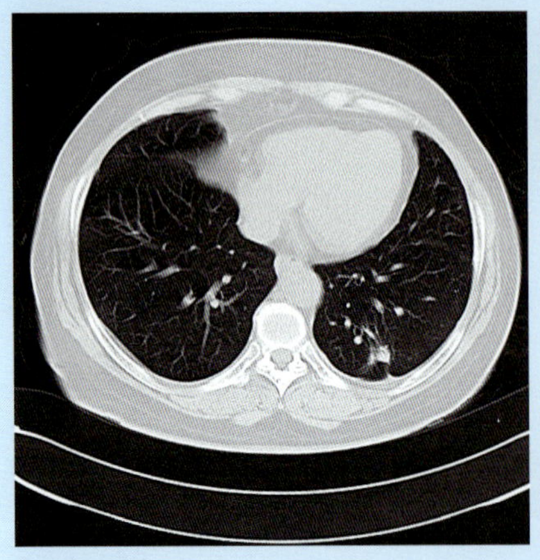
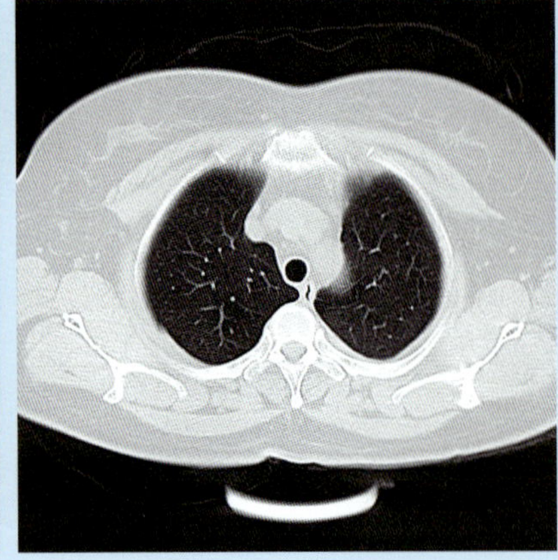
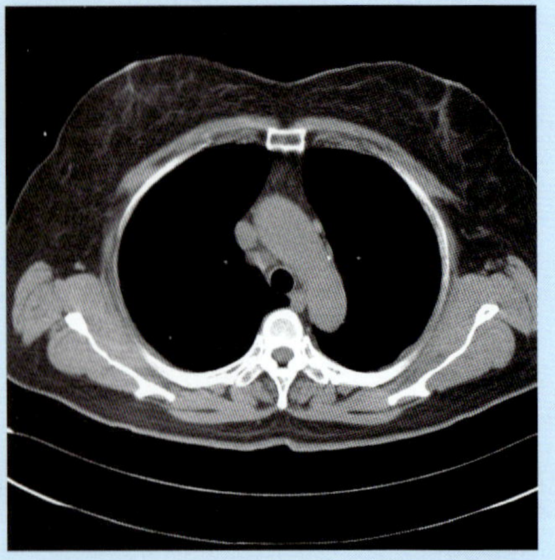

图 6 胸部 CT（2008-08）：可见左肺下叶病灶明显缩小，左侧胸腔积液基本吸收，左侧胸膜结节消失，纵隔肿大淋巴结明显缩小

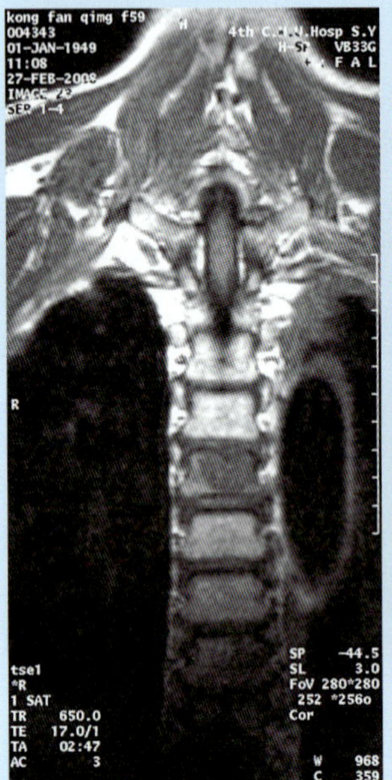

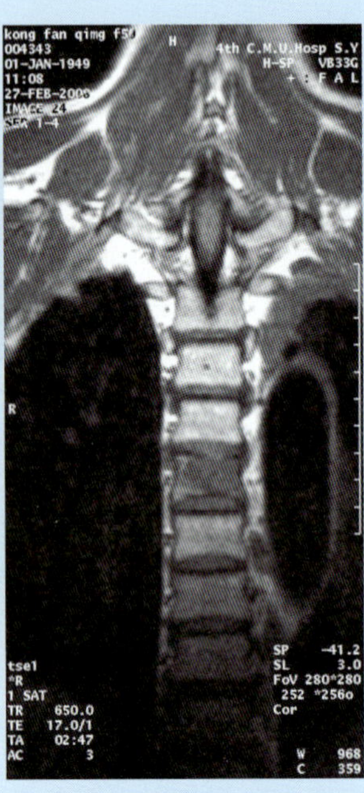

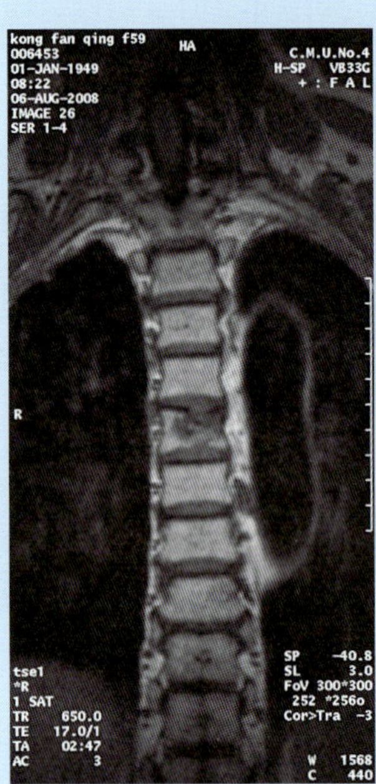

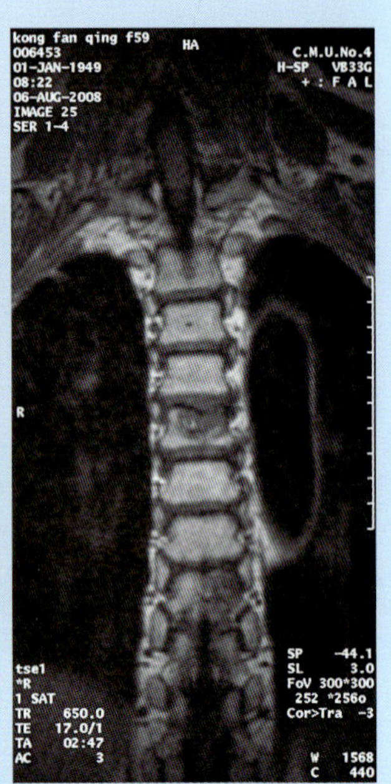

图 7 A：2008 年 2 月；B：2008 年 8 月，第 5 胸椎骨转移病灶有所缓解

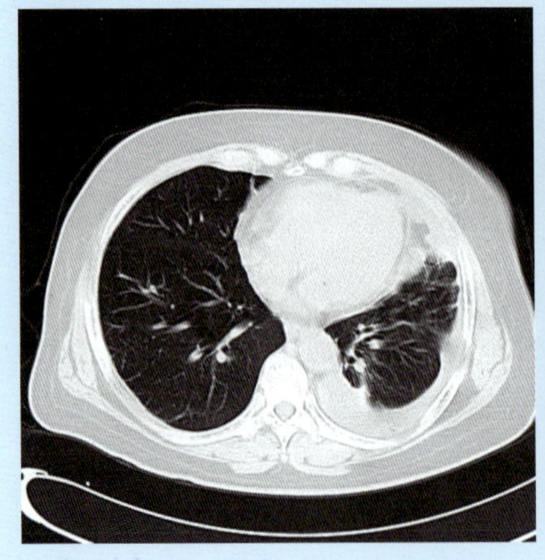
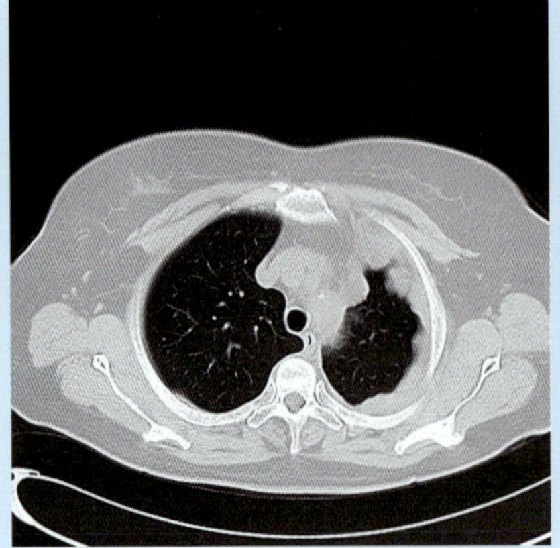
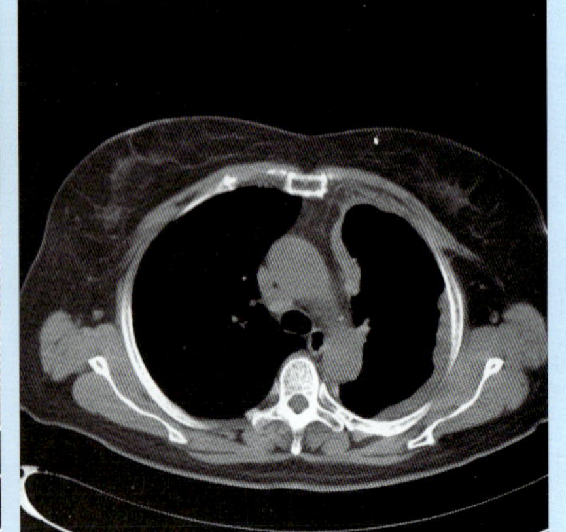

图 8 胸部 CT（2010-06）：左肺下叶病灶、左侧胸膜结节，左侧胸腔积液增多，纵隔内淋巴结增大

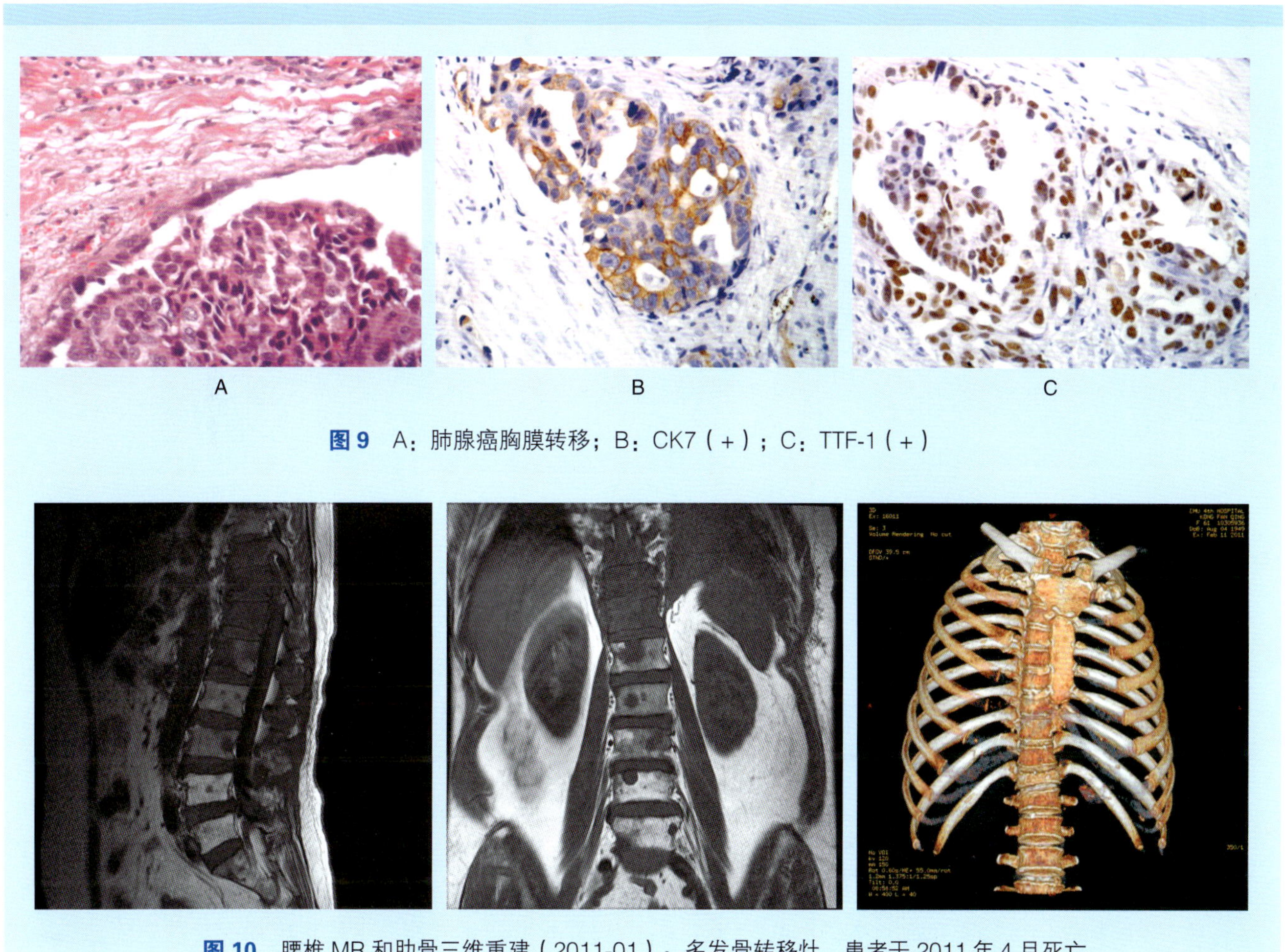

图 9 A：肺腺癌胸膜转移；B：CK7（+）；C：TTF-1（+）

图 10 腰椎 MR 和肋骨三维重建（2011-01）：多发骨转移灶，患者于 2011 年 4 月死亡

李厚文点评

1. 回顾本病例，对于晚期复杂的非小细胞肺癌患者，无论是原发病灶还是转移病灶，都应想尽一切办法明确诊断，尤其当疾病进展时，再次活检取得病理学诊断依据并行基因检测，这样可以有的放矢地进行治疗和评估疗效。当应用某个化疗方案效果不理想时，或当患者耐受性差时，应及时调整用药，改善患者的耐受性，从而提高患者的依从性，改善患者的生存质量。该患者在同时服用易瑞沙（吉非替尼）以及静点培美曲塞后，病变得到有效控制，原发病灶几乎达到了完全缓解，结果令人鼓舞。而且病情稳定持续 18 个月，期间患者无不良主诉，生存状态良好。直至 2010 年 3 月出现进展，左胸腔积液增多，胸膜结节增多增大，经动员患者行胸膜活检，证实胸膜转移并行基因检测，改口服厄洛替尼，维持了 6 个月后患者病情出现难以控制的进展。该例为晚期非小细胞肺癌的患者获得了较为理想的治疗效果，几乎延长了 3 年的生存期，但仍有遗憾之处，如在今日应该争取各种条件进行分子学检测，及早应用分子靶向药，再斟酌是否联合化疗药。另外，对骨转移未进行局部放射治疗。其次，整个治疗费用较高。

2. 关于 EGFR 突变 TKI 应用，虽然肺癌组织学的异质性，依然不主张 TKI 与化疗同期联合，而是交替应用为好。早期癌作为辅助用 TKI 能否降低复发，有待术后进一步观察。

专题 9
肺癌的内科治疗

赵明芳

肺癌是原发性支气管肺癌的简称，癌细胞起源于支气管黏膜或腺体。在我国，肺癌是男性最常见的恶性肿瘤，在女性中也仅次于乳腺癌，为第二大恶性肿瘤。目前，我国肺癌的发病率和死亡率仍在迅速增长，近 30 年来发患者数增加了近 5 倍，已居城镇人口死亡的首位，每年我国约有 60 万人死于肺癌。肺癌多在 40 岁以上发病，其发病年龄高峰在 60~79 岁。男女患病的比例约为 2.3∶1。

肺癌的分期

诊断肺癌后，患者最关心的往往是病情发展到了什么程度？这在医学上通过分期来判定。分期是为了寻找适合个体化治疗的方案并更准确地判定预后。分期是根据原发肿瘤的大小、是否侵犯邻近器官及有无淋巴结转移或其他脏器转移等因素确定的。早期肺癌可以通过手术结合放化疗的方法治愈，而中晚期肺癌则失去手术机会，以放化疗为主，有靶点的人群可以根据靶点选择合适的靶向治疗药物，治疗的目的是在提高生活质量的前提下延长生存。只有明确肺癌病理类型、分期、分子分型，才能对症下药，统称肺癌个体化治疗。

目前多采用国际抗癌联盟（UICC）、美国癌症联合委员会（AJCC）和国际肺癌研究学会（IASLC）联合制定的 TNM 分期法确定肺癌的分期。T 指原发肿瘤，N 指区域淋巴结，M 为远处转移。非小细胞肺癌（NSCLC）根据 TNM 分期可以简单理解为 Ⅰ 期为早期，Ⅱ 期为中期，Ⅲ 期为局部晚期，Ⅳ 期为晚期（见下表）。小细胞肺癌（SCLC）根据美国退伍军人委员会分期方法，多采用局限期和广泛期的分法，局限期指病变局限于一侧胸腔内，或病变能被纳入一个安全的放射野内；广泛期则指病变超出一侧胸腔。

分期		TNM	5 年生存率
隐匿肺癌		TXN0M0	
原位癌	0 期	TisN0M0	
Ⅰ 期	ⅠA 期	T1aN0M0/ T1bN0M0	73%
	ⅠB 期	T2aN0M0	68%
Ⅱ 期	ⅡA 期	T1a/1b/2aN1M0	46%

续表

分期		TNM	5 年生存率
	ⅡB 期	T2bN1M0/ T3N0M0	36%
Ⅲ期	ⅢA 期	T1-2N2M0/ T3N1-2M0/ T4N0-1M0	24%
	ⅢB 期	T4N2M0/ 任何 TN3M0	9% ~ 13%
Ⅳ期		任何 T、任何 N、M1	

化疗

临床上化疗药物常经注射或口服进入血液循环，然后作用于全身各器官从而达到抗肿瘤的目的，即全身化疗。根据治疗的目的，肺癌化疗分为根治性化疗、姑息性化疗、新辅助化疗（在手术前行化疗，使肿瘤缩小、降期）、辅助化疗等。手术和放疗属于局部治疗，但肺癌在确诊时，可能已有部分肿瘤细胞逃逸到身体的其他部位，尚未形成病灶，化疗的优势在于全身治疗，药物可达到机体的任何部位，从而将潜在的病灶杀灭。以下情况，需要接受化疗。

1. Ⅱ期 NSCLC 完全性切除术后建议行辅助化疗。

2. 对可切除的 N2 局部晚期的ⅢA 期 NSCLC，可新辅助化疗联合手术或手术联合辅助化疗。

3. Ⅳ期患者，化疗是主要治疗手段。

4. SCLC 以化疗为主。极少数早期 SCLC（约不到 5%）患者可以从手术获益，术后仍需辅助化疗。放疗根据具体情况再定。

但并非所有晚期患者都适合接受化疗。对于身体情况较差的患者，不适合进行全身化疗。而对于老年（> 75 岁）患者，选择单药及副作用较小的化疗药物治疗是较合理的。个别体能状态非常好的老年肺癌患者仍然可以从联合化疗中获益，这需要有经验的肿瘤内科医生进行很好的评估和监测。晚期患者根据肿瘤控制及发展情况可能会接受多次不同方案的化疗。化疗药物要根据患者肿瘤的病理组织学类型、身体状况、既往治疗情况等因素来选择。一般首次化疗选择 4~6 个周期的含铂两药方案，这是目前国际上的标准治疗方案，二线化疗则多选择单药化疗。化疗方案的选择应由化疗专科医师根据患者的全身状况及肿瘤情况来决定。

须注意的是，化疗后不可避免地出现一些不良反应，包括胃肠道反应（如恶心、呕吐）、骨髓抑制（如白细胞减少）、脱发、重要器官的损害（如肝脏功能异常）等。因此化疗期间患者应按照医师的要求进行相关的检查及随诊，以便及时处理可能出现的不良反应，避免发展为严重甚至危及生命的不良反应。

联合化疗的用药原则

目前，NSCLC 大多采用含铂两药联合方案化疗。一般需要遵循以下 7 项原则。

1. 药物疗效肯定　组成化疗方案的药物要有肯定的疗效。若单独应用，有效率≥ 15%。常见的药物有顺铂、卡铂、长春瑞滨、吉西他滨、紫杉醇、多西紫杉醇和培美曲塞等。

2. 联合不同作用机制的药物　选择的药物应分别作用于肿瘤生长至关重要的细胞增殖周期的不同阶段。一个相对合理的化疗方案应该包括两类药物，即针对和不针对细胞增殖周期各阶段的药物。如烷化剂和抗生素类药物不针对细胞增殖周期的药物；吉西他滨和培美曲塞是作用于细胞增殖周期中遗传物质合成期的药物；长春碱类、紫杉类药物是作用于细胞有丝分裂期的药物。

3. 协同增效　化疗药物之间有增效、协同作用能起到一加一大于二的结果。

4. 避免毒副作用重叠　选择毒性作用靶器官不同或虽作用于同一靶器官，但作用时间不同，不产生叠加反应的药物。

5. 考虑耐药　各种药物之间不存在交叉耐药

6. 遵循临床研究证据　肺癌化疗方案的选择必须遵循最好的临床研究证据与临床实践以及患者价值观（关注、期望、需求），只有达到一定病例数的随机、多中心的临床试验结果才可作为新方案的选择。

7. 生物标志物与化疗方案的选择　肺癌药物学研究发现了很多基因与药物之间的关系，如切除修复交叉互补基因1（ERCC1）和顺铂，核苷酸还原酶M1亚基（RRM1）和吉西他滨，胸苷酸合成酶（TS）和培美曲塞，乳腺癌基因1（BRCA1）和紫杉醇等。肿瘤细胞可以表达这些标志物，但是目前这些检测结果只能作为参考，不能据此选择化疗方案，2013年ASCO再次证实这一结论。

NSCLC常用化疗方案

目前常用的化疗方案主要有以下9种，均为每3周重复，辅助化疗要求4个周期。

1. 长春瑞滨加顺铂（NP）方案　NVB 25mg/m^2 Ⅳ $d_{1,8}$，顺铂（DDP）75mg/m^2 Ⅳ d_1。

2. 吉西他滨加顺铂（GP）方案　G 1250mg/m^2 Ⅳ $d_{1,8}$，顺铂（DDP）75mg/m^2 Ⅳ d_1。

3. 紫杉醇加卡铂（TC）方案　PTX 175mg/m^2 Ⅳ d_1，CBP AUC5-6 Ⅳ d_1。

4. 多西他赛加顺铂（DP）方案　DOC 75mg/m^2 Ⅳ d_1，顺铂（DDP）75mg/m^2 Ⅳ d_1。

5. 培美曲塞加顺铂（PP）方案　Pem 500mg/m^2 Ⅳ d_1，顺铂（DDP）75mg/m^2 Ⅳ d_1。该方案仅限于腺癌、大细胞癌或者组织学类型不明的肺癌。

6. 贝伐珠单抗联合TP方案　B 15mg/kg Ⅳ d_1，首次＞90分钟，耐受好，第二次＞60分钟，以后可控制在30分钟以上，TP同前。

7. 西妥昔联合NP方案　C225首剂400mg/m^2，＞2小时，以后每周剂量250mg/m^2，NP剂量同前。

8. 单药多西他赛　剂量同前。二线化疗的标准方案。

9. 单药培美曲塞　剂量同前。二线化疗的标准方案，仅限于腺癌、大细胞癌和组织学不明的肺癌。

SCLC常用化疗方案

1. 依托泊苷加顺铂（EP）方案　VP-16 100~120mg/m^2 $d_{1\sim3}$，CDDP 80~60mg/m^2 d_1（限于局限期，EP同步放疗）。

2. 依托泊苷加顺铂（EP）方案　VP-16 100~80mg/m^2 $d_{1\sim3}$，CDDP 75~80mg/m^2 d_1（限于广泛期）

3. 伊立替康加顺铂（IP）方案　伊立替康60~65mg/m^2 $d_{1,8}$，CDDP 60mg/m^2 d_1 或者 CDDP 30mg/m^2 $d_{1,8}$，（限于广泛期）。

注意1：贝伐珠单抗是一种血管内皮细胞生长因子（VEGF）的单克隆抗体。研究显示与TC联合一线治疗非鳞癌晚期NSCLS，比单纯TC方案，不仅能显著提高客观反应率及无进展生存期，还可延长患者生存时间，美国FDA已经批准贝伐珠单抗联合TC方案一线治疗无咯血史、肿瘤未侵犯大血管的晚期非鳞型NSCLC。贝伐珠单抗常见的副作用是：乏力、疼痛、腹痛、头痛、高血压、蛋白尿等，最严重的副作用是：胃肠穿孔合并伤口并发症、出血、高血压危象、肾病综合征、充血性心力衰竭。

注意2：西妥昔单抗的主要副作用是皮疹、疲劳、腹泻、恶心、呕吐、腹痛、发热和便秘等。为防止过敏反应，使用前要给予组胺H_1受体阻断剂，初次应用前还要进行抗过敏试验，先静脉注射本品20mg，观察10分钟以上。

化疗药物剂量的调整

每位NSCLC患者的化疗剂量都是医生根据患者的各项生理指标量身定制的，但并不是一成不变的，合理的剂量不仅能保证治疗的安全，还能保证疗效达到最佳水平。

1. 根据毒性调整药物剂量　化疗药物的急性毒性一般无蓄积作用，不作为剂量调整的常见原因，但严重的恶心呕吐与其他慢性毒性反应，如神经症状、肝肾功能障碍达到NCI Ⅲ～Ⅳ级毒性标准，以后药物剂量要减少25%~50%，减量后再次出现Ⅲ～Ⅳ级毒性，需要再次减量25%~50%或终止治疗。对于与剂量无关的过敏反应，应该终止治疗。

2. 根据清除障碍调整药物剂量　在开始或后续治疗之前，通常要评价肝脏和肾脏的功能。一般常用血清胆红素作为调整药物剂量的标准，血清胆红素上升1.5倍，剂量下降25%~50%，常适用于被肝清除的药物，而肝代谢障碍应该检测肝脏合成功能（如白蛋白）作为补充。卡铂主要由肾脏清除代谢，须依据血清肌酐清除率的变化调整剂量。

靶向治疗

靶向治疗是在细胞分子水平，针对已明确的致癌位点设计的药物，特异性的杀灭恶性肿瘤细胞，较少波及周围正常组织细胞的治疗方法。治疗NSCLC的药物越来越多，目前可以分为以下几类：

1. 以表皮生长因子受体为靶点　根据作用方式又分为两类，一是细胞内的酪氨酸激酶抑制剂（EGFR-TKI），通过抑制肺癌细胞内的酪氨酸激酶区激活，促进细胞的凋亡，代表药物是吉非替尼、厄洛替尼、阿法替尼及国产的埃克替尼等，二是细胞外的单克隆抗体，通过阻断配体和受体的结合，从而发挥抗肿瘤作用，如西妥昔单抗、尼妥珠单抗等。

2. 以血管生成相关的基因为治疗靶点　主要通过抑制与血管形成相关的内皮细胞，从而抑制肿瘤新生血管的生成，最终达到抑制肿瘤的目的，代表药物有贝伐珠单抗，国产的恩度等。

3. 以间变性淋巴瘤激酶（ALK）基因为靶点　ALK 在肿瘤细胞生长和发展过程中起关键作用，ALK 基因可通过与棘皮动物微管相关蛋白样 4（EML4）基因形成 EML4-ALK 融合基因，从而促进肺癌细胞生长，针对存在 EML4-ALK 融合基因的患者，ALK 抑制剂如 crizotinib 即为有效选择，2013 年 7 月在中国上市，目前还有针对 crizotinib 耐药后的新药如 LDK378 等在临床研究阶段，已显示非常好的疗效。

4. 多靶点抗血管生成药物　可通过抑制多个靶点阻断多条通路，从而导致细胞死亡。但在肺癌领域还缺乏关键性临床研究结果。在国内上市的有索拉非尼、舒尼替尼，国内未上市的范德他尼等。

5. 其他　存在 ROS1 基因重排的 NSCLC，crizotinib（针对 MET、ALK 和 ROS 的抑制剂）同样获得很好的疗效。新发现的 NTRK1 融合基因、针对肺鳞癌的驱动基因的研究以及针对 EGFR-TKI 耐药机制的研究等都在积极探索和进行中，也取得一定的疗效，比如针对 EGFR-TKI 耐药机制之一的 C-Met 扩增的单抗及抑制剂的研究。可以说针对肺癌的靶向治疗药物的研究层出不穷，日新月异。

靶向药物的副作用：靶向药物高效、低毒，有靶点的患者获益最大。虽说靶向药物的副作用较少，但个别患者也可能出现致命性的不良反应。常见的不良反应有皮疹、腹泻；抗血管新生药物常见的不良反应包括高血压、蛋白尿、出血、血栓形成等，根据毒副作用的轻重程度，临床医生指导患者选择继续、减量、暂停或者终止治疗。

目前针对同一靶点的药物有多种，且费用昂贵，如何选择也应该在有经验的肿瘤专科医生的指导下进行规范的治疗，让患者最大的获益。

临床试验

临床试验是指任何在人体内（患者或健康志愿者）进行药物的系统性研究，以证实试验药物的疗效与安全性。肿瘤的治疗目前仍然是世界性的难题，国内外的专家学者都在积极探索新的抗肿瘤药物或肿瘤治疗方案，这都需要临床研究的证实。所有的指南都推荐积极参加临床研究。

中国胸部肿瘤研究协作组（Chinese Thoracic Oncology Group，CTONG）是由国内具有一定胸部肿瘤诊疗和科研实力的医疗单位联合组成的、通过开展多中心临床试验促进中国胸部肿瘤防治事业发展的研究型、非营利性学术团体。该协作组的目的是通过设计、开展胸部肿瘤特别是肺癌研究领域的多中心临床试验，为胸部肿瘤临床实践提供高级别的循证医学证据，促进我国胸部肿瘤医疗、科研活动的规范化、现代化和国际化，提高我国胸部肿瘤诊治水平和国际地位。自 2007 年 CTONG 成立以来，吴一龙教授作为主席，张力教授、陆舜教授和周彩存教授作为副主席，带领各成员单位开展多项临床研究，陆续在国际舞台（如 ASCO、ESMO、WCLC 等）展现中国医生的风采，且多项临床研究结果发表在 *Lancet Oncology*、*Annals of Oncology* 等权威性杂志上。CTONG 目前已成为国内肺癌研究领域最为活跃的学术组织，国际地位和国际影响力也在逐年提升。

总之，肺癌的个体化治疗是肿瘤内科医生追求的目标，这需要多学科的合作，希望在多学科合作的基础上，在规范治疗的前提下进行个体化治疗，让患者最大的获益，最终达到共赢的目的。

肺癌的个体化治疗，任重而道远……

【病例 1】患者女，51 岁，2010-06-18 因后背部疼痛一周伴气短、乏力就诊。无吸烟史，无肿瘤家族史。左侧锁骨上淋巴结活检病理：左侧锁骨上淋巴结转移癌（腺癌）。

EGFR 19/21 野生型；K-RAS 野生型；

ERCC1mRNA	中度表达（≥ 48.6%）
TYMSmRNA	高度表达（≥ 81.6%）
RRM1mRNA	中度表达（≥ 50.3%）
TUBB3mRNA	低度表达（≥ 16.9%）
VEGFR1mRNA	低度表达（≥ 2.9%）

临床诊断及分期：左肺腺癌（cT4N3M1 双肺内多发转移）ECOG 1 分

符合培美曲塞对比多西他赛联合顺铂一线治疗晚期非小细胞肺癌的临床研究，随机进入试验组：培美曲塞 500mg/m^2 d_1，顺铂 75mg/m^2 $d_{1,3}$ 周重复。

影像资料（图 1）：一线化疗疗效评估。

现患者在 6 线治疗中，口服特罗凯，病情稳定，ECOG 1 分，生存时间达 37 个月。

【病例 2】患者男，62 岁，2012 年 10 月患者以咳嗽、咳痰 8 个月逐渐加重就诊，肺 CT 示左肺占位病变，肺穿刺取病理示（病理号：B0674284，2012-10-25）：腺癌，CK5/6（-），CK7（+），TTF1（+），p63（-），Syn（-），CD56（-），Ki67（+30%），ERFR 第 21 外显子 L858R 突变。完善分期：左肺腺癌（cT4NxM1，Ⅳ期，肺内、脑、骨转移），ECOG 1 分，于 2012 年 11 月一线首选口服特罗凯，1 个月 PR，现口服 8 个月维持 PR，慈善赠药治疗中。副作用：1 度皮疹，偶有腹泻，自行缓解。（图 2）

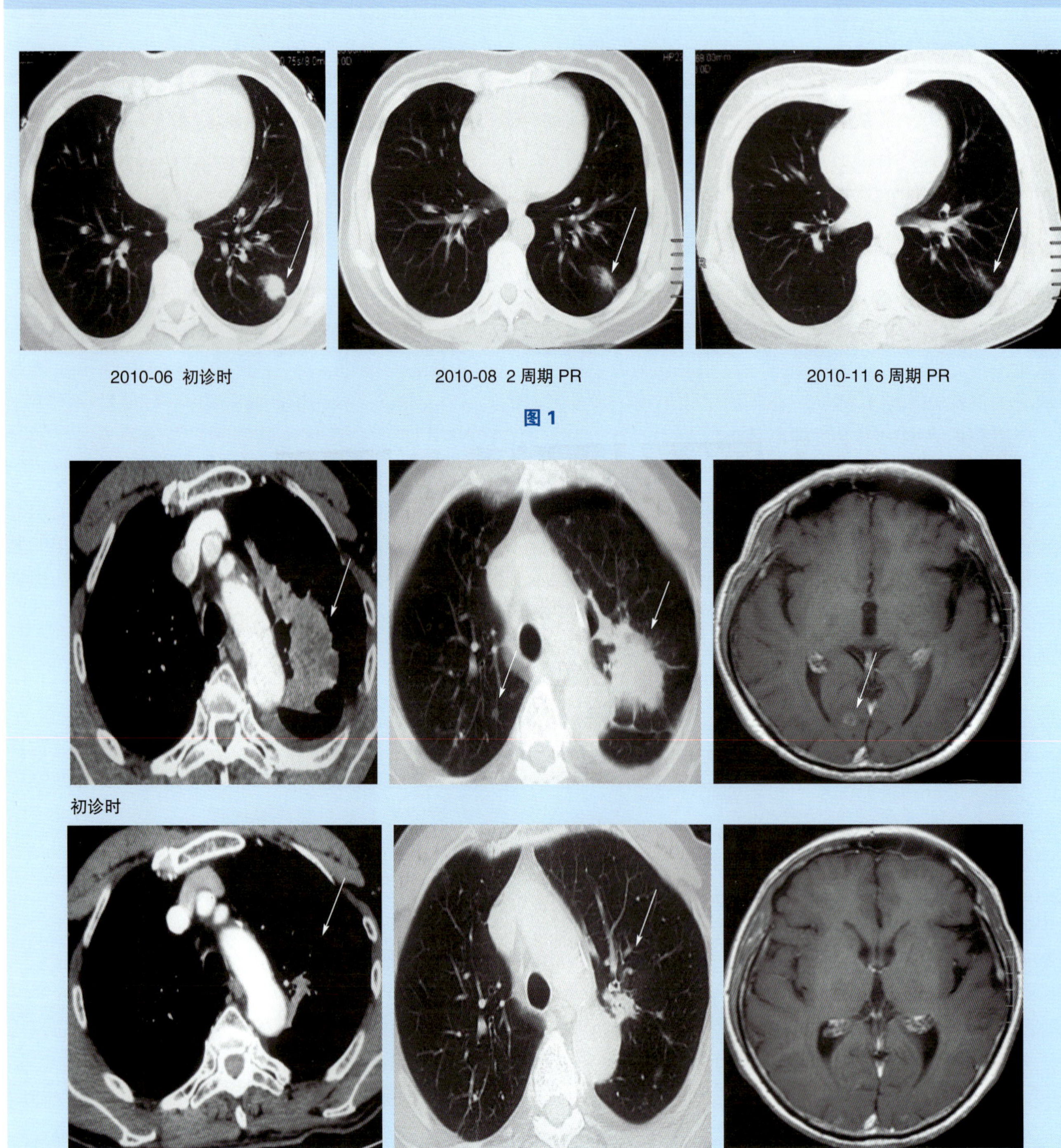

2010-06 初诊时　　2010-08 2 周期 PR　　2010-11 6 周期 PR

图 1

初诊时

1 个月复查：PR

图 2

【病例 3】 患者男，45 岁，2010 年 10 月体检肺 CT 示右肺上叶占位性病变，行肺穿刺活检病理：高分化腺癌，EGFR 基因检测为野生型，临床诊断分期：右肺癌（cT1bN2M1 Ⅳ期，骨转移），ECOG 0 分，一线化疗方案：泰索帝（多西他赛）加顺铂方案化疗 6 周期同时择泰（唑来膦酸）治疗。（图 3）

现患者正在进行 5 线治疗，ECOG 2 分，生存时间达 34 个月。

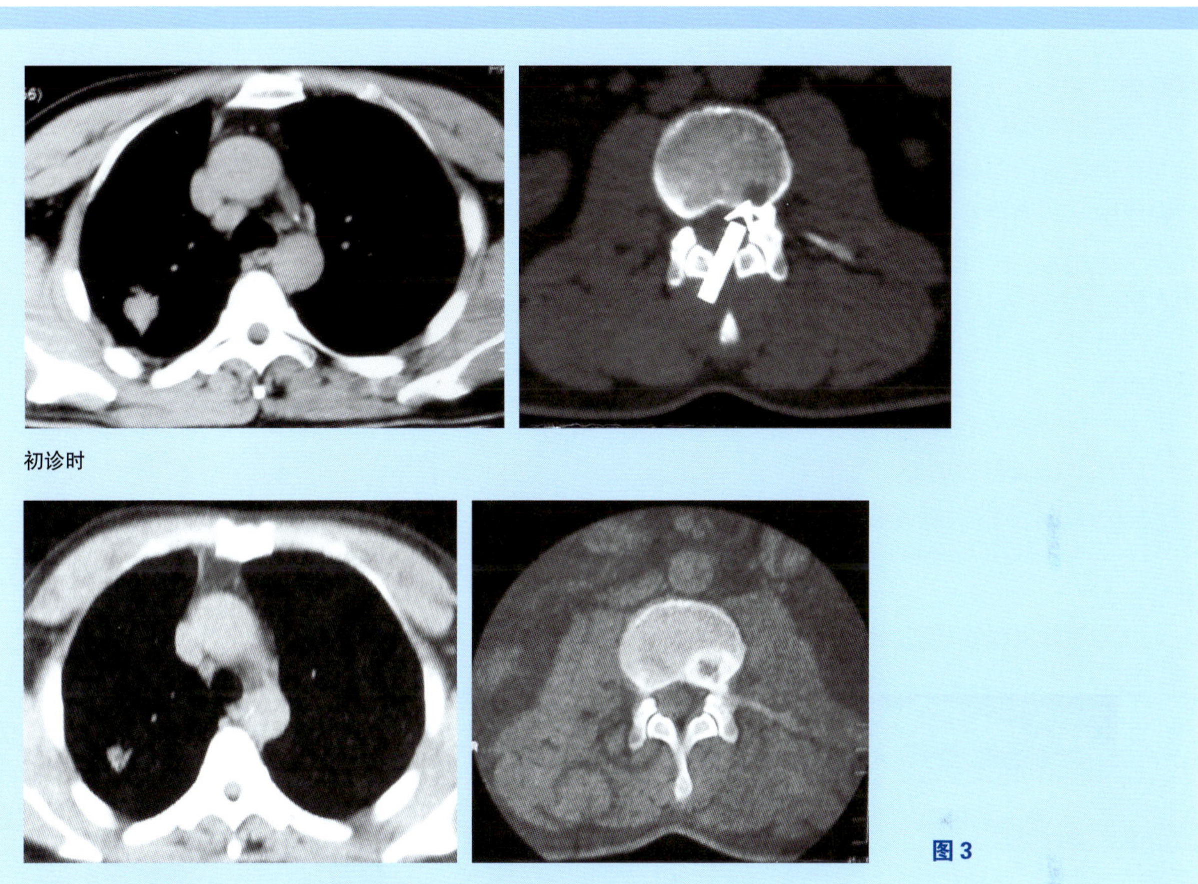

初诊时

化疗 4 周期，肺内病灶 PR，骨破坏处成骨性改变，ECOG0 分

图 3

34 肺癌结核并存

病史简介

性别：男　　　　出生日期：1951-09-27

现病史

患者以“胸痛 1 个月”为主诉于 2012 年 2 月 28 日行胸部 CT 示：左肺上叶占位性病变，右肺上叶占位性病变。行纤支镜检查示左肺鳞癌，就诊于我院肿瘤内科，肿瘤科考虑为左肺癌，右肺转移癌，拟行化疗，请我科会诊，行经皮肺穿刺明确右肺病灶为良性，诊断为左肺上叶癌，右肺结核。现患者为求进一步诊治入胸外科，病来患者无发热，无咳嗽咳痰，无气促，体重无明显变化。

个人史

患者既往体健，吸烟史：20 支 / 天 ×40 年，无粉尘及污染物接触史。

辅助检查

血生化检查、心肺功能检查未见明显异常。

胸部 CT（2012-02-28）见图 1。

CT 引导下经皮右肺上叶病灶穿刺活检病理见图 2。

余全身各部检查均未见异常。

术前诊断

左肺上叶占位性病变，鳞癌可能性大；右肺上叶良性病变；cTNM：T3N0M0，ⅡB 期

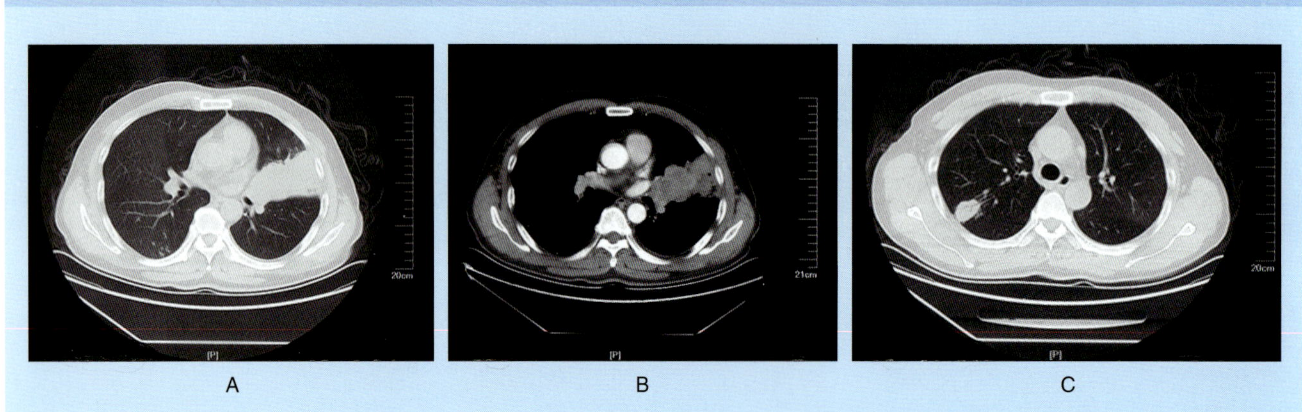

A　B　C

图 1　A、B：胸部 CT（2012-02-28）：左肺上叶见软组织团块影，其内密度不均，远端可见不张肺组织。C：胸部 CT（2012-02-28）：右肺上叶另可见以类圆形团块影，内可见小支气管影，周围可见毛刺，病灶与胸膜相连。纵隔内未见明显肿大淋巴结

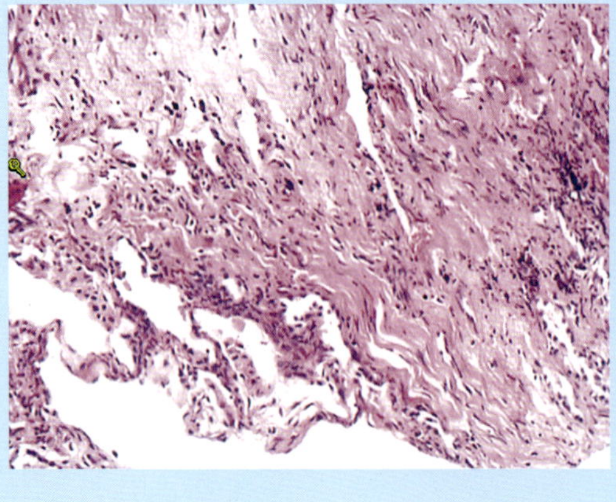

图 2　右肺上叶病灶穿刺活检病理：良性病变。三小条组织中一小条为肺组织，大部分为坏死组织，仅有少量残存肺组织，未见瘤组织，另两小条为横纹肌组织

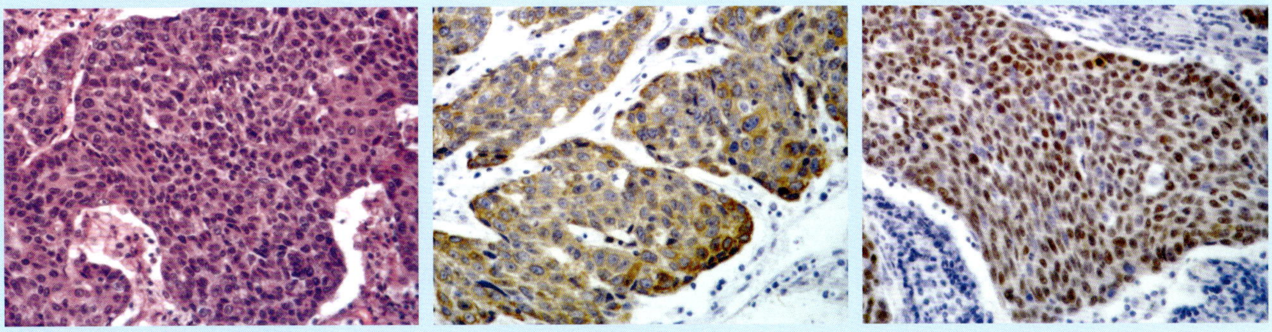

图 3　术后病理及免疫组化：（左肺上叶）鳞状细胞癌（中等分化）。各组淋巴结转移情况（5 组 0/1，8 组 0/1，10 组 0/1，12 组 0/1，14 组 0/1）。免疫组化：CKH（+），CKL（-），P63（++），TTF-1（-），Ki67（+10%），EGFR（-），VEGFR-1（+50%），VEGF（-）

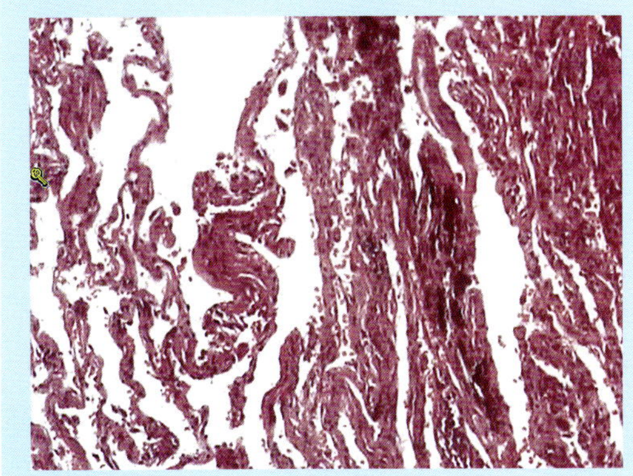

图 4　术后病理：坏死组织及肉芽肿形成，结核可能性大

第一次手术

2012-03-08 全麻下行左肺上叶切除，淋巴结廓清术。术后病理及免疫组化见图 3。

确定诊断

左肺上叶鳞癌，pTNM：T3N0M0，ⅡB 期

治疗

术后应用 GC 方案规律化疗 4 周期后，定期体检复查，未见复发及转移。

第二次手术

2013-01-04 全麻下行右肺上叶肿物切除术。

术后病理见图 4。

确定诊断

右肺上叶结核球

治疗

建议患者术后抗结核治疗。

李厚文点评

此病例属少见病例，从影像学方面，左侧病变属典型肺癌，而且多见于肺鳞癌表现。右上叶病变虽远离肺门，但仍似有少许条索影向肺门延伸，而非表现为常见的转移结节那种孤立结节状，故临床上有怀疑。此时，经皮穿刺病灶活检证实并非转移灶，而是独立的“炎性结节”，而依靠 PET/CT 检查有时也有两难的可能。因此，选择经皮穿刺病灶活检取得病理组织学诊断才具有“确切诊断”的价值！

35 肺巨细胞癌

病史简介

性别：女　　　出生日期：1953-07-26

现病史 患者以“胸闷胸痛及关节疼痛1个月”为主诉入院。患者入院1个月前无明显诱因出现胸闷胸痛及关节疼痛，未行特殊治疗，症状未见好转。于2011年5月11日入我院综合内科，行胸部CT检查发现“左肺下叶占位性病变”转入胸外科治疗。病来患者无发热，无咳嗽咳痰，无气短乏力，饮食及二便正常，体重无明显变化。

个人史 患者既往体健，无吸烟饮酒史，无粉尘及污染物接触史。

辅助检查 血生化检查、心肺功能检查未见明显异常。

胸部CT（2011-05-16）见图1。

余全身各部检查均未见异常。

术前诊断

左肺下叶占位性病变，腺癌可能性大；cTNM：T1bN0M0，ⅠA期

手术情况 2011-05-30全麻下行左肺下叶切除，淋巴结廓清术。

术后病理及免疫组化见图2。

确定诊断 左肺下叶巨细胞癌，pTNM：T1bN0M0，ⅠA期

图1 胸部CT（2011-05-16）：左肺下叶可见一不整形软结节影，可见胸膜牵引，其内密度不均，纵隔内未见明显肿大淋巴结

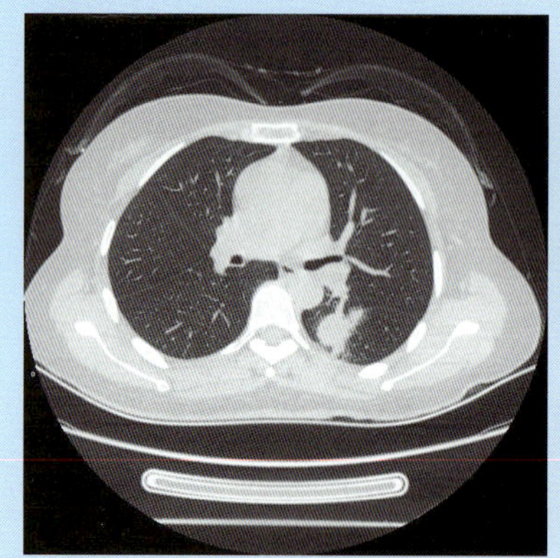
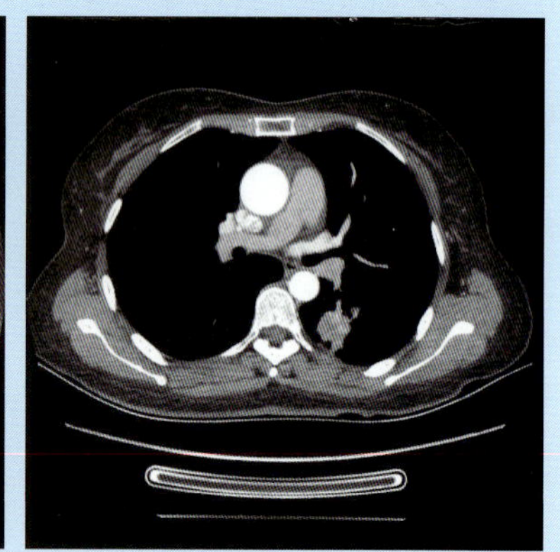

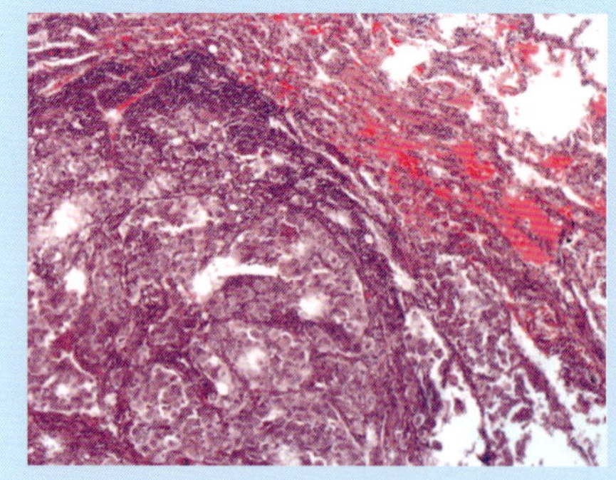
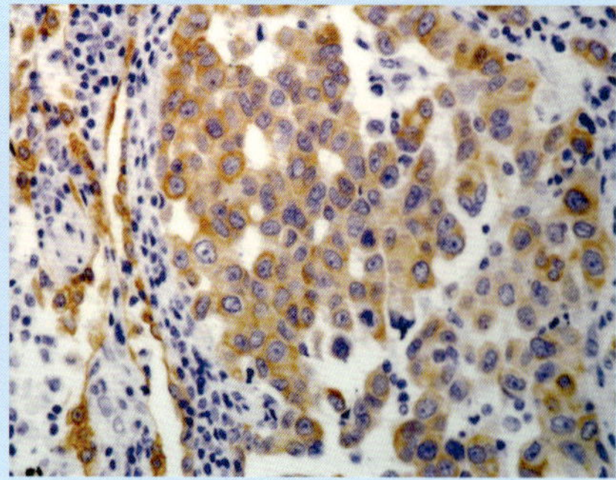
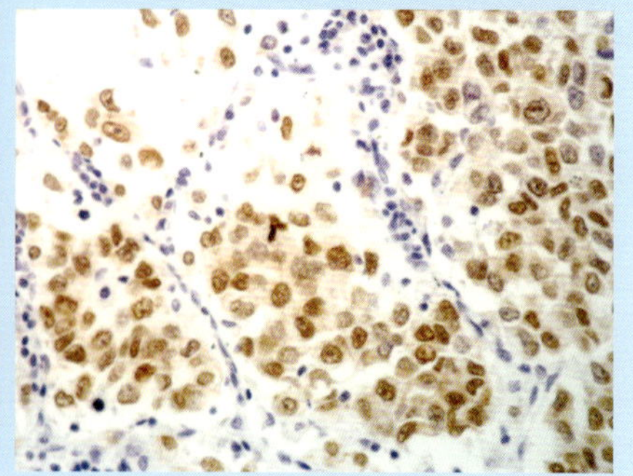

图2 术后病理及免疫组化：瘤细胞多角形排列成片巢状结构，细胞核大深染，异型性明显，胞浆丰富嗜酸，核仁明显。病理诊断：巨细胞癌向腺癌分化倾向。各组淋巴结转移情况：5组0/1；7组0/1；8组0/1；10组0/1；11组0/1；免疫组化结果：CKH（+）,CKL（++）,Vim（–）,CgA（+/–）,VEGF（+/–）,EGFR （+15%）,Syn（+/–），VEGFR 1+50%,TTF-1（+）

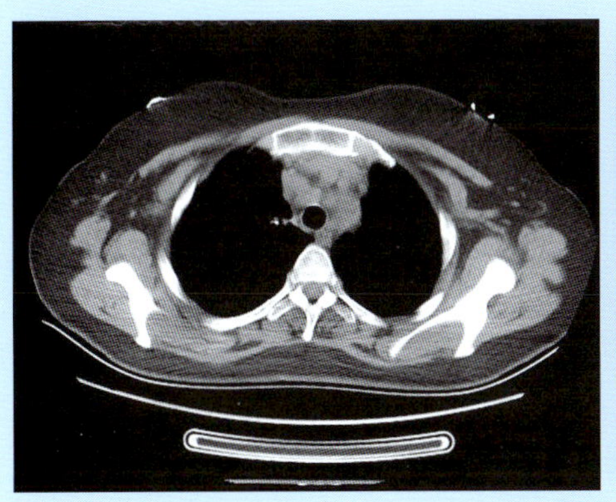
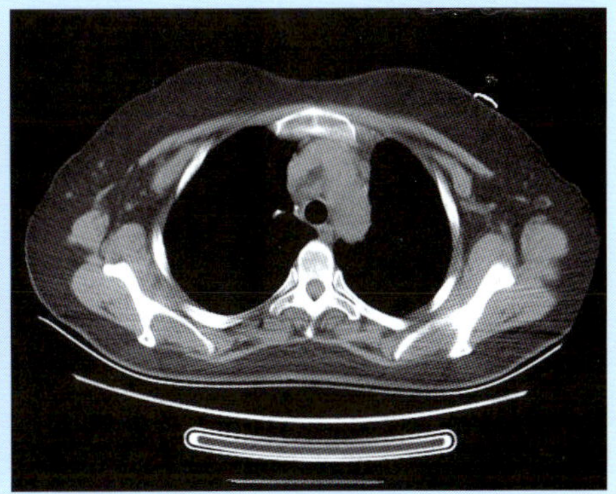

图 3　胸部 CT（2012-09-11）：上纵隔淋巴结肿大

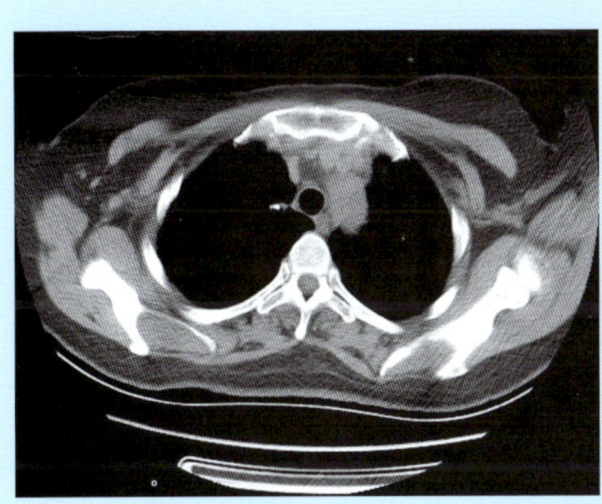
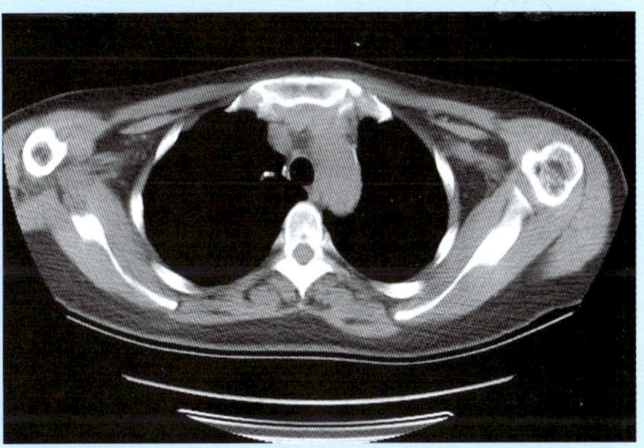

图 4　胸部 CT（2012-10-19）：应用吉非替尼后，上纵隔淋巴结较前缩小

术后治疗　术后行基因检测提示：EGFR19/21 基因突变，根据化疗敏感试验选择 GC 方案（吉西他滨＋卡铂）规范化疗 4 周期。后定期复查，并间断口服卡莫氟片抗肿瘤治疗。

2012 年 9 月复查胸部 CT 提示上纵隔多组淋巴结肿大，彩超提示双侧锁骨上淋巴结肿大，考虑淋巴结转移（图 3）。

应用靶向药物吉非替尼治疗，2012 年 10 月复查胸部 CT 提示纵隔淋巴结明显缩小，彩超示锁骨上淋巴结缩小（图 4）。

随访　患者持续口服吉非替尼，至 2013 年 3 月复查病情稳定。

李厚文点评

此例属 pTNM：T1bN0M0，ⅠA 期肺腺癌病例。术后各组淋巴结未见转移。但术后 EGFR 基因检测 19、21 突变，而化疗敏感试验示 GC 方案敏感，故应用 GC 方案辅助化疗 4 个周期。一年后由于纵隔淋巴结增大，应用吉非替尼作为二线用药，收到了明显效果。就临床ⅠA 期肺腺癌根治术后的患者，提倡 EGFR 基因检测发现突变就应一线应用分子靶向药（TKI），而是否联合化疗再根据患者条件而定！另外，此病例原病理诊断为腺癌，后经多方病理专家会诊，考虑为肉瘤样癌中的巨细胞癌，其特点为：由高度多形的多核和（或）单核瘤细胞组成的非小细胞癌，无鳞癌、腺癌或大细胞癌的特殊排列方式，细胞非黏附性生长伴丰富中性粒细胞浸润。但 EGFR 突变阳性且吉非替尼收效，故应进一步界定病理。

36　ⅠA 期微浸润性腺癌

病史简介

性别：男　　　出生日期：1965-03-12

现病史

患者以“刺激性咳嗽，发现左肺上叶肿物 1 年，复查发现肿物增大”于 2013 年 1 月 4 日入院。患者入院 1 年前冬春季节刺激性咳嗽加重，就诊于当地医院，行胸部 CT 检查发现左肺上叶肿物，给予抗炎治疗后，咳嗽症状缓解，1 周前咳嗽加重，复查胸 CT 发现左肺肿物较前增大。现为求进一步诊治来院，病来患者无发热，无胸痛、气促，体重无明显变化。

个人史

患者既往体健，无吸烟饮酒史，无粉尘及污染物接触史。

辅助检查

血生化检查、心肺功能检查未见明显异常。

胸部 CT（2013-01-05）见图 1。

余全身各部检查均未见异常。

术前诊断

左肺上叶腺癌；cTNM：T1aN0M0，ⅠA 期

手术情况

2013-01-08 全麻下行胸腔镜辅助左肺上叶切除，淋巴结廓清术。术后病理及免疫组化见图 2。

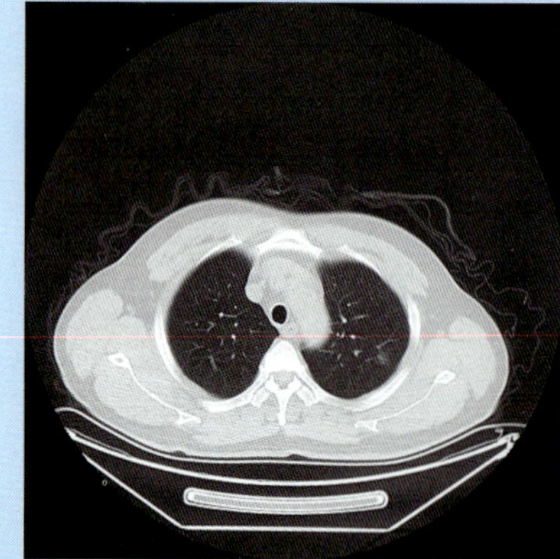
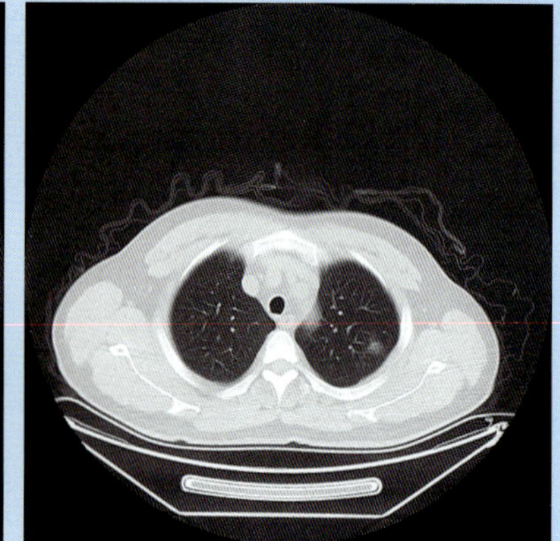

图 1　胸部 CT（2013-01-05）：左肺上叶尖后段见一磨玻璃样密度片影，边界不清，直径约 1.1cm。纵隔内未见肿大淋巴结

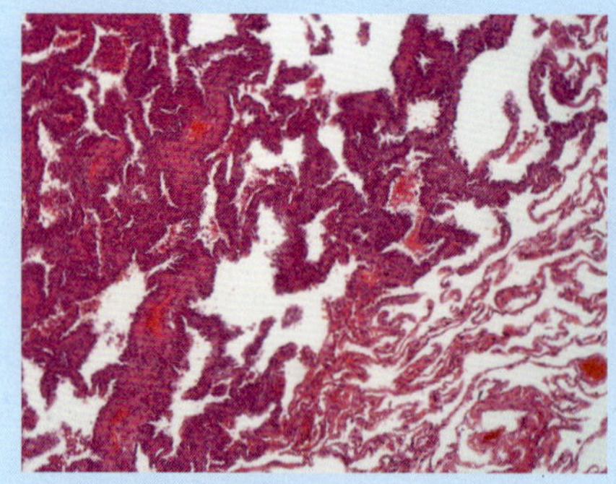
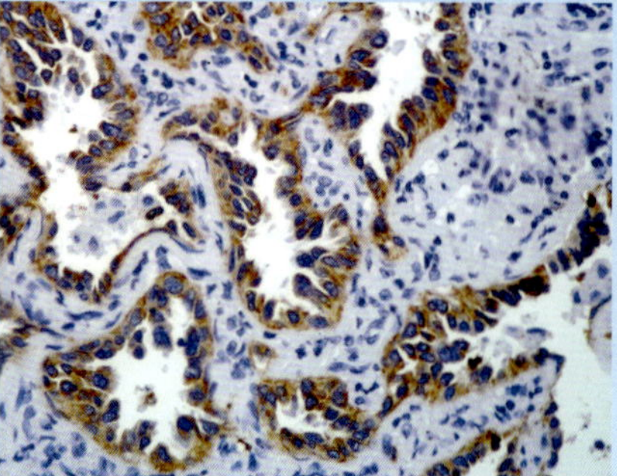
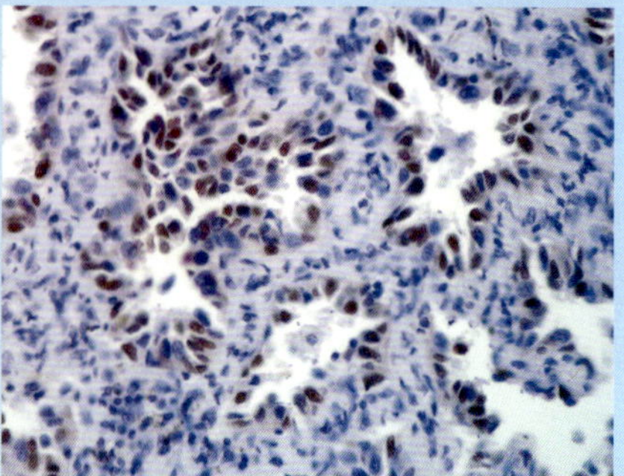

图 2　术后病理及免疫组化：肺微浸润性腺癌，肿瘤细胞由沿肺泡壁生长逐渐过渡到向间质内浸润，浸润灶≤ 5mm，贴壁生长为主的肿瘤 <3cm。淋巴结未见转移。免疫组化：CK7（+）、TTF-1（+）

确定诊断

左肺上叶腺癌，pTNM：T1aN0M0，ⅠA 期

术后治疗

术后予辅助化疗（多西他赛 75mg/m^2 d_1，顺铂 30mg $d_{1\sim3}$），已完成 3 周期。

随访

现患者术后 7 月余，至今未见局部复发及远处转移。

李厚文点评

此例属瘤细胞贴壁生长（Lepidic）为主的微浸润性腺癌，既往称非黏液型 BAC。术后应行 EGFR 基因突变检测。

37 多中心型肺鳞癌

病史简介

性别：男　　　出生日期：1962-04-29

现病史

患者以“咳嗽咳痰半月余”于2009年6月3日入我院呼吸内科，行胸部CT检查发现“左肺下叶中心型占位”，转入我胸外科治疗。病来患者无发热，无胸痛、气促，饮食及二便正常，体重无明显变化。

个人史

患者既往体健，吸烟史：20支/天 ×30年，无粉尘及污染物接触史。

辅助检查

血生化检查、心肺功能检查未见明显异常。

胸部CT（2009-06-05）见图1。

纤维支气管镜检查见图2。

余全身各部检查均未见异常。

术前诊断

左肺鳞癌；cTNM：T4N0M0，ⅢB期

手术情况

2009-06-12 全麻下行左全肺切除，淋巴结廓清术。

术后病理及免疫组化见图3。

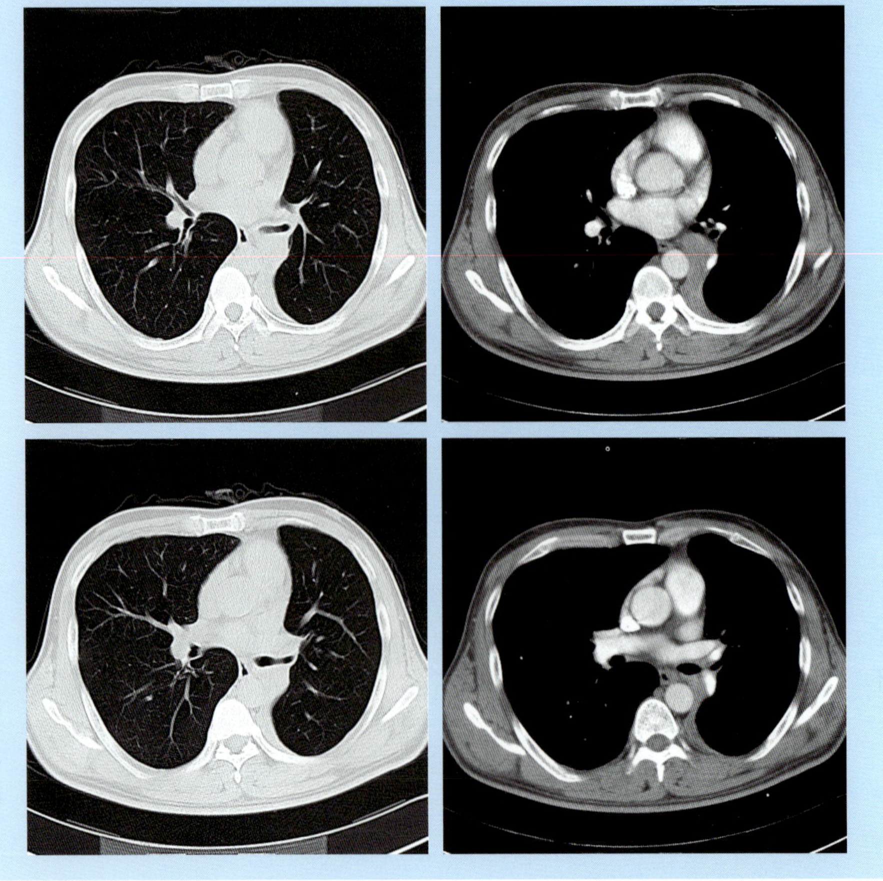

图1 胸部CT（2009-06-05）：左下肺门增大，支气管周围可见软组织密度影包绕，密度较均匀，平均CT值为53Hu左右，肺门下方病灶高密度影与下叶基底段形成不张影像。纵隔内未见确切肿大淋巴结

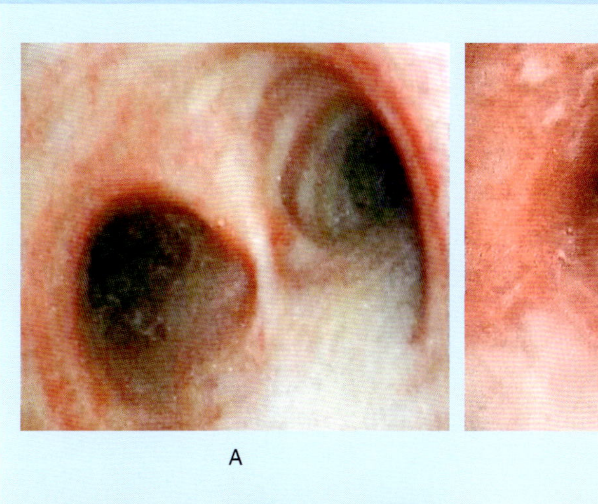
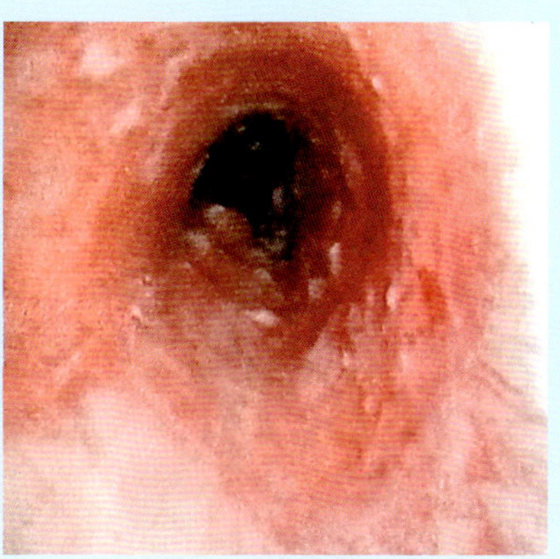

A　　B

图 2　纤维支气管镜检查：隆突锐利，气管黏膜与软骨环清晰无异常（A）。左主支气管距隆突 3cm 以远可见黏膜广泛小结节样改变，左上叶、下叶支气管及二级隆突均受侵（B）

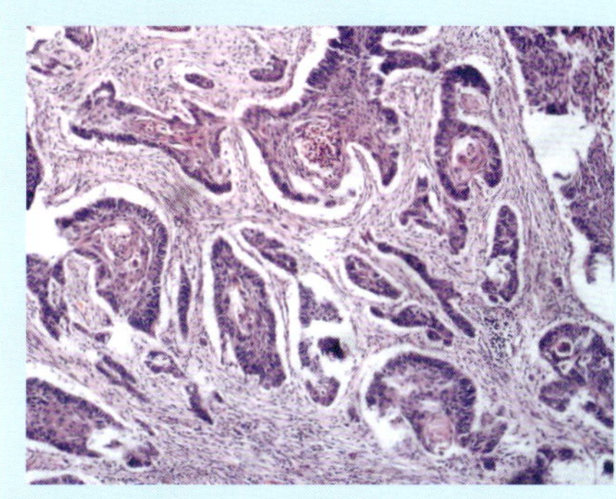
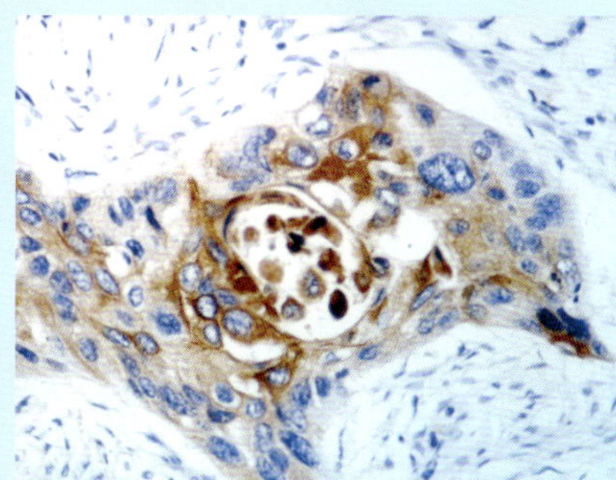
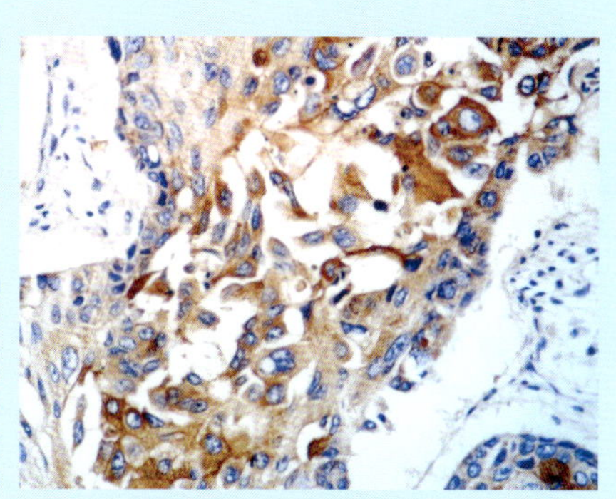

A　　B　　C

图 3　术后病理及免疫组化：诊断：肺鳞状细胞癌（中高分化），各组淋巴结转移情况（7、11 组淋巴结内见瘤组织，5、6、9、10 组淋巴结内未见瘤组织）。免疫组化：CKH（++），PCNA（+），EGFR +10%，p53（－），VEGF +5%，EMA（+）。A：HE 染色；B：CKH（++）；C：EMA（+）

确定诊断

左肺中心型鳞癌，pTNM：T4aN2M0，ⅢB 期

术后治疗

术后出现支气管胸膜瘘，抗炎对症等保守治疗后好转。术后 2 个月开始行辅助化疗 4 周期（吉西他滨 1000mg/m^2 $d_{1,8}$+ 卡铂 300mg d_1），之后定期体检复查。

随访

至 2013 年 4 月复查肿瘤无复发及转移。

李厚文点评

1. 此例在行纤支镜检查时取得了重要的手术方式选择的参考信息。在左主支气管膜部呈广泛充血及颗粒形成，这是鳞癌在重吸烟者气管内的典型表现，甚至很难划定切离界限。此例行左全肺切除，证明术者远离此处不确定区的正确决策，得以为患者赢得了 4 年生存期！

2. 在 2009 旧版 TNM 分析中，尚无关于此种类型病灶 T 的定义及描述。

专题 10

分子靶向治疗在肺癌治疗中的价值

田大力

肺癌是最常见、预后最差的恶性肿瘤之一。我国肺癌发病率及死亡率近年呈明显上升趋势，其中85% 为非小细胞肺癌（NSCLC），且大多数在确诊时已失去外科手术和多学科综合治疗的最佳时机。对于晚期 NSCLC 患者，化疗是主要的治疗措施，然其平均生存期仅为 8~10 个月。随着分子生物学研究的深入，分子靶向治疗正逐渐被受到重视，并成为未来肺癌治疗最具有希望的方法和策略。分子靶向治疗是以肿瘤细胞过度表达的某些标志性分子为靶点，选择针对性阻断剂，有效干预受该分子调控、并与肿瘤发生密切相关的信号转导通路，从而达到抑制肿瘤生长、进展及转移的效果。现仅就酪氨酸激酶抑制剂（tyrosine kinase inhibitors，TKI）在肺癌分子靶向治疗中的研究进展综述如下。

肺癌临床使用的 TKI 包括：①针对 EGFR（表皮生长因子受体）的 TKI（EGFR-TKI）：厄洛替尼、吉非替尼、西妥昔单抗、帕尼单抗；②针对 HER2 的 TKI：曲妥珠单抗；③多靶点受体 TKI：克唑替尼，凡德他尼，舒尼替尼，索拉非尼等。

（一）表皮生长因子受体酪氨酸激酶抑制剂（EGFR-TKIs）

EGFR 是原癌基因 c-erbB1 的表达产物，EGFR 基因位于第 7 号染色体短臂上（7p12），长约118kb，由 28 个外显子组成。其转录形成的 mRNA 长约 5600bp，编码的 EGFR 是相对分子质量为170kD 的跨膜糖蛋白，由 1186 个氨基酸组成。EGFR 家族（或称为人表皮生长因子受体家族，HER 家族），包括 EGFR（HER1、erbB-1），erbB-2（HER2、HER-2、p185/neu），erbB-3（HER-3），erbB-4（HER-4）。为结构相似的受体酪氨酸激酶蛋白，都包括胞外区、跨膜区、胞内区三部分。与胞外区结合的配体分子有：表皮生长因子（epidermal growth factor，EGF），转化生长因子α（transforming growth factor-α，TGF-α），B细胞生长因子（B-cell growth factor，BCGF），肝素结合表皮生长因子样生长因子（heparin-binding epidermalgrowth factor like growth factor，HBEGF）等。EGFR表达于正常上皮细胞表面，而在一些肿瘤细胞中常过表达，EGFR的过表达和肿瘤细胞的转移、浸润、预后差有关。EGFR下游的信号转导通路主要有两条：一条是Ras/Raf/ MEK/ERK-MAPK通路，而另一条是PI3K/Akt/mTOR通路。

目前针对EGFR的分子靶向治疗药物主要有2类：抗EGFR单克隆抗体和小分子EGFR酪氨酸激酶抑制剂（epidermal growth factor receptor-tyrosine kinase inhibitor，EGFR-TKI）。两者的作用机制不同。

1. 抗EGFR单克隆抗体 此类单克隆抗体通过识别EGFR细胞外部分以阻止配体EGF与EGFR结合，从而阻断细胞信号传递。西妥昔单抗（cetuximab）是一种人鼠嵌合型单克隆抗体，可竞争性地与EGFR结合，西妥昔单抗与EGFR结合后可抑制由内源性配体引起的EGFR活化，使细胞生长周期障碍，即G1期停止，细胞增殖减少，细胞凋亡增加，血管生成减少，侵袭力、转移能力降低。帕尼单抗和马妥珠单抗也属于这一类药物。

2. EGFR-TKI 此类小分子EGFR酪氨酸激酶抑制剂主要为小分子喹啉类化合物，能够与细胞内酪氨酸激酶结构域上ATP位点竞争性结合，可逆性、选择性抑制EGFR相关的酪氨酸激酶活性及细胞内磷酸化过程，进而抑制EGFR下游的信号转导，从而阻断EGFR诱导的体外肿瘤细胞的生长，加速细胞凋亡，拮抗血管生成，抑制肿瘤转移，阻断肿瘤生长。目前应用较多的EGFRTKI主要有3种：吉非替尼（gefitinib，ZD1839）即易瑞沙（iressa），厄洛替尼（erlotinib，OSI-774）即特罗凯（tarceva）和埃克替尼（icotinib hydrochloride）。

EGFR突变是靶向药物治疗奏效的一个必要前提。肿瘤对靶向治疗药物敏感则主要在于EGFR的突变，在所有患者中约有24.5%发生EGFR突变。EGFR突变主要发生于19区的746~752位密码子缺失和21区的第858位密码子点突变。突变可能引起其编码的氨基酸在空间上重新定位，增强其与ATP或TKI结合的稳定性。使用特异性的酪氨酸激酶抑制剂（TKI）阻断EGFR细胞内传导通路后将会阻断肿瘤细胞的生长、转移或诱导凋亡，且能明显提高生存率。

尽管在部分EGFR突变的NSCLC患者中，吉非替尼和厄洛替尼可以达到很好的疗效，但治疗6~12个月后发生的耐药明显限制了患者的生存时间。随着对耐药分子和细胞机制深入了解，已发现2种主要的耐药机制。第一种是T790M突变所致继发性的EGFR，即EGFR基因20号外显子编码苏氨酸的第790位T突变为M（threonine at position 790，T790M），该突变是肿瘤细胞对吉非替尼和厄洛替尼获得性耐药的重要原因。T790M引起EGFR空间构象改变，增加EGFR和ATP的亲和力，从而削弱吉非替尼或厄洛替尼和EGFR-TKI区域的结合能力，导致获得性的EGFR-TKI耐药。

MET基因扩增是TKI获得性耐药的另一原因，约20% EGFR-TKI获得性耐药的产生是由于MET基因扩增。Bean等在吉非替尼获得性耐药患者中检测到MET基因高水平扩增，明确MET基因扩增激活ErbB3 /PI3K/Akt信号途径，绕过吉非替尼治疗的靶点，导致NSCLC细胞对吉非替尼产生耐药。

（二）HER2-TKI

HER2是由原癌基因neu编码的185kD的具

有 TKs 活性的跨膜糖蛋白受体。体内未发现内源性 HER2 的配体。大约 25%~30% 的 NSCLC 过表达 HER2/neu（主要是腺癌），HER2 过表达者预后差。转染 HER2/neu 的转基因小鼠也产生了乳腺肿瘤。曲妥珠（赫赛汀，herceptin）是针对 HER2 人源化 McAb，可单药或与细胞毒性药物联合治疗转移性乳腺癌。拉帕替尼（lapatinib，tykerb，GW572016）是 HER2-TKI 小分子化合物，FDA 批准其用于治疗晚期乳癌，可抑制细胞内的 EGFR 和 HER2 的 ATP 结合位点，阻止磷酸化和二聚体形成，在 NSCLC 患者效果不明。

（三）多靶点受体 TKI

1. 棘皮动物微管相关蛋白样 4（EML4）/ 间变淋巴瘤激酶（ALK）融合基因（EML4-ALK） 该基因 N 端为 EML4 编码，C 端为 ALK 编码，在 2 号染色体的短臂上转化而成。目前已证实 EML4 包含卷曲螺旋区域的部分与 ALK 形成二聚体后间接激活该融合基因，从而激活下游异常信号通路，导致肿瘤发生。EML4-ALK 融合基因通过融合伴侣的胞外螺旋结构域，使两个 EML4-ALK 分子的激酶区相互结合，形成稳定的二聚体，通过自身磷酸化活化下游 MAPK、PI3K/AKT、JAK/STAT3 等通路，从而引起细胞向恶性转化。一项大样本研究显示 ALK 置换与非吸烟、偏年轻的腺泡型腺癌患者密切相关。

研究显示，对于有融合基因 EML4-ALK 的肺癌患者，接受克唑替尼治疗后，症状明显缓解。因 EML4-ALK 阳性人群与 EGFR 突变的优势人群重叠，且与 TKI 耐药有关，故对拟行 TKI 治疗的患者，可以首先检测 KRAS 突变状态，排除阳性后对 KRAS 阴性者进行 EGFR 突变检测，若 EGFR 突变阳性，选择 TKI 治疗，阴性则继续行 EML4-ALKK 检测，对 EML4-ALK 阳性者，才可真正排除 TKI 治疗，此为目前 EML4-ALK 融合基因检测的价值所在。

2. 凡德他尼（vandetanib，ZD6474） 为一种合成的苯胺喹唑啉化合物，能选择性抑制 VEGFR，RET 和 EGFR，对血管生成和肿瘤生长均有抑制作用。

3. 舒尼替尼（sunitnib） 是一种口服多靶向 TKI，可以抑制 VEGFR、血小板源生长因子受体（plateletderived growth factor receptor，PDGFR）α、PDGFR β、KIT、RET 和 Flt-3。

4. 索拉非尼（sorafenib，nexavar 多吉美） 是口服多激酶抑制剂，可以抑制 VEGFR，PDGFR 和 RAF 多个激酶。

5. 索拉菲尼（sorafenib） 是一种口服多靶向 TKI，可以抑制丝氨酸苏氨酸激酶 b-Raf、c-Raf 及酪氨酸激酶受体 VEGFR-1、VEGFR-2、VEGFR-3 等。索拉菲尼通过直接抑制 Ras/Raf/MEK/ERK 通路影响肿瘤的生长，并间接抑制了肿瘤血管的发生。

6. 阿法替尼（afatinib，BIBW-2992，tovok）表皮生长因子受体（EGFR）和人表皮生长因子受体 2（HER2）酪氨酸激酶的强效、不可逆的双重抑制剂。发生 T790M 二次突变的 EGFR 往往对第一代 EGFR 抑制剂吉非替尼、厄洛替尼耐药，然而 BIBW-2992 对高表达突变 EGFR 的耐药实体瘤仍然有良好的疗效。

7. BIBF-1120 BIBF1120（vargatef） 是一种新型分子靶向抗肿瘤治疗药物，是口服有效的小分子三重激酶抑制剂，可抑制 VEGFR、FGFR 和 PDGF 受体。作为口服多靶向酪氨酸激酶抑制剂，主要抑制 VEGFR、PDGFR 和 FGFR。肿瘤细胞通过分泌 FGF 激活 FGFR 信号通路而对 VEGFR 抑制剂耐受，而 BIBF-1120 因为可以同时阻断 VEGFR 和 FGFR

两条信号通路而对耐受 VEGFR 抑制剂的肿瘤仍有效。

近年来随着人们对肿瘤细胞增殖、侵袭、血管生成等过程的信号通路深入研究，新靶点的发现促进了新分子靶向药物层出不穷。目前只有几种分子靶向药物在临床中取得了明显的疗效，而大多数新靶向药物还处在实验室研究阶段或临床试验当中。近些年仍有因为难以承受的副作用或没有达到预期的疗效，新药退出临床试验的报道。如 ASA404、fgitumumab。可见，扎实的基础研究，严谨的科学设计，真实可靠的临床试验数据才是新的有效的分子靶向药物的诞生之路。比较传统化疗药物，靶向治疗药物具有不可比拟的优点，能够在治疗中针对个体差异“因材施药”，可以通过分析个体的临床表现、分子标志来指导临床的合理用药，取得更好的治疗效果。

38　ⅡA 期浸润性腺癌

病史简介

性别：女　　　　出生日期：1955-07-11

现病史

患者以“体检发现左肺占位 1 年”于 2012 年 12 月 24 日入院。患者入院 1 年前体检行胸部 CT 检查发现左肺上叶肿物，直径约 0.5cm，未系统治疗，1 周前复查胸部 CT 示左肺上叶肿物较前增大，现为求进一步诊治来院，病来患者无发热，无胸痛、气促，体重无明显变化。

个人史

患者既往体健，无吸烟饮酒史，无粉尘及污染物接触史。

辅助检查

血生化检查、心肺功能检查未见明显异常。

胸部 CT（2012-12-18）见图 1。

余全身各部检查均未见异常。

术前诊断

左肺上叶腺癌；cTNM：T1aN0M0，ⅠA 期

手术情况

2012-12-28 全麻下行胸腔镜辅助左肺上叶切除，淋巴结廓清术。

术后病理及免疫组化见图 2。

确定诊断

左肺上叶腺癌，pTNM：T1aN1M0，ⅡA 期

术后治疗

术后予辅助化疗（多西他赛 + 顺铂）规律化疗 4 周期。

随访

现患者术后 8 个月，至今未见局部复发及远处转移。

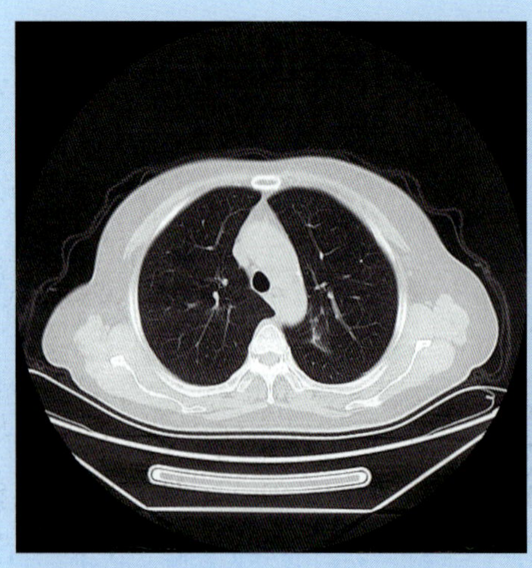
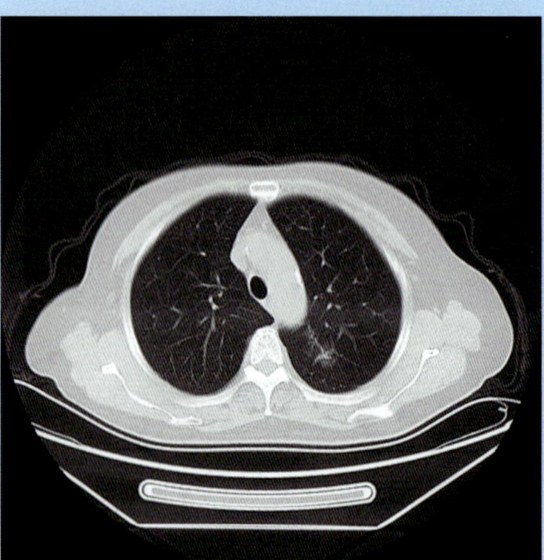

图 1　胸部 CT（2012-12-18）：左肺上叶结节影，周围可见毛刺及磨玻璃密度影，大小约 1.6cm × 1.2cm。纵隔内未见肿大淋巴结

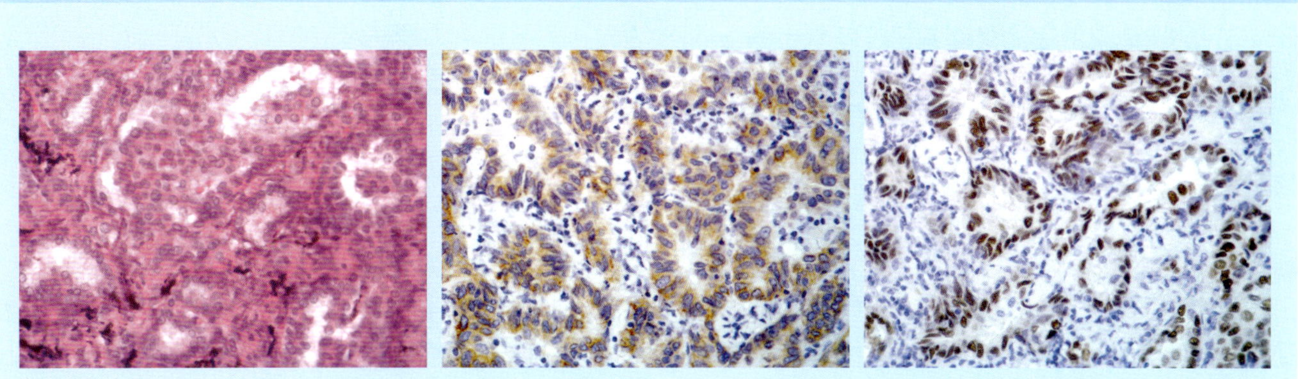

图 2 术后病理及免疫组化：浸润性腺癌，以腺泡样为主，淋巴结转移癌 1/13（分别为 5 组 0/1，10 组 0/10，11 组 1/1，12 组 0/1）。免疫组化：CKL(+)、TTF-1(+)

李厚文点评

此例在术前，因病灶很小仅 0.5cm 左右，而且呈 GGO 样（磨玻璃样）所见，未能及早手术或采取其他干预手段（如放射治疗），而拖延了 1 年。尤其黏液型或腺泡型预后较差的肺癌应争取早诊早治，并力争取得组织学进行分子靶标测定：EGFR 基因突变检测及非吸烟者 EML-4 ALK 融合基因检测。

39　肾透明细胞癌肺转移

病史简介

性别：女　　　出生日期：1948-03-29

现病史

患者以“左肾癌术后 20 个月，发现右肺中叶结节”于 2013 年 4 月 14 日入院。患者 2011 年 8 月 25 日接受左肾癌根治术，术后病理示：左肾细胞癌（透明细胞癌为主），术后定期复查，未应用任何药物及治疗。10 天前复查时发现右肺中叶单一结节。现为求进一步诊治来院，病来患者无发热，无咳嗽咳痰，无胸痛气促，近 20 天体重下降约 3.0kg。

个人史

2011-08-25 左肾癌根治术，无吸烟饮酒史，无粉尘及污染物接触史。

辅助检查

血生化检查、心肺功能检查未见明显异常。

胸部 CT（2013-04-23）见图 1。

余全身各部检查均未见异常。

术前诊断

右肺中叶结节，转移不除外；cTNM：T1aN0M0，ⅠA 期

手术情况

2013-04-23 全麻下行胸腔镜辅助微创右肺中叶包括病灶的切除术，淋巴结廓清术。

术后病理及免疫组化见图 2。

确定诊断

左肾癌术后，右肺中叶转移癌，pTNM：T1aN0M0，ⅠA 期

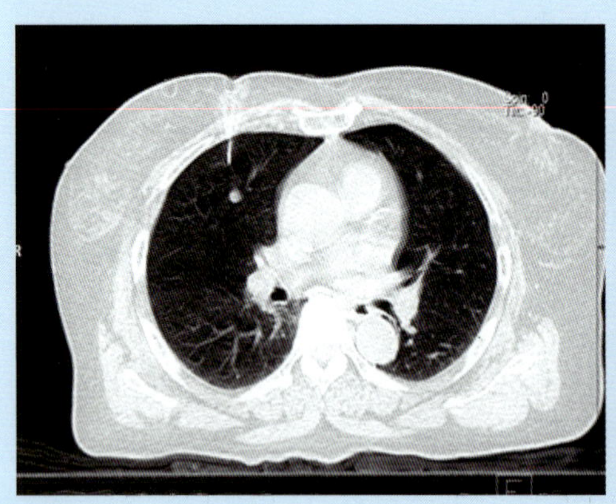

A

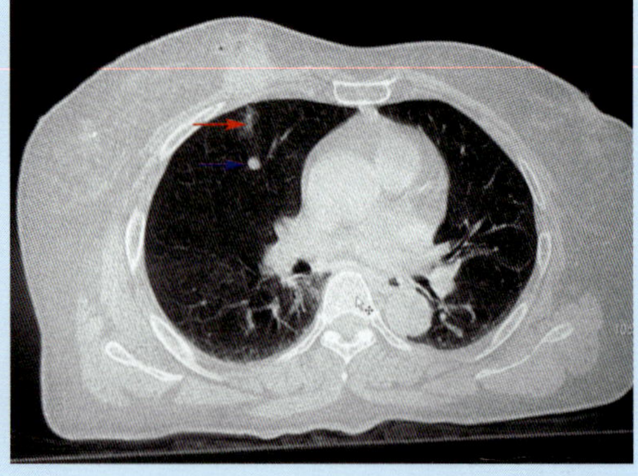

B

图 1　胸部 CT（2013-04-23）：右肺中叶内侧段见直径约 0.8cm 小结节影，边界清，可见浅分叶，密度中等均匀。A：术前经皮肺穿刺医用胶注射，肿物定位术过程中 CT，可见穿刺针；B：术前经皮穿刺注射医用胶定位肿物后 1 分钟，可见肿物前方片状高密度影像（红色箭头）

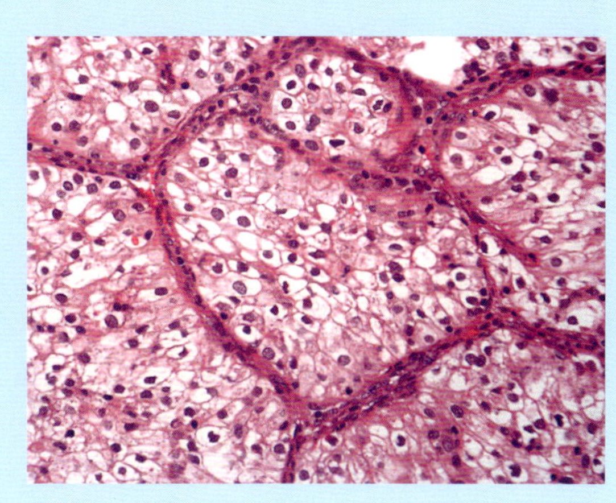

图 2 术后病理及免疫组化：（右肺中叶）透明细胞癌，结合病史，符合肾透明细胞癌转移。病史：肾透明细胞癌。二级肺门未见可疑淋巴结

姜文君、于潜点评

患者为老年女性，左肾癌术后 1 年 8 个月，常规体检胸部 CT 发现右肺中叶单一结节，因患癌史，转移性癌可能性大，各项检查无多点及远处转移征象，且各器官系统功能在允许范围内，应积极考虑手术治疗，其手术指证明确。在手术方式的选择上，由于结节 < 10mm，决定行胸腔镜辅助下病理取材及中叶切除术。且纵隔窗未显影，术中有可能触摸不到或触摸不清该小结节，对于术前该小结节的定位问题成为本病例的难点和重点。有文献报道对于肺小结节可应用 CT 引导下注射染料标记，且吲哚菁绿染料优于靛胭脂染料。也有文献报道对于周边小于 10mm 的肺结节可术前应用 CT 引导下铂金线圈定位、X 线透视引导胸腔镜切除。针对胸腔镜手术中，较难探查或触及肺部的单一毛玻璃样影（GGO）这一问题，有文献采用术中超声定位的方法。本病例中，我们在术前借助 CT 引导下用穿刺针在小结节附近注射康派特医用胶对肿瘤局部定位，医用胶在注射后很快凝固，在小结节附近形成的硬结可作为手术的标志点。医用胶安全，无过敏，且对肺及胸膜腔无任何损伤。本病例中所运用的 CT 引导下在病灶周边注射康派特医用胶定位的方法，可应用病灶直径 < 1.0cm、密度较小、术中不易触摸到的肺转移癌、早期原发性肺癌、原位癌的手术中。本次手术后建议患者行关于肾癌的基因检测（RRM1，TYMS，VEGFR1、2，PDGFR，VEGF），以决定患者是否适合靶向药物等其他手段治疗。

40　ⅢA N2 肺鳞癌

病史简介

性别：男　　　出生日期：1961-07-22

现病史

患者以“咳嗽，咳痰带血 1 个月”为主诉入院。1 个月前患者无明确诱因出现咳嗽，咳痰带血，未治疗，就诊于当地医院行胸部 CT 检查提示左肺下叶空洞性占位病变。病来患者无发热，无胸痛，体重变化不明显。

个人史　患者既往体健，吸烟 20 支 / 天 ×30 年，啤酒每天 500ml。无粉尘及污染物接触史。

辅助检查

血生化检查、心肺功能未见明显异常。

胸部 CT（2012-12-13）见图 1。

纤维支气管镜见图 2。

余全身各部检查均未见异常。

术前诊断

左肺下叶占位性病变，鳞癌可能性大；cTNM：T2bN2M0，ⅢA 期

手术情况

2012-12-24 全麻下行左肺下叶切除，淋巴结廓清术。术后病理及免疫组化见图 3。

确定诊断

左肺下叶鳞癌，T2bN2M0，ⅢA 期

术后治疗

术后行 EGFR 基因检测无基因突变（下表），未用靶向相关治疗。应用 DC 方案（多西他赛 + 卡铂）规范化疗 4 周期后定期体检复查。

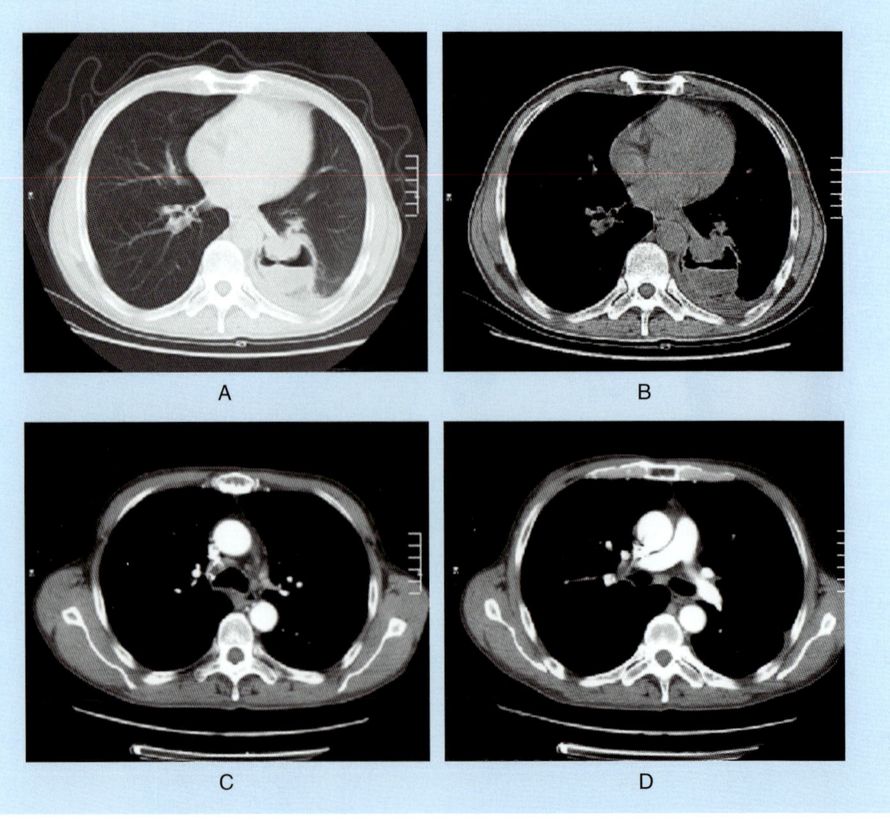

图 1　A、B：左肺下叶后基底段可见空洞性占位病变，洞壁厚薄不均，最大层面大小约 50cm×57mm，其内可见液平面，增强扫描空洞壁不均匀强化，左侧胸腔积液；C、D：纵隔居中，内见多个稍大淋巴结

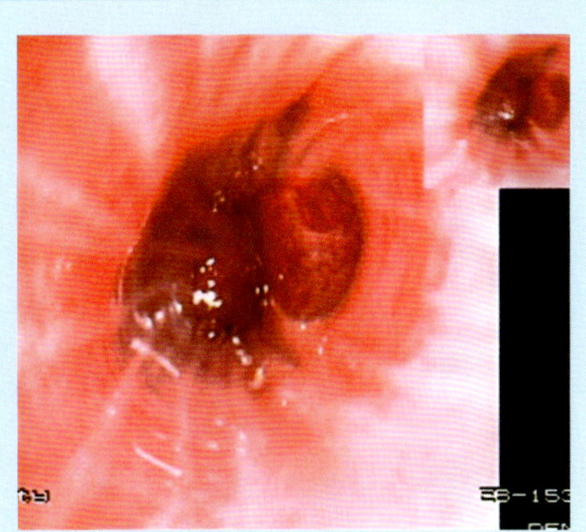

图 2 纤维支气管镜：气管环清晰，黏膜正常，隆突锐利，血管纹理清晰，右肺支气管段以上开口正常，未见新生物。左肺二级隆突黏膜光滑，左下叶 B10 管口可见新生物阻塞管口，取病理，余左下叶段以上管口未见新生物，左上叶管口内侧壁略呈外压性改变，表面黏膜光滑完整，左固有上叶及左舌叶管口未见新生物。术前病理回报：鳞癌

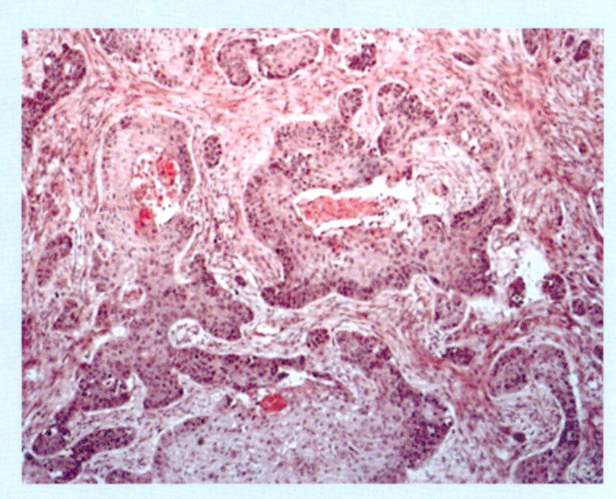

图 3 术后病理：中分化鳞癌，气管切缘净。L8、10、11、12 组见淋巴结转移，L5、6、7、9 组未见转移。免疫组化结果：P53（-），VEGF（-），Ki67 60%（+）

表　EGFR 基因检测结果：无基因突变

检测项目	外显子 / 密码子	突变类型	检测结果
			ARMS 法
EGFR 基因 29 种突变检测	Exon-19	19del	-
	Exon-21	L858R	-
	Exon-20	T790M	-
	Exon-20	20-Ins	-
	Exon-18	G719X	-
	Exon-20	S768I	-
	Exon-21	L861Q	-
备注			

随访

现患者术后 8 个月，至今未见局部复发及远处转移。

李厚文点评

1. 左肺下叶空洞型圆形肿物，伴厚壁及液平面。

2. 纤支镜取材证实为肺鳞癌，肿瘤常见空洞形成，是由于肿瘤部分坏死造成，这也是鳞癌的特征之一。纤支镜检查不仅是为了取得病理，更对气管及二级支气管是否受侵进行术前判断，是肺鳞癌术前必检的项目，尤其患者为重吸烟者！

3. 术前胸部 CT 已见纵隔淋巴结多组增大，属ⅢA 期，病肺一个叶的切除是为了减少术后并发症。适度的淋巴结取样，而不行全肺切除，不苛求扩大根治术是合理选择！

4. 术后一线应用 DC 方案化疗，如有复发，可应用 GC 方案二线治疗。

专题 11

肺癌姑息治疗

关庆楠　孙长博　李厚文

21 世纪人类恶性肿瘤的发生率呈逐年上升趋势，恶性肿瘤在我国已为第一死亡原因。我国肿瘤每年新发病例约为 312 万例，平均每天 8550 人，全国每分钟有 6 人被诊断为癌症。肺癌是发病率和死亡率最高的恶性肿瘤，占全部恶性肿瘤死亡的 22.7%，且发病率每年增长 26.9%，发病率和死亡率仍在继续迅速上升。预计到 2025 年，我国肺癌病人将达 100 万，成为世界第一肺癌大国。近 10 年来，随着分子生物学、细胞生物学、免疫学等相关学科的飞速发展，新的治疗理念和方法层出不穷，多种抗癌新药物和综合治疗方法的广泛应用，肺癌的治疗效果明显，长期无病生存率和 5 年生存率显著提高。然而由于肿瘤的异质性及当前诊断手段的限制，相当多的肿瘤患者尤其是肺癌患者在确诊时已属中晚期，80% 以上患者需要进行姑息治疗，姑息治疗伴随肿瘤的诊断而开始，而且随肿瘤的进展逐渐占据主要位置（图 1）。

姑息治疗的概念

姑息治疗是指对于那些严重威胁生命的疾病，虽然不能根治，但却能改善患者及其家属生活质量的治疗方法，通过早期及时地诊断、准确地评估及

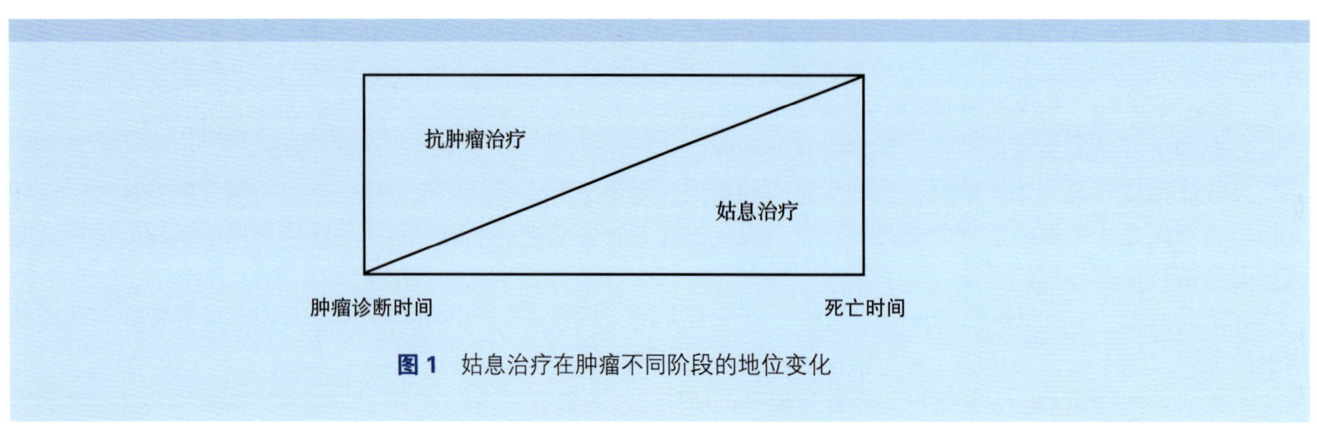

图 1　姑息治疗在肿瘤不同阶段的地位变化

合理地防治来达到缓解患者的疼痛和解决其他躯体、社会、心理及精神等各种问题。姑息治疗属于支持性治疗，其目的是改善患者和家属的生存质量；帮助患者以较平静的心境和较强的毅力面对困难；帮助患者积极地生活直至死亡；帮助家属面对现实、承受打击等。姑息治疗最重要的目标是缓解因恶性肿瘤本身或治疗恶性肿瘤的措施所导致的各种症状和并发症，使患者达到和维持躯体、情感、精神、职业和社会行为能力的最佳状态，从而减轻患者的躯体痛苦和心理负担。

姑息治疗的范围

恶性肿瘤姑息治疗的范围最早局限于对一些已经无法治愈的晚期肿瘤患者进行对症支持治疗、护理和康复治疗。由于认识的局限和观念的相对狭隘，过去姑息治疗在肿瘤综合治疗中常处于较为边缘的地位。近年来，随着肿瘤诊治水平的不断提高以及恶性肿瘤患者生存期的不断延长，医生对恶性肿瘤姑息治疗的认识也在不断深入，其范畴也在不断拓展。姑息治疗范围的拓展也带来了治疗模式的改变，使得姑息治疗在抗肿瘤治疗中的地位越发重要，康复和姑息治疗学已经成为一门独立的新兴学科。现代姑息治疗的范围主要包括：对疼痛的控制；对肿瘤伴随症状（尤其是各种肿瘤急症）或抗肿瘤治疗所致不良反应的预防、诊断、评估和治疗；心理辅导和护理；对其他非肿瘤性疾病的预防和治疗；末期恶性肿瘤患者的临终关怀及善终服务；姑息治疗领域相关科研和宣传教育等。

姑息治疗的原则、内容与阶段

1. 姑息治疗的原则　姑息治疗的核心原则是理论研究和临床实践中必须时刻注意的准则，包括：患者的自主权，即尊重患者的选择；行善，即治疗措施的根本出发点是有益于患者的生存质量；非侵袭性，即治疗过程中采取伤害最小的方法；公平性，即公平地使用有限的社会资源。上述几项核心原则以尊重生命为背景，将死亡视作自然发生的事件，期望患者能够配合医生的治疗措施，平静地接受这一最终不可避免的结果，反映了姑息治疗的伦理学属性。

2. 姑息治疗的内容

（1）适度治疗：即保持必要的适度治疗，避免不必要的过度治疗。这既是医学原则，也是伦理学原则，尤其对晚期恶性肿瘤的姑息治疗非常关键。在无法根治的情况下应避免可能进一步损伤体质的治疗，如非必要的放疗、高强度的化疗或不必要的手术，以免增加患者痛苦、反而缩短其生存期。长期以来，人们过分追求抗肿瘤效果，往往忽视了姑息治疗手段的合理运用，结果由于抗肿瘤治疗造成的不良反应反而降低了许多患者的生存质量，很多时候患者本已脆弱的机体承受不了治愈性治疗的打击，寿命反而缩短，同时增加了医疗成本。

（2）无痛治疗：即遵照 WHO 疼痛治疗三阶梯的要求，结合患者实际情况制定个体化的治疗方案，尽可能控制或消除疼痛，这是恶性肿瘤晚期患者姑息治疗的重要任务之一，也是当前大多数医院恶性肿瘤姑息治疗领域开展的主要工作。实际应用中应尽可能采用口服或贴剂等无痛苦的方式给药，同时应有规律地按时给药，并根据疼痛的等级变化逐步调整用药。

（3）个体化治疗：在姑息治疗开始前必须首先明确诊断，综合既往病史及目前状况进行病情评估，根据患者病情变化、体质等具体情况的差异选择合适的治疗方案。要注意引起症状（如疼痛）的原因既可能是恶性肿瘤本身，也可能是抗肿瘤治疗的毒副作用或与肿瘤相关的关联事件或者用一元论无法概括的其他并发疾病。治疗方案的选择还应根据恰当的问诊来确定，在治疗过程中，应定期重新评估，根据病情和疗效调整治疗方案。

（4）注重心理治疗：采取有针对性的措施改善或消除恐惧、焦虑、悲观、失望甚至轻生等消极心理；辅导患者及家属肯定生命，并把死亡看成一个正常的过程，对死亡过程既不加速也不刻意延缓；对患者进行全身心的照顾，使其尽可能主动生活，这些都可能对疾病治疗起到有利作用。

（5）全面细致护理：全面护理是姑息治疗的重要环节，包括皮肤黏膜基础护理、呼吸道管理、生活护理、心理护理等，对缓解症状、提高生活质量具有重要意义。高质量的护理需要掌握娴熟的护理技术，应尽可能减少患者的痛苦和恐惧，提高治疗效果。这些需要医生和护士紧密合作、加强交流，同时对护理人员的献身精神也提出了极为严格的要求。

3. 姑息治疗的三阶段　姑息治疗应该贯穿于恶性肿瘤治疗的始终，应该让患者尽早的建立起姑息治疗的概念，确保抗肿瘤治疗的合理应用，使各种治疗手段均处于使患者受益的理念。根据恶性肿瘤病变的发展，恶性肿瘤姑息治疗大致分为三个阶段：第一阶段，抗肿瘤治疗与姑息治疗相结合，治疗对象为可能根治的恶性肿瘤患者，此阶段姑息治疗主要是缓解恶性肿瘤进展和抗肿瘤治疗所导致的各种症状，进行对症支持治疗，保障患者在治疗期间的生活质量和机体状态；第二阶段，抗肿瘤治疗可能不再获益时，以姑息治疗为主，治疗对象为无法根治的晚期恶性肿瘤患者，姑息治疗主要是缓解症状、减轻痛苦、改善生活质量；第三阶段，为预期生存时间仅为几天至几周的终末期恶性肿瘤患者提供临终关怀治疗及善终服务。

姑息治疗的方式

姑息性手术：恶性肿瘤发展到晚期时通常无法行根治手术，但为了减轻肿瘤本身或间接所造成的痛苦、延长患者生命，可进行姑息性手术（包括介入治疗）。如姑息性肿瘤切除术、气管内支架术、抽胸水减压等。姑息性手术的实施必须严格掌握适应证。

姑息性化疗：姑息性化疗在中晚期恶性肿瘤患者治疗中的应用尚存在争议。最新随机对照研究结果证实，一般情况较好的晚期非小细胞肺癌患者早期接受姑息性治疗可显著改善生活质量和显著延长生存期；小细胞肺癌晚期，由小剂量开始化疗可以缓解危重期，延长生存期。在采用姑息性化疗前应根据患者全身情况、肿瘤病理类型及化疗药耐药情况等充分评估疗效和不良反应。化疗应该作为姑息治疗的常规组成部分，在疾病早期即应该渗透姑息性化疗的观念，很多时候可以与治愈性治疗同时进行，两者并不矛盾。

姑息性放疗：姑息性放疗是指应用放疗方法治疗晚期肿瘤或复发、转移灶，以达到改善症状的目的。姑息性放疗常用于缓解肺癌骨转移所致的骨痛，以及原发或转移性肺癌引起的咯血，肿瘤浸润引起的压迫、梗阻等。

此外，祖国传统医学是肿瘤姑息治疗的重要途径之一，中西医结合辨证施治能够提高抗肿瘤效果，减少复发和转移，延长患者生存期，在提高患者生存质量方面有独到的优势。

肿瘤及治疗产生的症状的姑息治疗

肿瘤可引起许多症状，抗肿瘤治疗亦可致多种不良反应，肿瘤及治疗过程中产生的常见症状包括疼痛、厌食、失眠、疲劳、体重下降、口干、恶心、呕吐、腹泻、呼吸困难、抑郁、焦虑、意识模糊等可多达 30 余种。据报告每位癌症患者可能出现的症状的中位数为 8 个（范围 0~30 个），多数症状的处理均有随机对照试验或其他临床验证依据可循，已成为较为规范的处理依据，关键在于医生能对这些症状及并发症做到早诊、早治。如高钙血症（双膦酸盐、水化、降钙素等），肿瘤性贫血（红细胞生成素），骨转移伴疼痛（放疗、全身化疗、双膦酸盐），疼痛（依三阶梯止痛方案），脑转移的治疗（放疗、皮质激素、脱水），厌食（地塞米松、甲地孕酮），便秘（乳果糖、番泻叶），腹泻（易蒙停、思密达），恶心、呕吐（地塞米松、胃复安、恩丹西酮），粒细胞减少（粒细胞集落刺激因子），脊髓压迫（手术、减张、地塞米松、放疗），抑郁（三环类药物或选择性 5-HT 再摄取抑制剂），带状疱疹（抗病毒、止痛），上腔静脉压迫综合征（地塞米松、化疗、放疗），深静脉血栓（肝素、低分子肝素）。具体药物应用请参考国际临终关怀及姑息治疗协会（IAHPC）颁布的《姑息治疗基本药物目录》。

41 ⅢA N2 浸润性腺癌

病史简介

性别：女　　　出生日期：1966-06-19

现病史

患者以“咳嗽1个月”为主诉入院。1个月前患者无明确诱因出现咳嗽，为干咳，未予任何治疗，症状无好转，就诊于当地医院行胸部CT检查提示左肺下叶软组织肿物。病来患者无发热，无胸痛、气促，体重无明显变化。

个人史

患者既往体健，吸烟5支/天 ×20年，无粉尘及污染物接触史。

辅助检查

血生化检查、心肺功能检查未见明显异常。

胸部CT（2012-12-10）见图1。

纤维支气管镜见图2。

余全身各部检查均未见异常。

术前诊断及分期

左肺下叶占位性病变，腺癌可能性大；T1bN2M0，ⅢA期

手术情况

2013-01-05 全麻下行左肺下叶切除，淋巴结廓清术。

术后病理及免疫组化见图3。

确定诊断及分期

左肺下叶腺癌，T1bN2M0，ⅢA期

术后治疗

EGFR基因检测（下表）提示Exon-19外显子突变（ARMS法）。

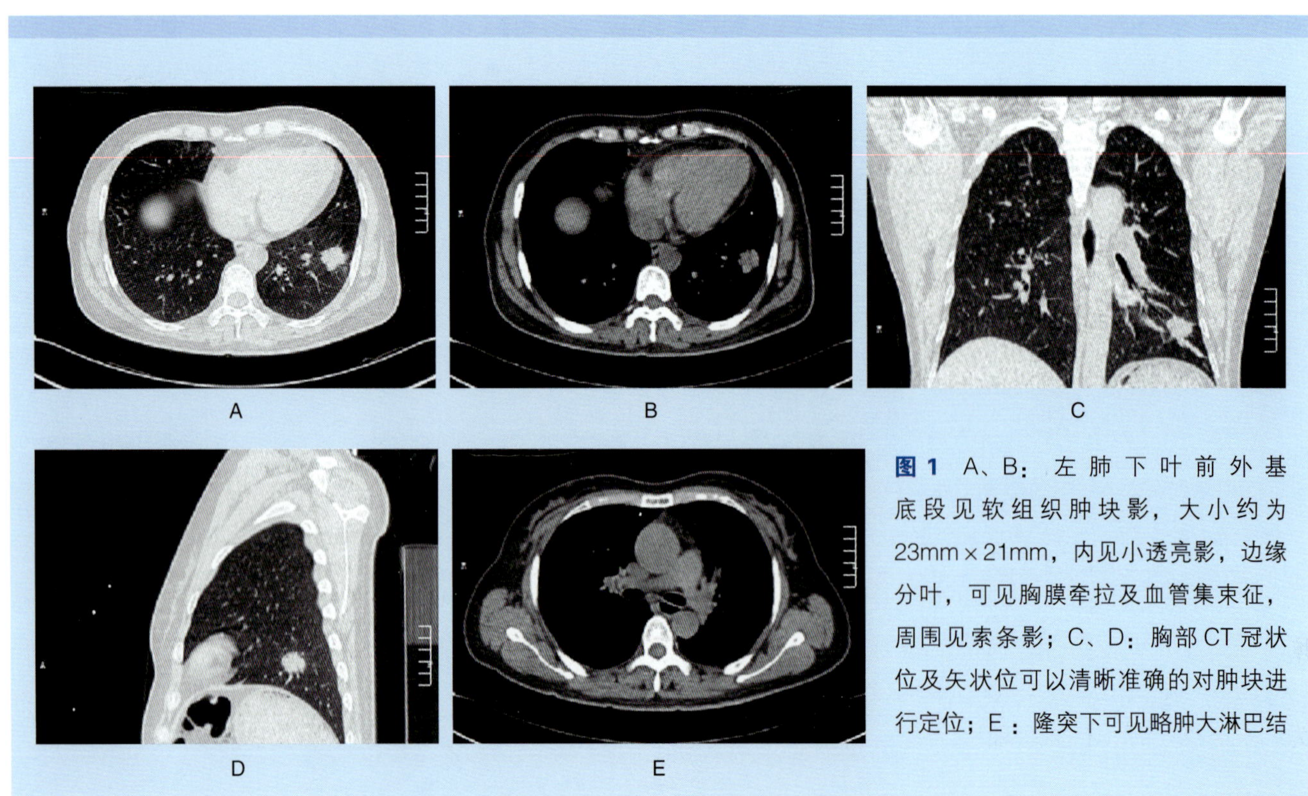

图1 A、B：左肺下叶前外基底段见软组织肿块影，大小约为23mm×21mm，内见小透亮影，边缘分叶，可见胸膜牵拉及血管集束征，周围见索条影；C、D：胸部CT冠状位及矢状位可以清晰准确的对肿块进行定位；E：隆突下可见略肿大淋巴结

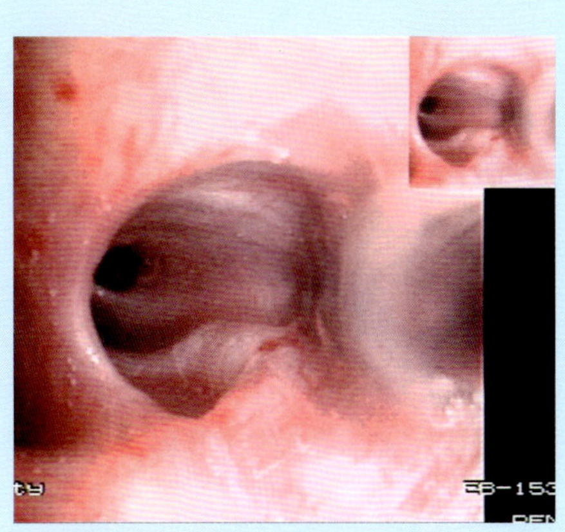

图 2 纤维支气管镜：气管环清晰，黏膜正常，隆突锐利，血管纹理清晰。左肺支气管段以上开口正常，未见新生物。右中叶 B4 管口一侧壁可见一索条样隆起，大小约 0.4cm × 0.8cm，表面黏膜光滑，可见血管网，触之质地软，未取病理。余右肺支气管段以上开口正常，未见新生物

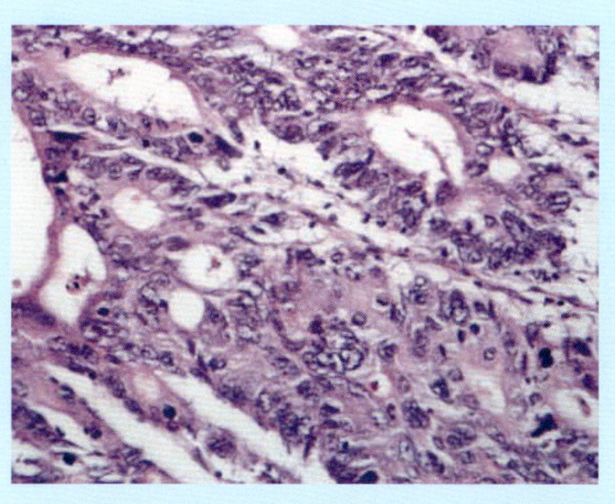

图 3 术后病理及免疫组化：腺泡性为主的浸润性腺癌。L7、12、13 组见淋巴结转移，L5、6、9、10、11 组未见转移。免疫组化结果：CK5/6（－）、CK8/18（++）、CK14（－）、CK7（++）、P63 少数细胞（+）、TTF-1（+）

口服吉非替尼治疗，未行术后化疗。

表 EGFR 基因检测结果：Exon-19 外显子突变

检测项目	外显子 / 密码子	突变类型	检测结果
			ARMS 法
EGFR 基因 29 种突变检测	Exon-19	19del	+
	Exon-21	L858R	－
	Exon-20	T790M	－
	Exon-20	20-Ins	－
	Exon-18	G719X	－
	Exon-20	S768I	－
	Exon-21	L861Q	－
备注			

随访

现患者术后 7 个月余，至今未见局部复发及远处转移。

李厚文点评

1. 以“无痰干咳”为主要症状，不发热、女性、20 年吸烟史、47 岁。

2. 左肺下叶分叶状硬性结节，密度较大，边缘不整，血管集束征，尤其结节中有小空泡征，隆突下淋巴结增大。虽然瘤体 < 3.0cm，但已具备手术条件，无特殊情况，可不行术前病理取材，直接行手术切除。

3. 术后 EGFR 基因突变检测 Exon-19 外显子突变，虽然已有 N2 淋巴结转移，术中已廓清，将吉非替尼用为术后一线用药，视为合理！

42 ⅡB 期空洞型浸润性腺癌

病史简介

性别：女　　出生日期：1965-11-08

现病史

患者以“咳嗽一年”为主诉入院。患者一年前无明确诱因出现咳嗽，为干咳，间断治疗，症状持续无明显好转，2013-01-17 就诊于当地医院行胸部CT检查提示右肺上叶肿物。病来患者无发热，无胸痛、气促，体重无明显变化。

个人史

患者既往体健，无烟酒嗜好，无粉尘及污染物接触史。

辅助检查

血生化检查、心肺功能检查未见明显异常。

胸部 CT（2013-01-17）见图 1。

纤维支气管镜见图 2。

余全身各部检查均未见异常。

术前诊断及分期

右肺上叶占位性病变，恶性可能性大；T2bN0M0，ⅡA 期

手术情况

2013-01-23 全麻下行右肺上叶切除，淋巴结廓清术。

术后病理及免疫组化见图 3。

确定诊断及分期

右肺上叶腺癌，T2bN1M0，ⅡB 期

术后治疗

EGFR 基因检测见下表。

口服吉非替尼治疗，未行术后化疗。

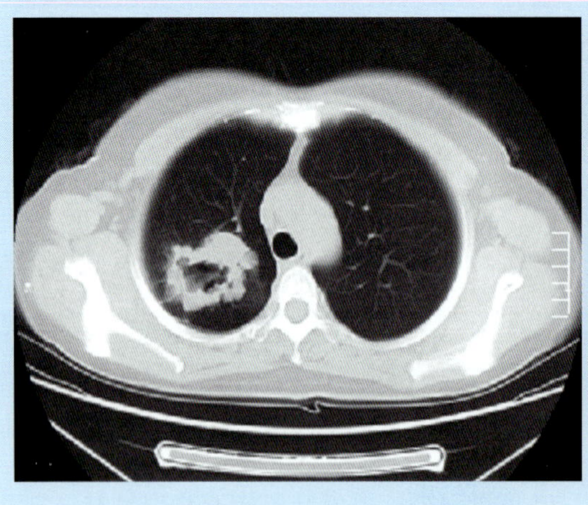
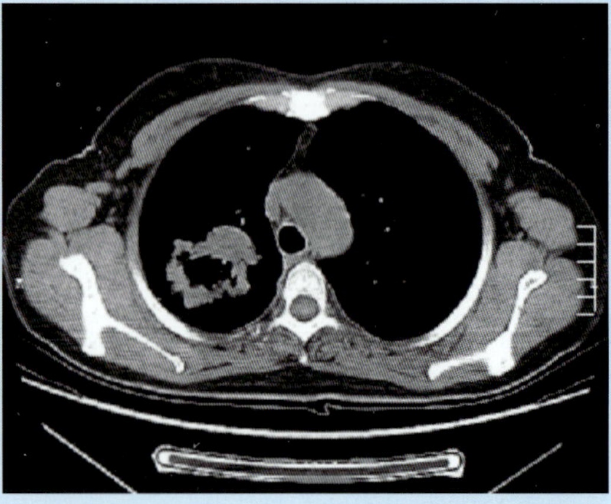

图 1　胸部 CT：右肺上叶见分叶状肿块影，大小约 63mm × 52mm，内可见空洞形成，壁厚，边缘有毛刺，增强后病灶不均匀强化。纵隔内未见明显肿大的淋巴结

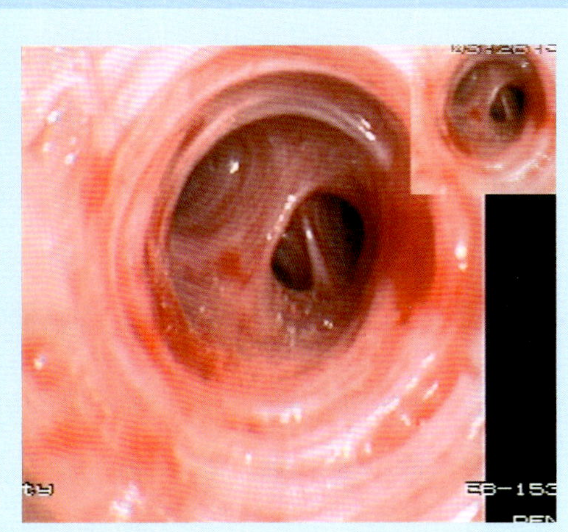

图 2　纤维支气管镜：气管环清晰，黏膜正常，隆突锐利，血管纹理清晰，左肺支气管段以上开口正常，未见新生物。右上叶 B3a 管口可见新鲜血迹，管口未见新生物，余右上叶管口未见新生物，右中叶管口未见新生物，右下叶管口未见新生物

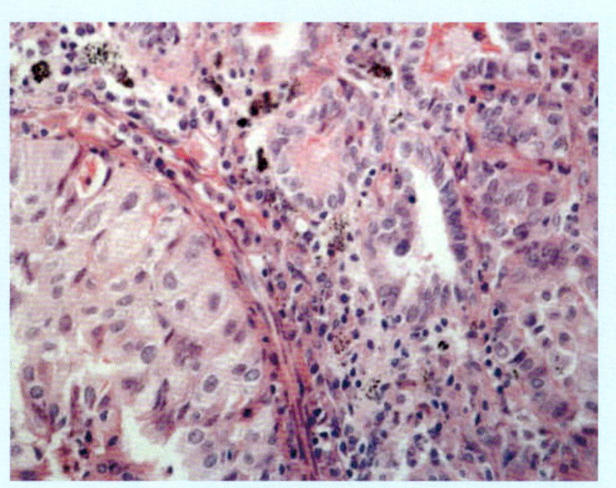

图 3　术后病理：腺泡性为主的浸润性腺癌。L12 组见淋巴结转移，L2、3、4、7、8、9、10、11 组未见转移淋巴结。免疫组化结果：CK20 部分细胞（+），CK7（++），CK14（–），CK5/6（–），CK8/18（++），p63（–），TTF-1(++)

表　EGFR 基因突变检测结果：Exon-21 外显子突变（ARMS 法）

检测项目	外显子 / 密码子	突变类型	检测结果
			ARMS 法
EGFR 基因 29 种突变检测	Exon-19	19del	–
	Exon-21	L858R	+
	Exon-20	T790M	–
	Exon-20	20-Ins	–
	Exon-18	G719X	–
	Exon-20	S768I	–
	Exon-21	L861Q	–
备注			

随访

现患者术后 7 个月，至今未见局部复发及远处转移。

李厚文点评

右肺上叶尖段 > 6cm 空洞型结节影，壁不整性增厚，术前胸部 CT 纵隔淋巴结未见增大。而术后免疫组化：CK7（++），TTF-1（++），CK8/18（++）等证实为腺泡性为主的浸润性腺癌。临床上空洞性腺癌实属少见。此例 EGFR 基因检测提示 Exon-21 外显子突变，作为一线即应用吉非替尼治疗，可能获得更好预后！

43 ⅢA N2 小病灶浸润性腺癌

病史简介

性别：男　　出生日期：1953-10-17

现病史 患者因体检发现右肺上叶占位病变，就诊于当地医院。病来患者无发热，无咳嗽咳痰，无胸闷气短，体重无明显变化。

个人史 患者既往健康，无烟酒嗜好，无粉尘及污染物接触史。

辅助检查 血生化检查、心肺功能未见明显异常。

胸部 CT（2012-10-10）见图 1。

纤维支气管镜见图 2。

余全身各部检查均未见异常。

术前诊断及分期 右肺上叶占位性病变，性质待定；T1aN0M0，ⅠA 期

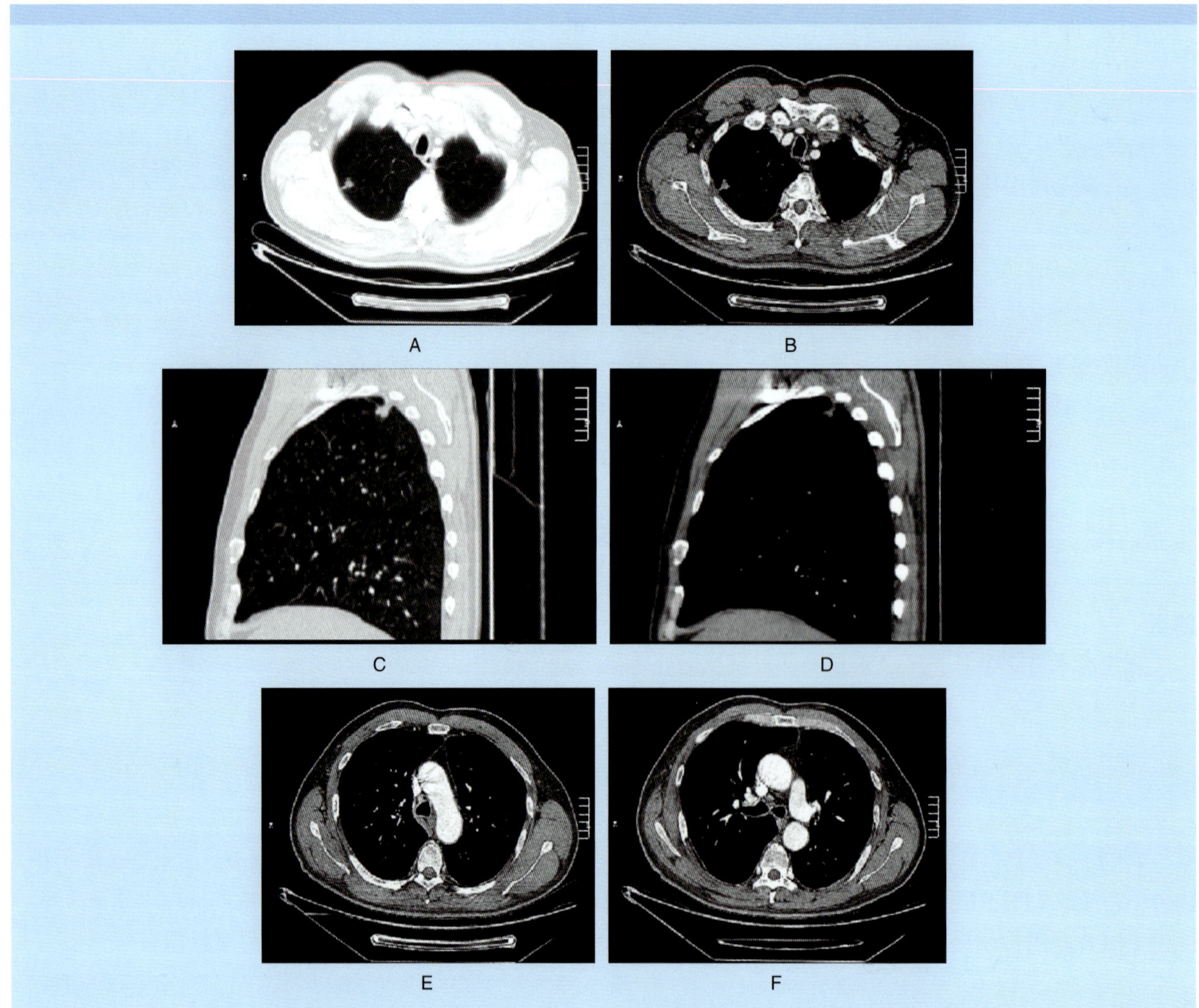

图 1 A、B：右肺上叶可见一结节影，大小约 12mm × 11mm，密度不均匀，边缘可见毛刺，牵拉胸膜；C、D：胸部 CT 矢状位可见结节位于右肺上叶尖段，局部有胸膜牵引征；E、F：纵隔居中，未见明显肿大淋巴结

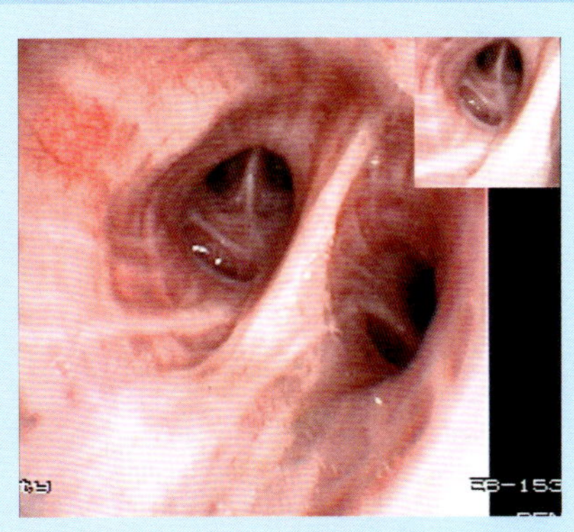

图 2 纤维支气管镜：气管环清晰，黏膜正常，隆突锐利，血管纹理清晰，左右肺支气管段以上开口正常，未见新生物

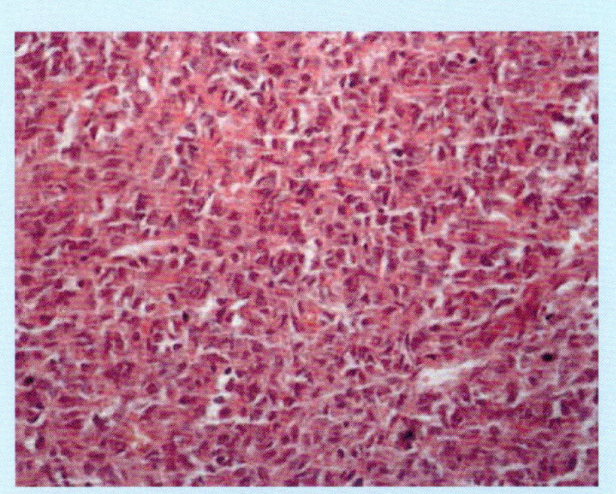

图 3 术后病理：腺泡为主的浸润性腺癌。L2R、4R 组见淋巴结转移，L7、8、9、10、11 组淋巴结未见转移。免疫组化结果：CK5/6（-）、CK8/18（++）、CK14（-）、CK7（++）、P63 少数细胞（+）、TTF-1（+）、CD56（-）、syn（-）、CgA（-）、CEA（+++）

手术情况 2012-10-18 全麻下行右肺上叶切除，淋巴结廓清术。

术后病理及免疫组化见图 3。

确定诊断 右肺上叶腺癌，T1aN2M0，ⅢA 期

术后治疗 术后行 EGFR 基因检测无基因突变（下表），未用靶向相关治疗。

应用 TP 方案（紫杉醇 + 顺铂）规范化疗 1 周期，纵隔淋巴区放疗同步 TP 方案化疗 1 周期后又行 TP 方案化疗 4 周期，定期体检复查。

表 EGFR 基因检测结果：无基因突变

检测项目	外显子 / 密码子	突变类型	检测结果 ARMS 法
EGFR 基因 29 种突变检测	Exon-19	19del	–
	Exon-21	L858R	–
	Exon-20	T790M	–
	Exon-20	20-Ins	–
	Exon-18	G719X	–
	Exon-20	S768I	–
	Exon-21	L861Q	–
备注			

随访

现患者术后 10 个月，至今未见局部复发及远处转移。

李厚文点评

此例术前 cTNM：T1aN0M0，ⅠA 期，肺腺癌？胸部 CT 见右肺尖近胸壁小结节有胸膜牵引征，且其中见一密度较大的点状影。术中病理回报为腺癌，遂行右肺上叶切除，淋巴结廓清术。术后病理为低分化腺癌，见 L2、4 组淋巴结转移，IHC 示：CK7（++）、CK8/18（++）、TTF-1（+）。尤其 EGFR 基因检测无基因突变，故根据患者情况应同时行 EML-4 ALK 融合基因检测！此种“小病灶大转移”肺腺癌，是否用多靶点索拉菲尼尚不能肯定。

44　ⅢA N2 肺鳞癌

病史简介

性别：男　　　　　出生日期：1948-08-14

现病史

患者以“咳嗽 2 个月”为主诉入院。2 个月前患者无明确诱因出现咳嗽，偶有咳痰，无痰中带血，未予特殊治疗，症状未见明显好转。遂就诊于当地医院行胸部 CT 检查提示右肺上叶肿物。病来患者无发热，无胸痛及胸闷气短，体重无明显变化。

个人史

患者既往体健，吸烟 20 支 / 天 ×30 年，无粉尘及污染物接触史。

辅助检查

血生化检查、心肺功能未见明显异常。

胸部 CT（2012-09-10）见图 1。

纤维支气管镜见图 2。

余全身各部检查未见异常。

术前诊断及分期

右肺上叶占位性病变，鳞癌可能性大；T1bN2M0，ⅢA 期

手术情况

2012-11-01 全麻下行右肺上叶切除，淋巴结廓清术。

术后病理及免疫组化见图 3。

确定诊断及分期

右肺上叶鳞癌，T1bN2M0，ⅢA 期

术后治疗

术后行 EGFR 基因检测无突变，未用靶向相关治疗（下表）。

应用 GP 方案（吉西他滨 + 顺铂）规范化疗 4 周期后定期体检复查。

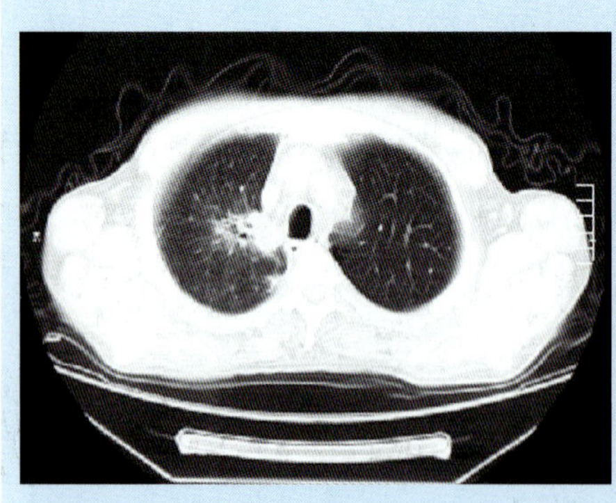
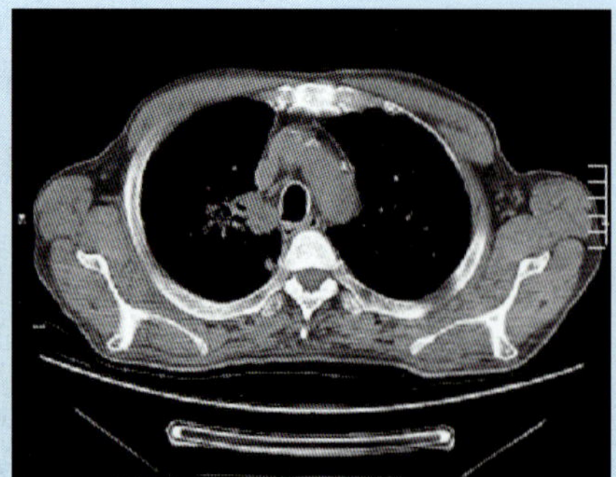
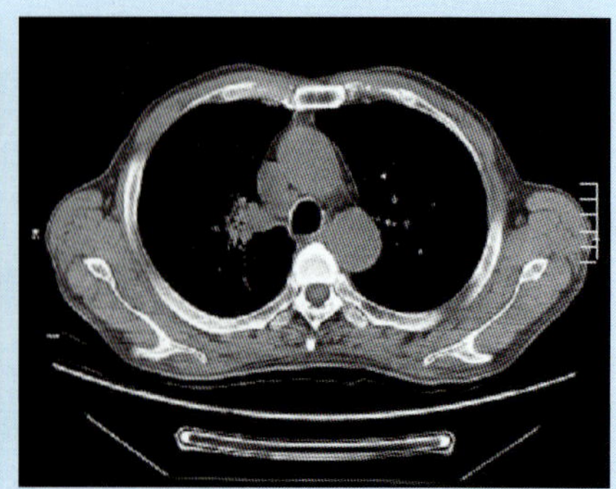

图 1　胸部 CT：右肺上叶近气管旁见软组织密度结节影，大小约 28mm×23mm，增强扫描不均匀强化，该结节影向肺野内有散在模糊斑片及索条影。纵隔内可见明显肿大淋巴结影

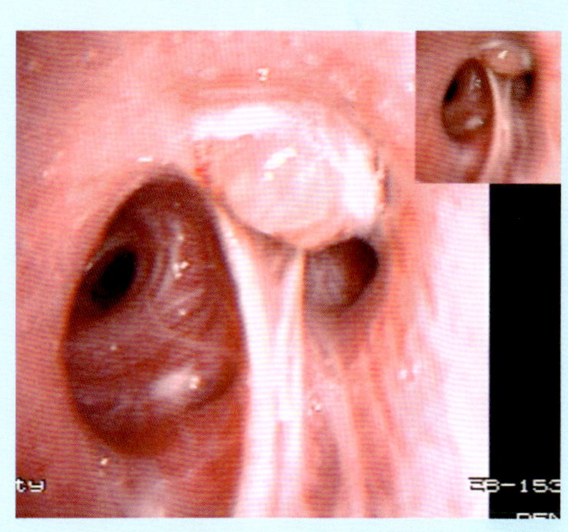

图 2　纤维支气管镜：气管环清晰，黏膜正常，隆突锐利，血管纹理清晰，左肺支气管段以上开口正常，未见新生物。右肺二级隆突黏膜光滑，右上叶 B1 管口可见一新生肿物，取病理，管口完全阻塞，右上叶 B2 管口受累，部分阻塞。右下叶管口开口正常，未见新生物。病理回报：考虑鳞癌

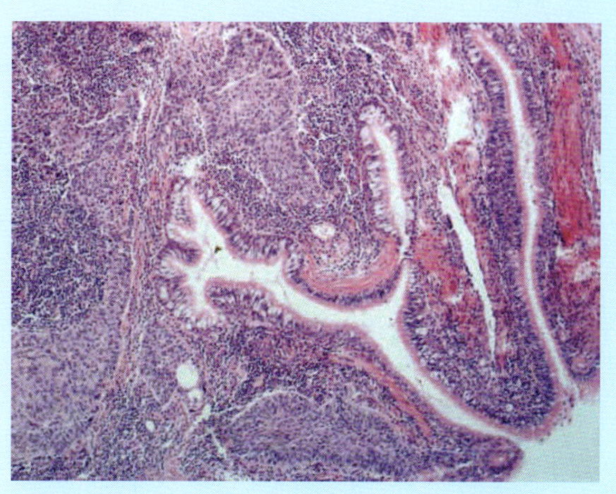

图 3　术后病理：中分化鳞癌，气管切缘净。L3、4 组见淋巴结转移，L2、7、8、9、10、11 组淋巴结未见转移。免疫组化结果：p53（+），ck14（－），ck5/6（+），p63（+），TTF-1（－），Ki67 50%（+）

表　EGFR 基因检测结果：无基因突变

检测项目	外显子 / 密码子	突变类型	检测结果
			ARMS 法
EGFR 基因 29 种突变检测	Exon-19	19del	－
	Exon-21	L858R	－
	Exon-20	T790M	－
	Exon-20	20-Ins	－
	Exon-18	G719X	－
	Exon-20	S768I	－
	Exon-21	L861Q	－
备注			

随访

现患者术后 9 个月，至今未见局部复发及远处转移。

李厚文点评

1. 右肺上叶尖段近气管旁结节影，伴局部点片状影，与纵隔淋巴结相邻，故成为“无痰、刺激性干咳”的原因。此患者为重吸烟者。纤维支气管镜检查可见二级以内支气管全貌，并将肿瘤结节定位在右肺上叶尖段。取病理证实为鳞状细胞癌。

2. 此例鳞癌结节≤ 3cm，即见 L3、4 组转移，EGFR 基因检测无突变，术后除选用合理化疗方案 GP 外，择期行纵隔区放射治疗，也是值得讨论的问题！如术前行新辅助化疗，可能达到降期目的。因为组化 Ki67：50%（+）为中分化鳞癌。

专题 12
肺癌与戒烟

孙长博　李厚文　综述

烟草与肺癌

在 20 世纪，吸烟已经夺去了 1 亿人的生命。据 WHO 估计，全球有 11 亿烟民，其中 8 亿多在发展中国家。烟民约占世界吸烟人口的 1/3。目前，世界各国肺癌的发病率和死亡率都有明显增高的趋势，全世界新发病例数以每年大约 3% 的速率增加，大约有 130 万肺癌新病例。吸烟已被证实为肺癌的重要危险因素之一，约有 50% 的肺癌患者在被诊断出此疾病时仍在吸烟，且有研究表明诊断为肺癌后仍然吸烟的患者存在 2 倍的死亡风险。每日吸烟量越大，吸烟持续时间越长，吸烟总量越大，吸烟初始年龄越小，戒烟时间越短，吸烟深度越深，患肺癌的危险性越大。吸烟与肺癌之间的关联度（$Z=12.16$，$P < 0.000\ 01$），合并计算的 OR 值为 5.75（4.34，7.62）。有证据表明，吸二手烟罹患肺癌的风险可上升 20%~30%。长期吸烟可导致第二原发癌、治疗并发症、药物相互作用、其他吸烟相关疾病、生活质量降低和生存期缩短。

一项关于吸烟与肺癌关系的系统评价中显示吸烟者与不吸烟者相比，肺癌发生的相对危险度（RR）在男性为 4.39（3.92，4.92），女性为 2.79（2.44，3.20），差异有显著的统计学意义。

有临床试验表明：诊断为肺癌的患者戒烟对于其预后起到重要作用，对于早期非小细胞肺癌及进展期小细胞肺癌，戒烟可增加 5 年生存率 37% 和 34%；诊断为早期肺癌的吸烟患者，与戒烟相比，持续吸烟与原位肿瘤复发率，继发肿瘤的发生率或归因死亡率均有明显增加。尼古丁本身不会致癌，但是，体外研究表明，尼古丁可引起肺癌细胞系增生，启动血管生成及化疗药物诱导肺癌细胞凋亡的抵抗。因为尼古丁可以启动锚定独立的非小细胞肺癌细胞的生长，并诱导非小细胞肺癌迁移，侵袭异型性的大体改变，从而可能推进肺癌发生发展的进程。

戒烟方法

目前，治疗烟草依赖的方法主要依据美国治疗烟草使用和依赖的临床实践指南（2008 版）及中国临床戒烟指南（2009 版），注意心理和生理双重治疗，向患者讲解吸烟的害处，做患者戒烟的心理辅导，宣导戒断综合征的防治方法，科学引导患者安全戒烟。

因个体差异不同，不同的戒烟者会引发不同的戒断症状，统称为戒断综合征，常见的症状如口渴、睡眠中断、嗜睡、难以入睡、咳嗽、便秘、头痛、饥饿感、盗汗、震颤、牙龈起疱、口疮或炎症、注意力不集中、手足痒、头皮酸痛等。对烟草依赖高、体质弱、自我约束力差、有过戒烟失败经历、戒烟症状表现明显强烈的人群及正在接受住院治疗而需要戒烟的患者或情绪烦躁、抑郁并有吸烟史的住院患者建议应用戒烟药物，以减少戒断综合征的症状、提高戒烟成功率、调整戒烟患者的心理状态，提高患者的心境幸福度。

戒烟辅助药物如安非他酮缓释片，是能够有效增加长期戒烟效果的一线非尼古丁类临床戒烟药物之一，1997 年被用于戒烟，推荐吸烟者使用的证据等级为 A。盐酸安非他酮是一种具有多巴胺能和去甲肾上腺素能的抗抑郁剂，作用机制可能包括抑制多巴胺及去甲肾上腺素的重摄取以及阻断尼古丁乙酰胆碱受体。对同时患有抑郁的吸烟患者与非抑郁的吸烟患者，同样有效。对于尼古丁严重依赖的吸烟者，联合应用尼古丁替代物 NRT 类药物可使戒烟效果增加。

研究表明，肺癌患者经药物戒烟治疗后，肺癌患者的戒断率 93%，高于对照组的 14%（P=0.024）。另有研究表明，存在抑郁症状的肿瘤患者，9 周的安非他酮缓释片治疗后对于烟草相关性肿瘤-肺癌的戒断率明显高于安慰剂组，并阐明肿瘤患者的抑郁症状是烟草依赖的主要原因。

戒烟获益

1. 短期获益　改善摄氧率、高血压，改善味觉、视觉、血液循环及呼吸反应性，增加技能及免疫反应，对于肺癌患者，成功戒烟可减少肿瘤带来的疲劳、气短、改善活动耐量，改善睡眠、食欲等。

2. 长期生存获益　肺部肿瘤患者存在继发肺部肿瘤的风险，戒烟可减少同时患多种原位肺部肿瘤的风险及小细胞肺癌生存者的继发肿瘤患病风险。

戒烟同样可以延长肺癌患者生存时间：在诊断为肺癌后，持续吸烟的患者与戒烟患者相比，可增加 20% 患病风险、2 倍的死亡风险及不良预后。仍吸烟的患者存在 2 年生存率 41% 及 13.7 个月的中位生存时间，而戒烟者存在 2 年生存率为 56% 及 27.9 月的中位生存时间，差异存在统计学意义。对于从不吸烟者，既往吸烟者，正在吸烟者的非小细胞肺癌及鳞状细胞肺癌的患者，中位生存时间分别为 1.4 年，1.3 年，1.1 年，差异存在统计学意义，每 10 年的吸烟戒断相对风险为 0.85，表明了吸烟对于生存获益的直接生物学效应。

3. 降低术后并发症发病率　与吸烟患者相比，非吸烟患者可明显降低手术后并发症（感染、支气管胸膜瘘）发病率及病死率。研究表明，肺癌患者手术切除病灶后，肺部感染发病率分别为非吸烟者（8%），既往戒烟史 > 2 个月（19%），新近戒烟者时间 < 2 个月（23%）及仍吸烟者（23%），肺炎的发病风险非吸烟者明显低于吸烟者（平均 11%；$P < 0.05$）。

4. 改善化疗及放疗反应性　与非吸烟者相比，化疗及放疗的非吸烟患者存在更少的并发症及更低的发病率。吸烟可以决定化疗反应率包括化疗抵抗、化疗不敏感性及化学治疗方案的选取。吸烟可以影响某些化疗药物的药代动力学及细胞毒作用。非细胞肺癌患者本身有发热，体重下降等症状，吸烟的烟量-烟龄的关系使得化疗药物的反应性降低。因为烟草的某些成分影响药物代谢 CYP 酶，因此影响药物治疗结果。

另外，肺癌的吸烟患者放射治疗有 20% 患者有放射性肺炎的发病率，吸烟的数量明显与非小细胞肺癌患者放射治疗的肺炎发病率存在正相关，研究表明，吸烟的肺癌患者生存预后不良。

5. 改善生活质量 QOL 评分　肺癌患者的生存质量可通过生活质量评分（QOL）来评估，有学者采用 EORTC 问卷 QLQ-C30/LC13 对受试者进行 PROs 评估，如果评分变化≥10（0~100 分）则提示结果具有临床显著意义。戒烟患者及持续吸烟者的 LCSS 评分为 17.6 及 28.7（$P < 0.0001$）；手术后的吸烟患者与非吸烟患者相比，QOL 评分明显减少，与持续吸烟相比，戒烟患者可保持良好的体能状态 0~6 个月（OR 7.09；95%CI 1.99~25.3）及 0~12 个月（OR：6.99；95%CI 1.76~27.7）。

问题与展望

戒烟治疗作为肺癌患者的治疗的一部分正逐渐被医疗工作者所重视，非小细胞肺癌临床实践指南（2011 年）阐明了戒烟对于肺癌患者的 5 年生存率及患者生存质量的获益的重要相关性，及戒烟药物如安非他酮缓释片作为一线戒烟药物的临床应用的必要性。但是，综合国内外的文献报道，尚缺乏大量随机临床试验探讨肺癌患者对于烟草依赖的治疗。研究戒烟对于肺癌患者的治疗还存在广阔的研究空间及应用前景。

45 ⅢA N2 空洞型浸润性腺癌

病史简介

性别：男　　　出生日期：1956-05-16

现病史

患者以“咳嗽、咳痰、胸痛 1 个月，加重 3 天”为主诉入院。患者 2013 年 7 月始近 1 个月无明显诱因出现阵发性咳嗽咳痰，为白色黏痰，量约 50ml/d，伴有乏力，无发热，无咯血。右侧胸痛，咳嗽及深吸气时加重，活动后稍感胸闷气短，无盗汗。近 3 天症状加重，就诊我院门诊，行胸部 CT 检查，提示右肺空洞性病变。病来患者无发热，饮食及二便正常，体重约下降 5kg。

个人史

患者既往体健，无烟酒嗜好，无粉尘及污染物接触史。

辅助检查

血生化检查：血沉 13mm/h，结核抗体阴性。CEA 5.35ng/l，NSE 22.81ng/l，CYFR 19 4.9ng/l。心肺功能未见明显异常。

胸部 CT 见图 1。

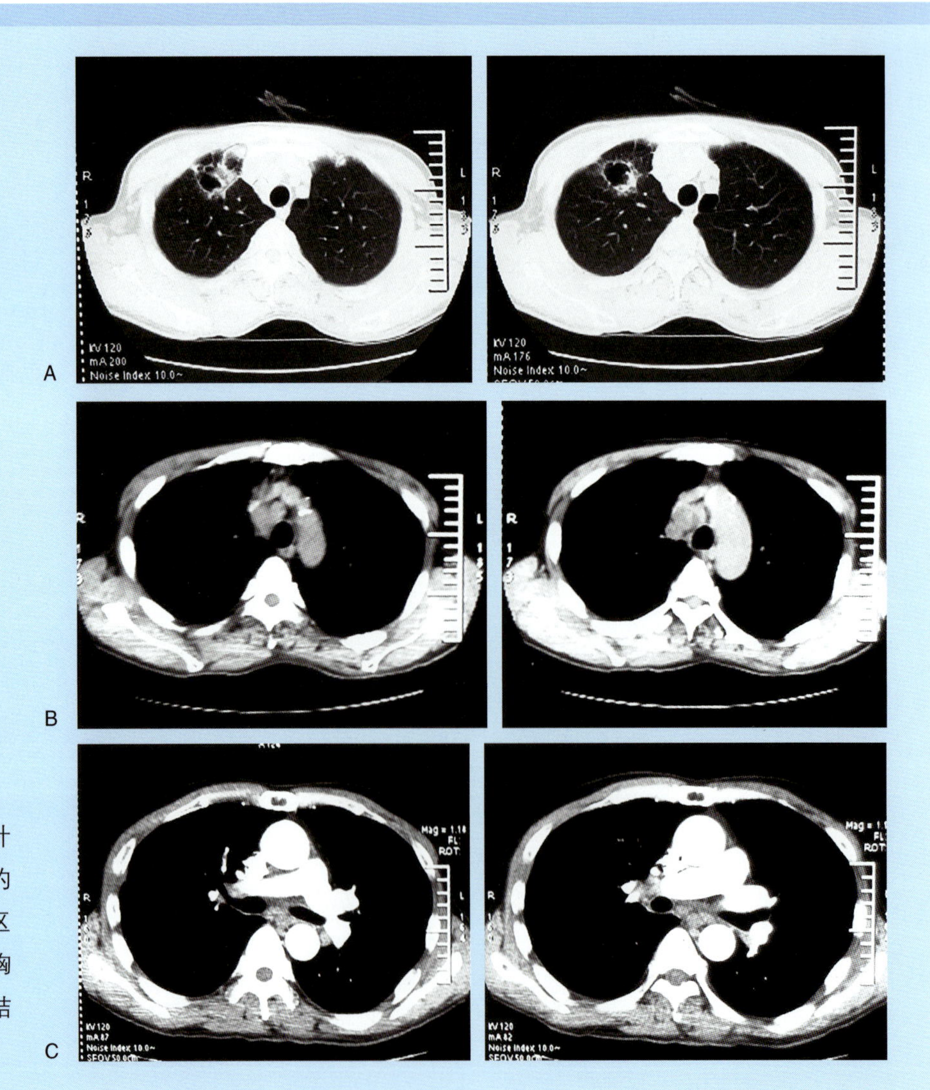

图 1 A：胸部 CT 示右肺上叶尖段片影，边界不整，大小约 3.6cm×2.3cm，其内见透光区形成，洞壁薄厚不均；B、C：胸部 CT 示纵隔内多发肿大淋巴结（L3、4、7 组）

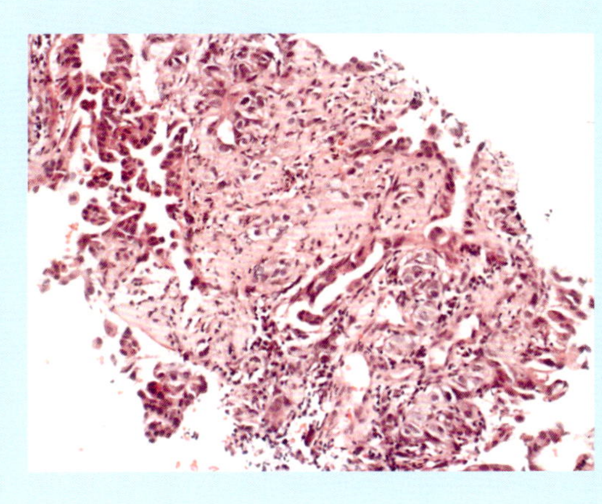

图 2 穿刺活检病理结果及免疫组化：腺泡性为主的浸润性腺癌。免疫组化结果：TTF-1（-），CK7（+），CK8/18（+），EMA（+），P63（-），CK5/6（部分细胞弱+），Syn（-），CgA（-）

CT 引导下右肺上叶病灶穿刺活检病理结果及免疫组化见图 2。

余全身各部检查均未见异常。

确定诊断及分期

右肺上叶腺癌，纵隔淋巴结转移；T2aN2M0，ⅢA 期

治疗

此患者确诊后因经济原因放弃治疗。

李厚文点评

此病例空洞型病变发生在肺尖，但空洞壁部分增厚；病变以外肺野无病灶无陈旧性炎症迹象。另纵隔区多站淋巴结增大。临床诊断多考虑为肺癌（cTNM：T2aN2M0）。经皮穿刺肺活检病理：CK7（+），CK8/18（+），而无 Syn（-），CgA（-）神经内分泌表达。故病理定位：肺腺癌分化为主。TTF-1（-），CK5/6（部分细胞弱+），有部分鳞癌分化。所以形成空洞型肺腺癌　实则为肺腺鳞癌混合！建议 EGFR 基因突变检测、K-ras 及 EML4-ALK 融合基因检测。因为很难做到降期选择手术机会。

46 肺结核伴纵隔淋巴结结核

病史简介

性别：男　　　出生日期：1985-02-02

现病史

患者以“咳嗽伴发热”为主诉入院。患者 2013 年 2 月无明显诱因出现以午后及夜间明显的发热，体温至 38.0℃，并伴有咳嗽，咳少量白色黏痰，偶有鲜红色血丝，无胸痛。于当地医院行胸部 CT 检查，提示右肺上叶占位性病变，考虑肺结核，就诊当地结核病研究所行抗结核治疗。静脉应用利福霉素及左氧氟沙星 1 个月余，口服异烟肼、吡嗪酰胺、乙胺丁醇 3 个月后，复查胸部 CT 右肺上叶病灶较前变化不大。病来患者无胸闷气促，饮食及二便正常，体重变化不明显。

个人史

患者自述两年前曾无明确诱因出现间断胸痛，位置固定不剧烈，未予任何治疗。无烟酒嗜好，无粉尘及污染物接触史。

辅助检查

血生化检查：血沉 18mm/h，结核抗体弱阳性。痰查结核菌涂片阴性，NSE 28.52ng/ml。心肺功能未见明显异常。

胸部 CT（2013-04）见图 1。

肺病灶穿刺活检见图 2，病理结果见图 3。

余全身各部检查均未见异常。

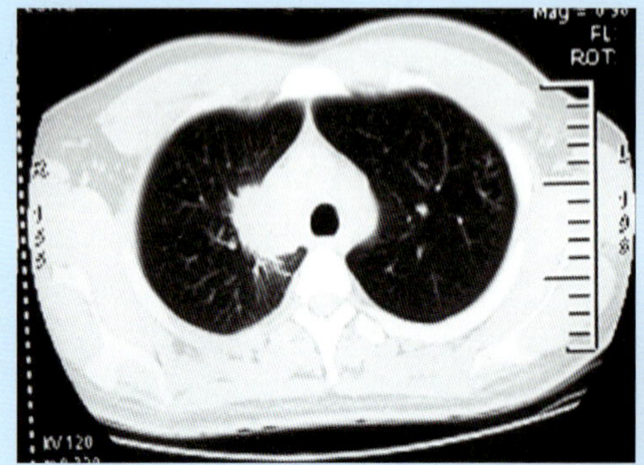

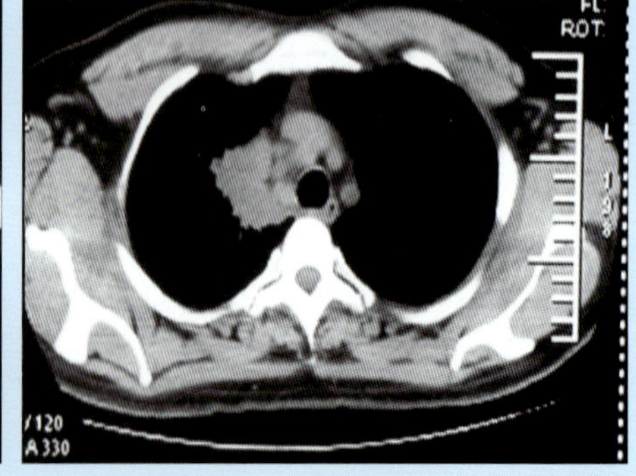

图 1　胸部 CT：右肺上叶纵隔旁可见一不规则软组织团块影，大小约 4.8cm × 3.2cm，浅分叶状，周围可见毛刺及胸膜牵引，纵隔内可见淋巴结显示

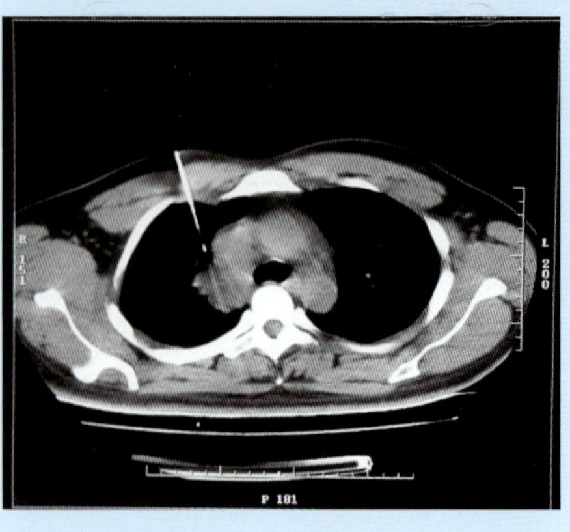

图 2　CT 引导下肺病灶穿刺活检，可见穿刺针入径

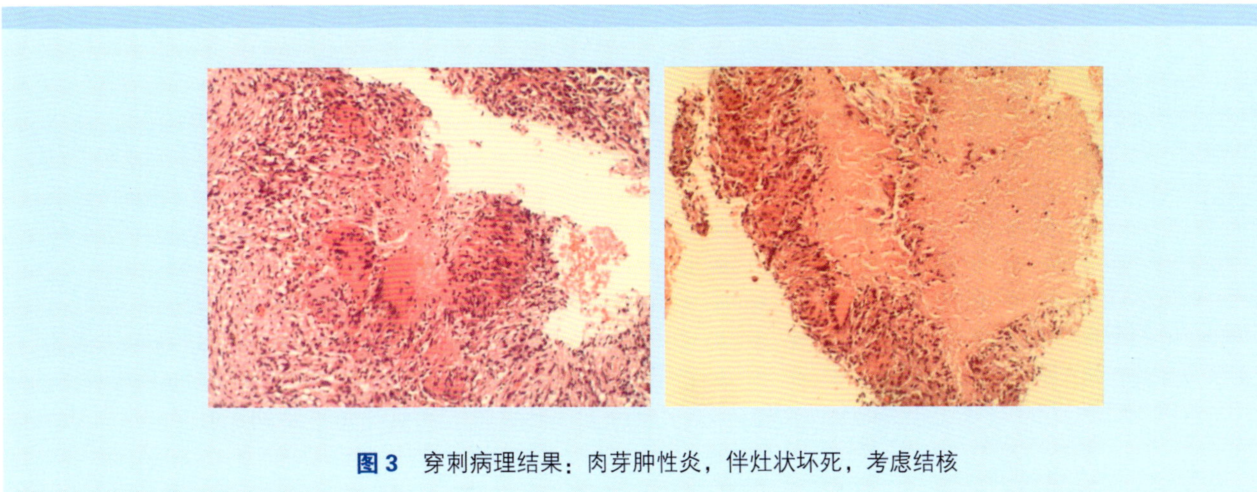

图3　穿刺病理结果：肉芽肿性炎，伴灶状坏死，考虑结核

确定诊断

右肺上叶结核。

治疗

现患者仍口服抗结核药治疗中。

李厚文点评

此病例的胸部CT所见与肺癌表现非常相似。但从年龄、夜间发热38℃、肿块中间见低密度区、无分隔现象等方面，以及CT引导下穿刺活检及镜下所见灶状坏死并似有多核巨细胞，增加了肺结核诊断的可信度。此例供临床诊断参考很有意义！

47 肺结核伴纵隔淋巴结结核

病史简介

性别：男　　　　　　出生日期：1971-06-20

现病史

患者以“刺激性干咳半个月”为主诉入院。患者2013年4月无明显诱因出现刺激性干咳，阵发性，无明显胸痛，无发热，无咯血及痰中带血，无乏力盗汗，对症治疗不缓解，就诊当地医院行胸片检查提示左肺上叶占位，为求进一步诊治来我院。病来患者无发热，无胸闷气短，饮食及二便正常，病来体重下降约2.5kg。

个人史

既往体健，吸烟史：5支/天 ×20年，无粉尘及污染物接触史。

辅助检查

血生化检查：NSE 19.63ng/ml，心肺功能未见明显异常。

胸部CT：（2013-05-20）见图1。

CT引导下左肺上叶病灶穿刺活检病理结果见图2。

确定诊断

左肺上叶结核。

图1 胸部CT（2013.05.20）：左肺上叶软组织肿块影，大小约3.0cm×4.1cm，边界不清，可见分叶，边缘见毛刺。左肺门及纵隔内见肿大淋巴结

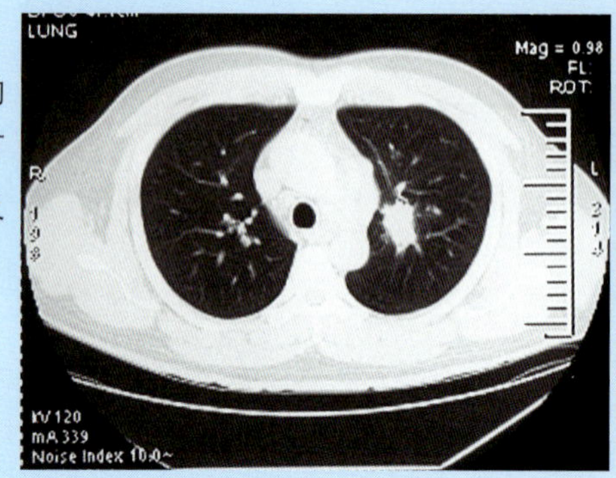

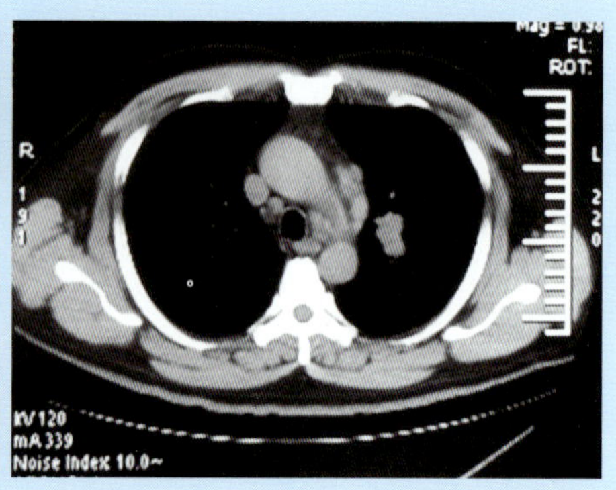

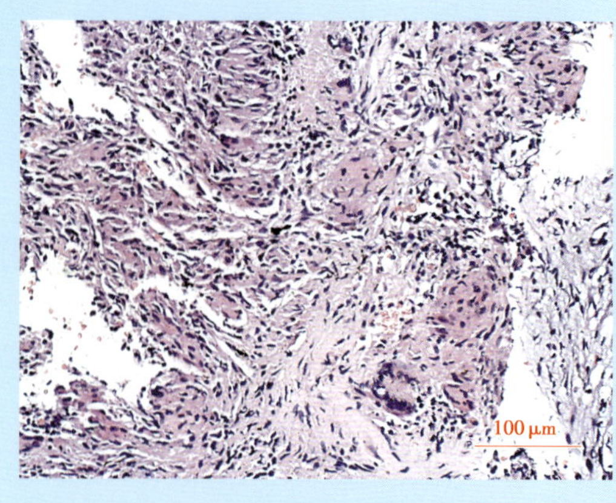

图2 CT引导下左肺上叶病灶穿刺活检病理结果：肺间质纤维组织增生，可见灶状坏死组织、增生组织细胞、多核巨细胞（郎罕巨细胞）。诊断：肉芽肿性病变，倾向结核

治疗

现患者行抗结核治疗中。

李厚文点评

胸部CT示：左肺上叶尖段不整形密度较大结节，纵隔窗见结节上方另一密度较大的点状影。主动脉弓下及弓旁分别可见增大的淋巴结影（L5、6组），临床上难以作出诊断，故行CT引导下左肺上叶病灶穿刺活检示：病灶由大量纤维组织形成，并见到坏死组织及郎罕巨细胞，故得以作出结核的诊断！

由于结核性病灶的组织学特征是纤维组织增生为主，故影像上多呈“干瘦状”点片混合，纵隔窗位密度仍很大，其中低密度还易见，气泡征反而少见，有的纵隔淋巴结密度较大甚至钙化。

48 浸润性腺癌与胸膜结核同侧并发

病史简介

性别：男 出生日期：1968-03-12

现病史

患者以“咳嗽咳痰半年”为主诉入院。患者2012年4月起无明显诱因出现间断性咳嗽，咳黄白色痰，量约10ml/d，伴有乏力及夜间盗汗症状，此症状持续近6个月。期间应用头孢类抗生素治疗5天，症状有所好转。就诊3周前出现发热，多于午后发热，体温37.5℃左右，无寒战。偶有活动后气短。行胸部CT检查提示右肺上叶及下叶近胸膜处团块影。现为求进一步诊治来诊。病来患者无心悸，无胸痛，无咯血及痰中带血，饮食及二便正常，体重变化不明显。

个人史

17年前曾患结核性胸膜炎，抗结核治疗1年。无吸烟史，无粉尘及污染物接触史。

辅助检查

血生化检查：血沉60mm/h，PPD强阳性，痰查结核菌涂片阴性。心肺功能未见明显异常。

胸部CT见图1。

治疗

予抗结核治疗（对氨基水杨酸异烟肼、吡嗪酰胺、利福喷丁、乙胺丁醇）5个月后，复查胸部CT（2012-10）见图2。

2012-10-26行CT引导下右肺上叶病灶穿刺活检术，病理回报为腺癌（图3）。

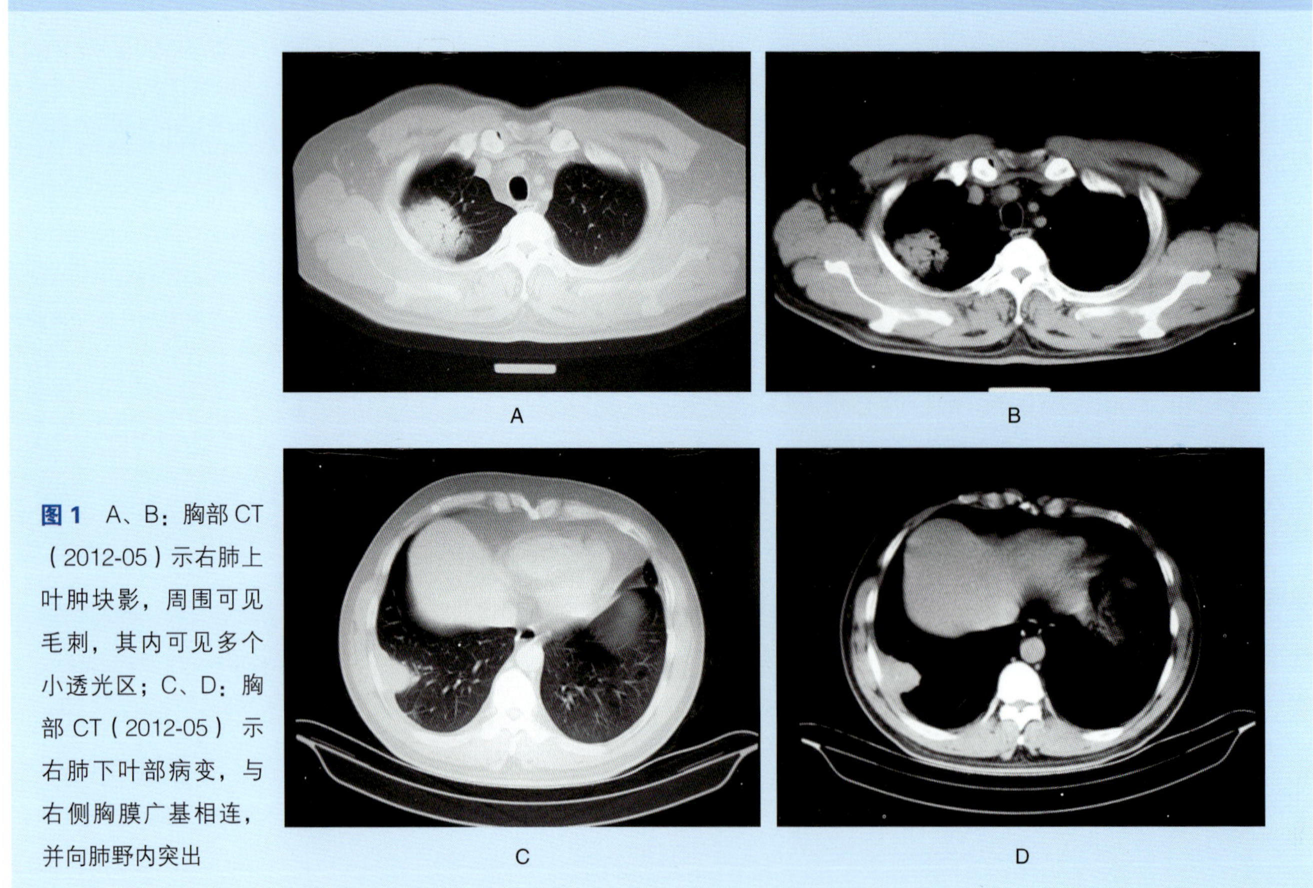

图1 A、B：胸部CT（2012-05）示右肺上叶肿块影，周围可见毛刺，其内可见多个小透光区；C、D：胸部CT（2012-05）示右肺下叶部病变，与右侧胸膜广基相连，并向肺野内突出

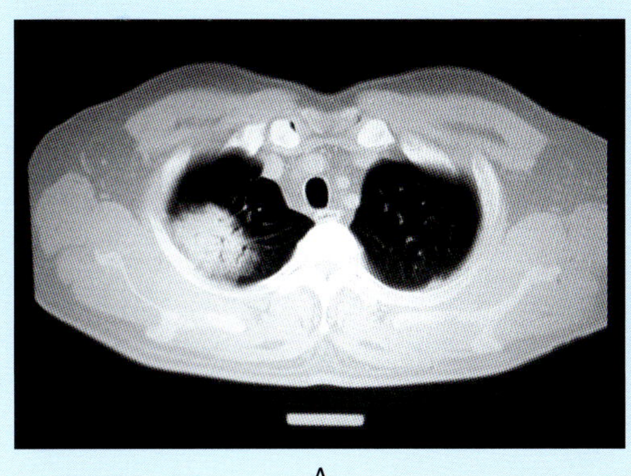
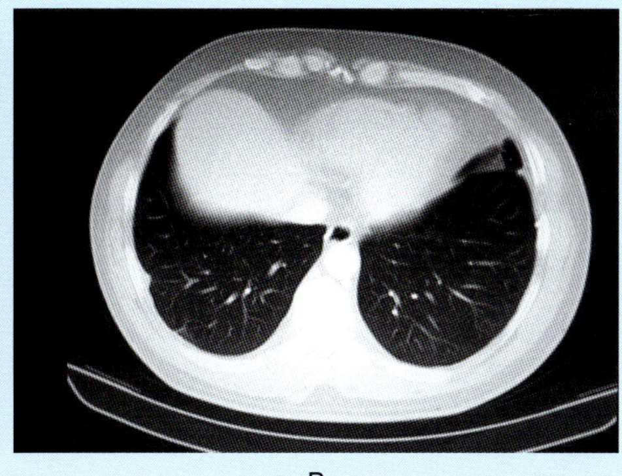

A B

图 2 胸部 CT（2012-10）：抗结核治疗后，右肺上叶病变未见明显变化（A），右侧胸膜病变几乎完全消失

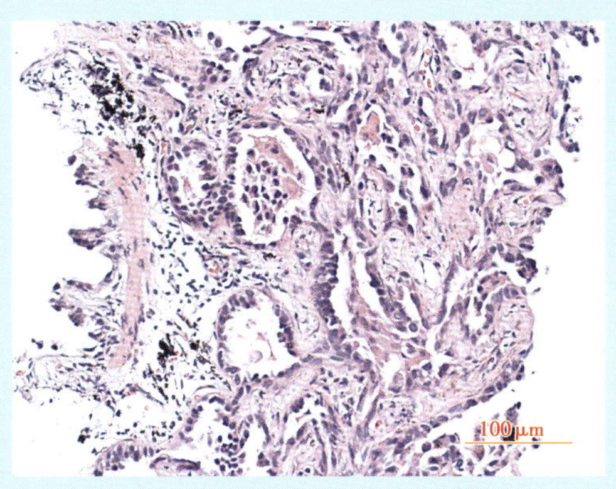

图 3 穿刺病理：（右肺上叶）贴壁状为主的浸润性腺癌

确定诊断

右肺上叶腺癌，右侧胸膜结核

治疗

患者明确诊断后，就诊于当地医院行手术治疗，术后行 NP 方案规律化疗 4 周期，原方案抗结核治疗至今，未见复发及转移。

李厚文点评

此病例同时患有肺癌及肺结核，较为少见。初诊误诊为肺结核的原因有以下几点：

1. 病史符合结核病　患者发病时有乏力、午后发热、盗汗结核中毒症状，既往曾患结核性胸膜炎。

2. 化验指标支持　血沉 60mm/h，PPD 强阳性。

3. 肺 CT 病灶不典型　右肺病灶靠近胸膜，斑片状。

4. 抗结核治疗有效　抗结核治疗后结核中毒症状好转，仍有咳嗽咳痰。

右肺下叶部病变抗结核治疗 5 个月后基本消失。右肺上叶肿块影经抗结核治疗 5 个月未见明显变化，故考虑肺癌诊断，并经穿刺证明，手术治疗是正确的策划！

5. 此例右肺上叶病灶前后两次经 5 个月间隔胸 CT 仍有“云雾状”表现，而且病理见到癌细胞为贴壁性生长为主，故应进一步查证有无黏液细胞成分——即原黏液性 BAC。因为此型常与 K-ras 突变相关，而非黏液浸润型腺癌与 EGFR 突变相关。

49 小细胞癌与肺结核同侧并发

病史简介

性别：男　　　出生日期：1959-01-01

现病史

患者以“胸痛半年”为主诉入院。患者于2012年7月始无明显诱因出现右侧胸痛，为持续性钝痛无放散，并伴有干咳及痰中带血，量约10~20ml/d。自觉乏力，偶有气短及午后低热盗汗，体温波动在37.0~38.0℃，无寒战。于当地医院行胸部CT检查，提示右肺门肿物，多组淋巴结广泛增大。并行纤维支气管镜检查，未取得阳性结果。现为求进一步诊治来我院。病来患者饮食及二便可，体重变化不明显。

个人史

患者既往体健，吸烟20支/天 ×30年，未戒烟，无粉尘及污染物接触史。

辅助检查

血生化检查：NSE 69.41ng/ml，结核菌涂片检查：找到抗酸杆菌（+）。心肺功能未见明显异常。

胸部CT（2013-01-07）见图1。

纤维支气管镜检查（2013-01）：隆突增宽，黏膜表面可见颗粒样结节，右主支气管黏膜粗糙，二级隆突增宽，右肺上叶及中叶支气管被肿物阻塞，取材后病理回报为可疑小细胞肺癌（图2）。TBNA涂片查结核菌：阳性。

CT引导下经皮肺穿刺活检病理回报：小细胞癌（图3）

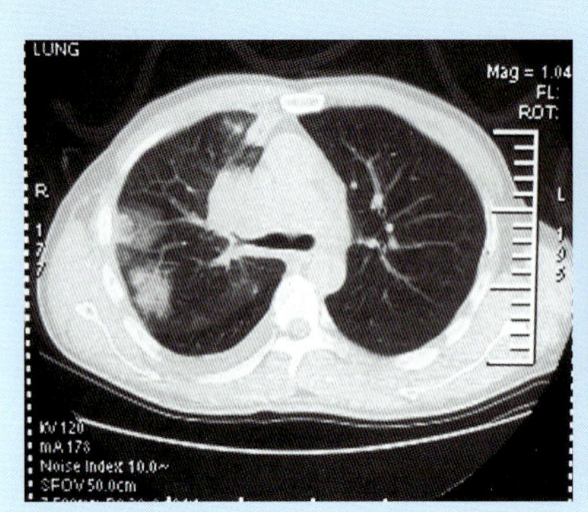
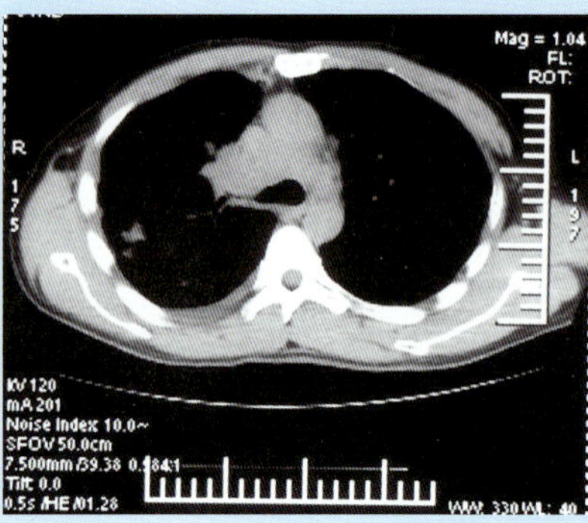
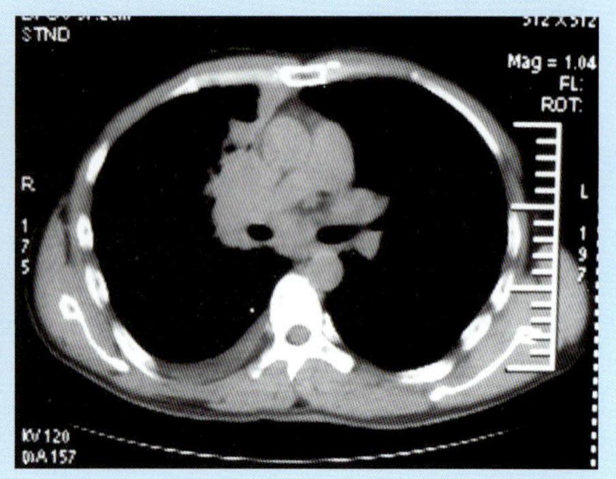

图1 胸部CT（2013-01-07）：右肺门肿块影，大小约4.2cm×3.2cm，右上叶支气管受压变窄，支气管截断。肿块侵及上腔静脉及心包。右侧少量胸腔积液，纵隔内可见肿大淋巴结融合

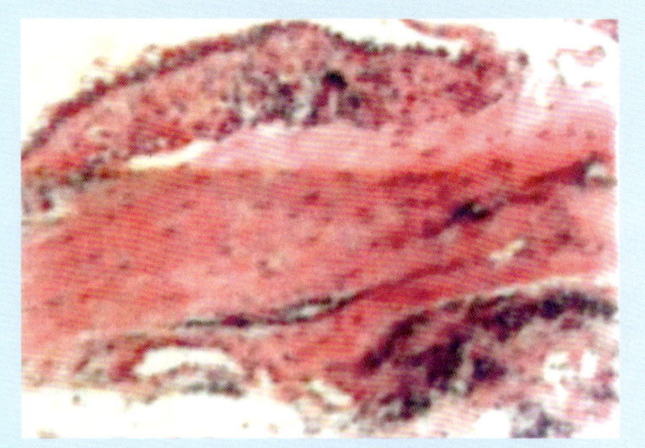

图2 纤维支气管镜检查（2013-01）病理：可疑小细胞肺癌

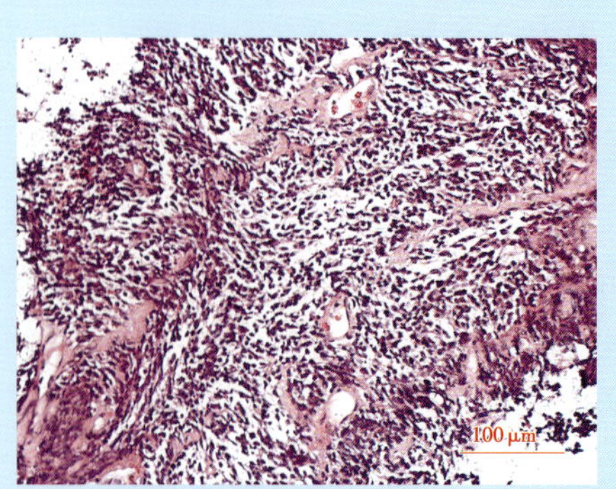

图3 经皮肺穿刺活检病理：肺小细胞癌。免疫组化：LCA（−），Syn（+），TTF-1（+），CD56（+），P63（部分细胞+），CK5/6（−），Ki67（+）

余全身各部检查均未见异常。

确定诊断

1. 右肺小细胞肺癌，T4N2M0，ⅢB 期
2. 继发性肺结核右上叶中涂（+）初治

治疗

予患者行 HRZE 方案持续抗结核治疗，同时行 EP 方案化疗 3 周期（第一周期后自行停药 1 个月）后，低热乏力盗汗症状消失，但仍偶有咳嗽及胸痛。2013 年 4 月复查胸部 CT 示，病变部位范围明显缩小，病变有所吸收（图 4）。

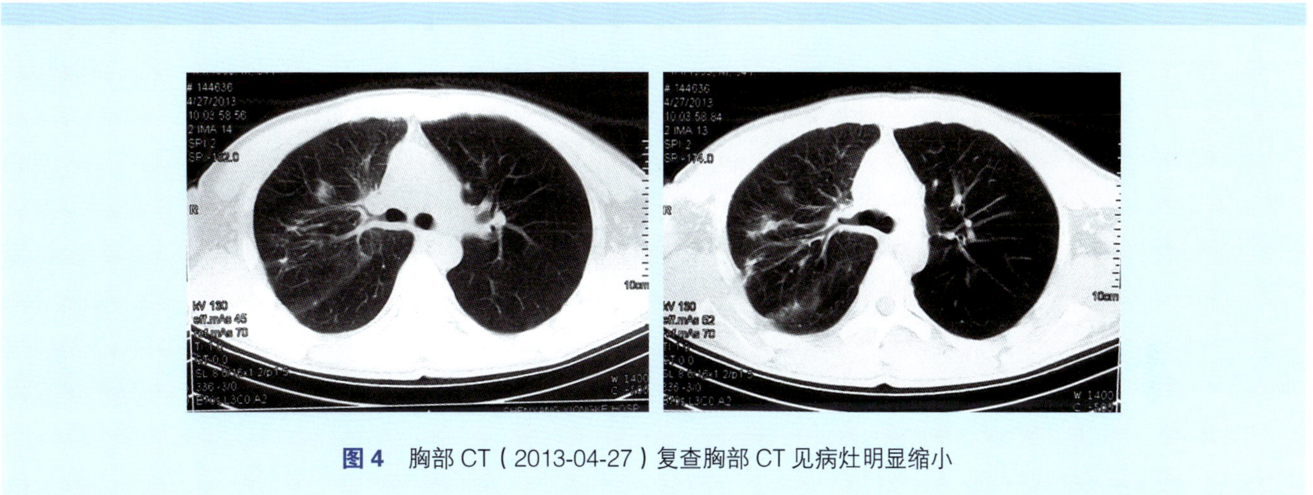

图 4 胸部 CT（2013-04-27）复查胸部 CT 见病灶明显缩小

李厚文点评

此病例同一病灶内同时发现肺结核与肺小细胞癌，实属罕见。病灶穿刺查到结核分枝杆菌，又在病理及免疫组化方面支持肺小细胞癌，并且抗结核治疗及应用 EP 方案化疗收到明显效果，体现了多学科诊治的意义！

专题 13
肺癌诊疗常用技术与问题

CT 引导下经皮穿刺肺活检

——张申众

1. 经皮穿刺肺活检全过程

术前准备：术前查血常规、凝血四项、心电图、肺增强 CT 等检查，签署知情同意书。术前予止血、止痛预处理，必要时要口服镇咳药预处理。

术中：患者采取仰卧位或俯卧位，常规 CT 扫描选择最佳穿刺平面，用金属十字做体表标记定位，采用薄层扫描，选择肿块较大层面最短径路的肋间隙为进针点，并测量胸壁厚度，胸壁到肿块中心及边缘距离，测出进针的角度、最小深度及最大允许深度。常规消毒铺巾，局麻后穿刺进针，再次扫描，确认穿刺针进入病灶内，嘱患者屏气，穿刺针取材送检送病理。操作结束后，再行 CT 扫描观察有无气胸及出血。如有气胸或出血，对症处理。

术后监控：穿刺点朝下静卧 2 小时，心电血压血氧监护，术后 24 小时复查胸片了解有无迟发性气胸。

2. 严格选择适应证

（1）通过纤维支气管镜，X 线，痰液，微生物等检查不能定性的肺内肿块性病变，特别适于诊断位于周边部位的肿块。

（2）原因不明的肺部弥漫性病变，在有胸膜粘连的条件下可做经皮肺活检。

（3）局限性肺浸润。

（4）原因不明的纵隔肿块。

3. 禁忌证

（1）严重的心肺功能不全者。

（2）穿刺针至目标病灶无安全路径。

（3）无法纠正的凝血功能异常。

（4）呼吸道急性感染，发热者。

（5）患者不合作或有控制不住的咳嗽。

（6）严重的肺气肿、肺动脉高压是相对禁忌证。

4. 程序监控　操作前评估适应证、禁忌证，行相关检查，告知术中风险，签署同意书。操作过程中，经 CT 定位选择安全路径，尽量避免产生并发症。结束后，再行 CT 扫描观察有无气胸及出血。术后嘱患者穿刺点朝下静卧 2 小时，心电血压血氧监护，术后 24 小时复查胸片了解有无迟发性气胸。如有气胸或出血，对症处理。

5. 指标监控　术前查血常规、凝血四项、心电图、肺增强 CT 等，术中术后监测生命体征。

6. 上岗证　操作者持介入操作上岗证。

7. 意外抢救条件　操作全程有医师、技师、护士

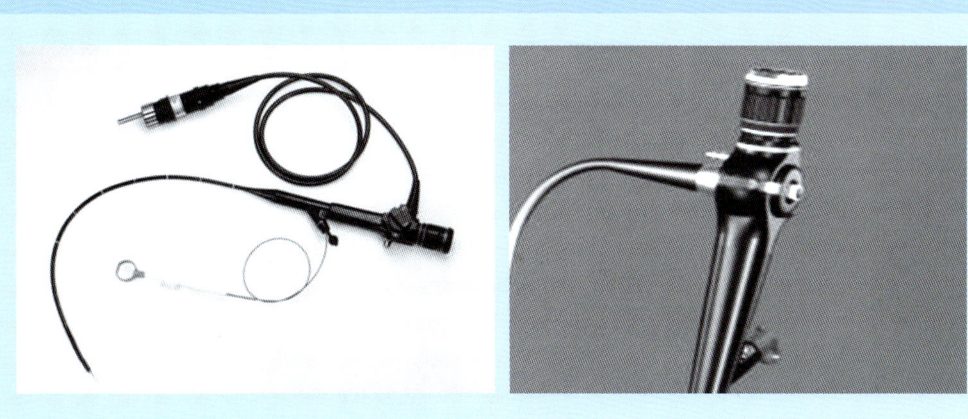

图 1 纤维支气管镜

参与，导管室配有吸氧、心电监护装置，备有抢救药品，可以进行及时有效的抢救。

纤维支气管镜

——刘宏旭

纤维支气管镜（纤支镜）发明后已广泛应用于临床。纤维支气管镜适用于做肺叶、段及亚段支气管病变的观察，活检采样，细菌学、细胞学检查。支气管镜能够进行活检取样，能帮助发现早期病变，能开展息肉摘除等体内外科手术，对于支气管、肺疾病研究，术后检查等是一种良好的精密仪器（图 1）。

1. 简要操作步骤　检查前最好禁食水 4 小时以上。检查者要与患者充分沟通，争取配合并了解病情和病史。检查前酌情适当应用安定等镇静药及阿托品等抑制分泌物过多分泌。检查前还要完善心电图、血压检查、出凝血、传染性疾病的化验检查。

连接纤支镜、光源、显示器及负压吸引装置，适当调节焦距、擦拭镜头，保证镜头清晰。

患者充分黏膜表面麻醉，常用的药物为利多卡因，可以反复多次于鼻腔、口咽部喷雾。患者平卧位，心电、血氧监护。一个鼻孔吸氧，另一个留为纤支镜检查用。

轻柔操作纤支镜，沿鼻腔进入口咽部，声门。嘱患者深呼吸，沿声门中央进入气管、双侧主支气管。此时可酌情继续注入利多卡因 5~10ml 以加深麻醉。

再次麻醉后，开始检查，此过程操作务必轻柔，并需要助手注意观察心电、血氧指标及患者的反应。通常先检查声门、气管、气管隆突、健侧各级支气管，然后重点检查患侧的病变，并酌情活检取样等处理。

取材后，要吸净气道内的分泌物。并观察有无明显的活跃性出血，若有可以表面应用止血药物，如正肾冰盐水。

检查后宜观察 2 小时，无明确异常方可正常进食、活动。

2. 主要应用

（1）摘取异物：由于解剖的原因，异物通常嵌顿在右侧支气管。需要注意的是由于异物种类繁多，在摘取时，要选择合适的异物钳。病情复杂或危重时，要在手术室内全麻下进行。手术中，操作要求小心、迅速，防止出血、纵隔气肿、外伤性气胸、窒息及心脏停搏。术后观察有无继发呼吸道及肺部感染或出血，由于手术过程中可引起气管、支气管黏膜破损出血、炎性分泌物渗出等，要经常吸痰并用血氧仪监护，防止气管分泌物过多或声带水肿而发生窒息。

（2）清除分泌物：有呼吸系统疾病患者常常由于多量分泌物阻塞气道使病情加重，尤其是胸外科术后患者由于渗血、出血与气道内分泌物阻塞患侧或健侧气道，加上咳嗽无力，可造成肺不张，如不及时清除气道分泌物，可使病情加重，直接威胁患者生命，这时需要使用纤支镜直视下把气道分泌物抽吸干净。气管插管机械通气患者，由于湿化不够，气道干燥，气道分泌物黏稠，引流不畅阻塞气道，使气道阻力加大，人工通气效果不好，这时也要定期用纤支镜吸痰。

（3）支气管肺泡灌洗（BAL）：严重肺部感染如支气管扩张症、肺化脓症、肺炎等由于支气管黏膜充血、肿胀及脓性分泌物增加，引流支气管被阻塞，全身用药局部难以达到有效药物浓度，感染往往难以控制，用BAL治疗使传统方法难以治疗的患者经治疗后大多数病例获得满意效果。在抗生素方面，根据细菌培养的药敏检查报告，选用适当的抗生素。

（4）咯血治疗：对于顽固性咯血患者，可以经纤支镜下在出血部位应用正肾冰盐水等止血药物，有一定的止血效果。再有可用高频电刀通过纤支镜止血，也可用导管气囊止血，也可用气管插管插入气管打胀气囊起到止血作用。

经纤支镜采取的其他治疗方法还包括：通过纤支镜微波、冰冻治疗肺癌，纤支镜引导下置放支架治疗气管狭窄，协助麻醉行气管插管等。

纵隔镜

——刘宏旭

纵隔镜手术是一种用于上纵隔探查及活检的手术技术，现应用于临床以来已有40余年的历史。因其具有微创、安全、取材可靠等不可替代的优点，迄今为止，仍是纵隔疾病诊断、治疗以及肺癌患者术前病理分期最重要的手段之一。近年来电视纵隔镜在临床中的应用增加了纵隔镜手术的使用范围，使得部分纵隔病变在经纵隔镜明确诊断的同时，可经电视纵隔镜完成手术治疗。如经纵隔镜纵隔囊肿摘除、纵隔淋巴结切除以及纵隔脓肿引流等。此外，还有学者报道，应用电视纵隔镜对全肺切除术后的支气管残端瘘进行修补并取得满意疗效。纵隔镜手术具有时间短、创伤小、安全性高等特点（图2）。

手术方法：

（1）麻醉和体位：患者均采用全身麻醉、单腔气管插管、仰卧位、肩下垫枕、头部后仰。消毒铺巾按胸骨正中开胸术的要求进行。

（2）颈部电视纵隔镜手术：切口位于胸骨切迹上1横指，沿气管前间隙置入纵隔镜，注意置镜时镜管上下叶应处于闭合状态，以免造成置镜困难。在电视下用钝头吸引器或小纱布球进一步分离气管前隧道至隆突水平，同时顺序观察气管两侧及隆突下、左右主支气管旁可疑肿块或肿大淋巴结。明确病变或活检部位后，先以细针穿刺除外血管后方可活检，这点非常重要。术中应注意多处取材，以保证标本量足够，满足冰冻和石蜡病理切片的需要。术后严密止血，一般无须留置引流管。

（3）胸骨旁电视纵隔镜手术：主肺动脉窗、主动脉旁或前纵隔的病变，是颈部纵隔镜的盲区，需采用胸骨旁纵隔镜手术。于第2或第3肋间胸骨旁2cm作长4~5cm切口，经胸膜外分离至病变处，置入纵隔镜，探查第5、6组淋巴结或纵隔肿物，并多处取

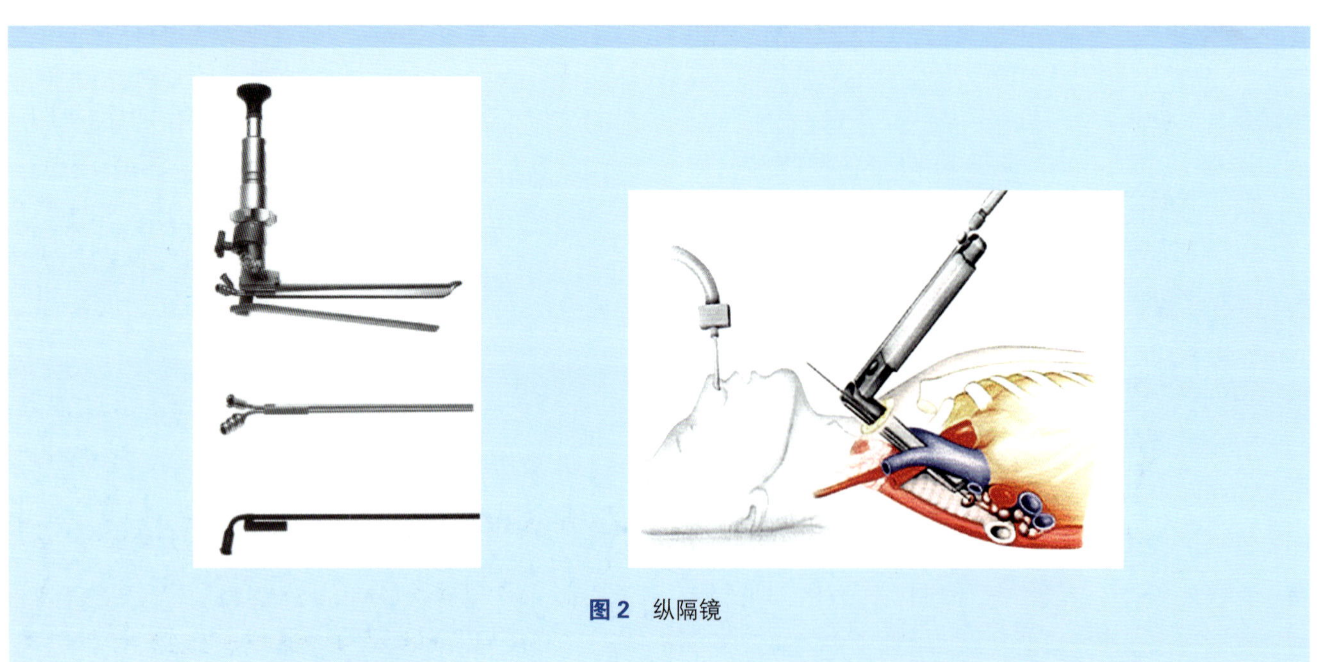

图2 纵隔镜

活检。术后一般不放置引流管。若术中胸膜破裂或同时行肺活检时，则常规留置胸腔闭式引流管。

纵隔镜手术仍是目前纵隔疑难疾病诊断、治疗以及肺癌术前病理分期最重要的方法。相信随着电子技术及医用器械的不断发展，纵隔镜手术在临床上的应用将会更加广泛。

超声内镜引导下的经支气管针吸活检（EBUS-TBNA）是2002年开始研发的新技术，2007年即已被美国国家综合癌症网络（NCCN）和美国胸科医师学会（ACCP）推荐为肺癌术前淋巴结分期的重要手段，成为肺癌纵隔分期的新标准，且趋势上有取代外科纵隔镜的可能。但与其相比，纵隔镜可以大块、甚至完整切除病变，因此对于复杂病变的进一步化验检测仍具有无法比拟的优势。

缺点：纵隔镜手术毕竟是需要全麻、有切口的手术方式，且其止血能力较差，对于发生较大的出血，一般需要采取正中胸骨切开来止血。

胸腔镜

——刘宏旭

全名叫“电视辅助胸腔镜外科手术”，英文简写为VATS，指通过胸腔镜摄像系统，用内镜器械完成某些胸部疾病手术。自Jacobacus首次介绍胸腔镜的临床应用以来，胸腔镜手术已有多年的历史。胸腔镜技术走过了兴起、全盛、衰落和振兴的艰难道路，完成了从传统到现代的转变，已发展成为一种专门的手术学科——现代胸腔镜外科。近年来，国内对已有胸腔镜下肺叶切除、系统性淋巴结清扫技术已经日趋成熟，而全肺切除、食管切除、肺叶袖状切除等高难手术已有愈来愈多地报道。应用范围已涉及普胸外科几乎的所有领域，而本文着重论述胸腔镜下肺癌根治术的应用。

1. 手术的优点

（1）手术创伤小：普通开胸手术的创伤很大，切口在20cm以上，胸壁损伤严重，切断了胸壁各层肌肉，而且还要强行撑开肋间10~20cm，术后疼痛一直难以解决。而胸腔镜手术一般在胸壁上开3个小切口（最长的约4~6cm，其余2个小切口约1.5~2.0cm）即可完成手术，且无需撑开肋间，大大减少了手术创伤。

（2）术后疼痛轻：普通开胸手术因胸壁创伤大，术中强行撑开肋间，术后疼痛明显，胸痛可持续数月至数年，大部分患者术后活动受限。胸腔镜手术因无需撑开肋间，术后患者疼痛明显减轻，手术当天即可下床活动，术后2~4周可恢复正常工作。

（3）对肺功能影响小：与常规开胸手术相比很大程度上保留了胸廓的完整性和患者的呼吸功能，因此患者术后肺功能情况和活动能力均优于常规开胸手术患者。

（4）对免疫功能影响小：手术不同程度会降低机体的免疫功能，手术创伤越大对免疫功能的影响就越大，胸腔镜和传统开胸相比明显减少手术创伤，对免疫功能的影响大大减少。

（5）术后并发症少，更美观。

2. 手术适应证　原则上胸腔镜手术适应于传统普胸外科的所有领域：

（1）诊断性手术适应证：可应用于多种胸腔疾病包括胸膜、肺部、纵隔、心包疾病以及胸外伤的诊断。

（2）治疗性手术适应证：①胸膜疾病：自发性气胸、血胸、脓胸、乳糜胸、胸膜肿瘤所致胸腔积液等。②肺部疾病：肺良性肿块切除、肺癌根治、终末肺气肿的肺减容。③食管疾病：食管平滑肌瘤、食管憩室、贲门失弛缓症、食管癌。④纵隔疾病：胸腺及其他部位纵隔肿瘤，纵隔囊肿等。⑤其他：手汗症、乳糜胸、心肺外伤、胸廓畸形等。

3. 手术的禁忌证　电视胸腔镜手术使一些肺功能较差的患者获得了手术治疗的机会，扩大了胸部手术的适用范围。其主要禁忌证是：不能耐受单肺通气麻醉及严重心肺功能不全等。

4. 麻醉

（1）气管内双腔插管全麻：适用于大部分胸腔镜手术。

（2）气管内单侧插管全麻：适用于一些紧急情况下，可迅速将气管插管直接插入非手术侧的主支气管内，以使手术侧的肺塌陷。

5. 体位　根据病变的部位、性质和手术方式进行

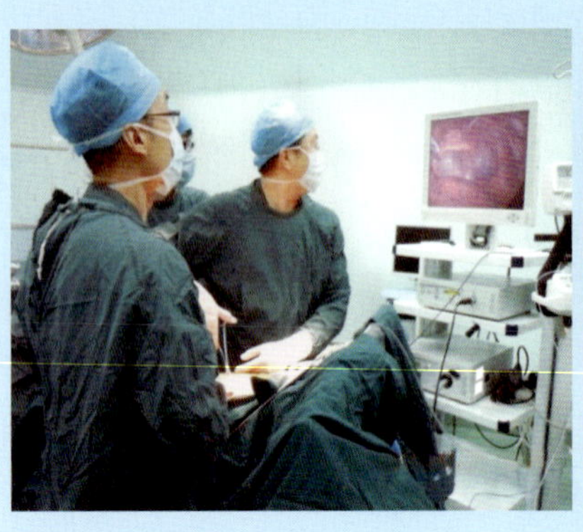
A

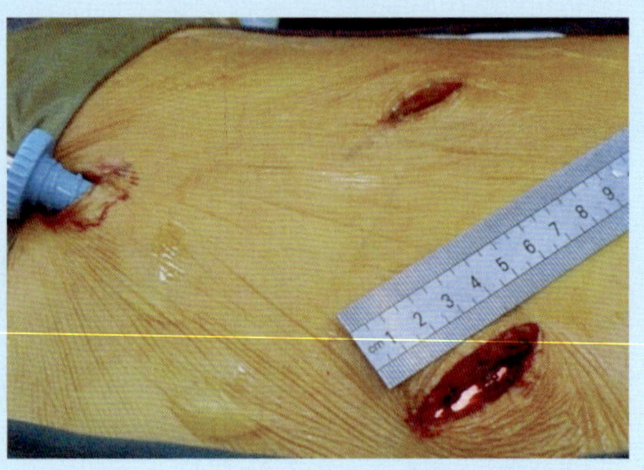
B

图 3 A：胸腔镜手术的操作方式与传统的开胸手术不同；B：切口情况，最大切口约 4.5cm，其余两个辅助小切口约长 1.5cm 和 2.0cm

体位选择。

（1）侧卧位：最常用体位。术中可根据需要进行适当调整。一般做 3 个 1~1.5cm 长的小切口，将放置胸腔镜的切口选在腋中线至腋后线的第 7 或第 8 肋间，待明确病变部位后再确定另外两个切口的位置，切口间距 10~15cm，应呈三角形分布。

（2）半侧卧位：仰卧后将一侧之背部垫高 30°~45° 或旋转手术台达到需求之体位。适用于前纵隔、心包、心脏手术。

（3）仰卧位：同胸骨正中切口体位。适用于前纵隔病变手术和双侧胸内病变二期手术的病例。将放置胸腔镜的切口选在腋前线第 4 或第 5 肋间，其余切口按上述原则安排。

与以往的标准开胸手术下可以直视、可以用手触摸操作不同，胸腔镜手术采用较长的器械，通过观察显示器来完成，因此颠覆了以往的手术方式。对术者而言，这是一项新的挑战，需要有一定的学习曲线。对于较大的肺动脉及肺静脉分支、支气管、发育不全的肺裂，多采用内镜下切割闭合器来缝合和切断。采用电凝钩、超声刀等来清扫淋巴结。因内镜下的视野是放大的，且可以多角度观察，故有经验的医生可以系统清除肺门、纵隔淋巴结，达到美国 NCCN 指南规定的肺癌根治性切除的标准。因此，对于有胸腔镜经验的医生而言，胸腔镜下肺叶切除术切口明显缩小，但效果完全可以和开放手术相媲美（图 3）。

胸腔镜肺叶手术的操作顺序一般遵循肺癌根治术的要求，先是切断肺静脉、然后肺动脉，最后是支气管。目前国内对此顺序主要有两种观点，一种是提倡解剖性肺叶切除，即与标准开胸的手术方式一致；另一种是采取单向式的操作模式，即是对先看到、容易处理的结构先行处理，从前向后或从下向上推进。这两种方式各有优缺点，具体的手术模式还是依靠术者本人的经验和习惯来定。

胸腔镜手术中最常见的也是最让人担心的并发症就是出血，多为初学者于操作血管时误伤所致。故需要不断适应显示器的二维图像与实际胸腔的三维结构之间的差异，不断提高使用较长专用器械的触摸灵敏度。而发生出血后，最佳的方法是立刻拿起提前放置于胸内的纱球或用吸引器侧壁迅速压迫止血，然后思考是中转开胸，还是继续腔镜下止血。对于笔者来说，在学习曲线之中的出血多以中转开胸止血而告终；而过了学习曲线之后，基本都是在内镜下成功缝合来止血。

胸腔镜手术的缺点，目前对位于中心且有明显外侵的肿瘤，明显累及胸壁，有严重粘连的病例不适合。另外，胸腔镜手术明显增加患者的手术费用。

肺癌患者手术治疗的必备生理条件

——杨春鹿

（一）体能状态

功能状态评分（performance status，PS）标准

1. Karnofsky 评分法（KPS，百分法）

体力状况	评分
正常，无症状和体征	100
能进行正常活动，有轻微症状和体征	90
勉强可进行正常活动，有一些症状或体征	80
生活可自理，但不能维持正常生活工作	70
生活能大部分自理，但偶尔需要别人帮助	60
常需人照料	50
生活不能自理，需要特别照顾和帮助	40
生活严重不能自理	30
病重，需要住院和积极的支持治疗	20
重危，临近死亡	10
死亡	0

2. Zubrod-ECOG-WHO（ZPS，5 分法）

体力状况	分级
正常活动	0
症状轻，生活自在，能从事轻体力活动	1
能耐受肿瘤的症状，生活自理，但白天卧床时间不超过 50%	2
肿瘤症状严重，白天卧床时间超过 5%，但还能起床站立，部分生活自理	3
病重卧床不起	4
死亡	5

肺癌患者的 ZPS 评分≤2 级或 KPS 评分≥50 分在临床上考虑予以手术治疗。

（二）呼吸功能

1. 肺通气功能

（1）FEV_1 >2L 或 FEV_1 >预计值的 70% 手术风险小。对于 70 岁以下年龄组患者可行全肺切除手术。

（2）FEV_1 >1.5L 可安全进行肺叶切除术。

（3）对不符合以上一条标准的患者应行进一步的肺弥散功能检查。

（4）FEV_1 <0.8L 时，可能出现严重的呼吸系统并发症，FEV_1 <0.5L 时不宜开胸手术。

（5）MVV（最大通气量）低于预计值的 50% 时，不宜行全肺切除术，低于预计值的 35% 时，不宜行肺叶切除术。

2. 弥散功能检查　弥散量低于预计值的 80% 时，手术的并发症和死亡率增加。如 PaO_2 <60mmHg，$PaCO_2$ >45mmHg 应慎重考虑手术。

3. 闭气试验　深吸气后憋住气，正常人达 45 秒以上，如低于 30 秒说明心肺功能储备差，开胸手术慎重。

4. 运动试验　登楼 5~6 层，心率与呼吸增多 20% 以上为有效运动，5 分钟恢复正常可耐受肺叶切除术。

（三）心脏功能

1. 6 周内发生心梗的不宜行肺切除术

2. 6 个月以上心梗可手术，但要评估心功能，梗死区外无缺血，心功能良好可手术，对心肌缺血的不稳定型心绞痛患者必须控制，对冠脉造影狭窄大于 75% 的应先行支架或搭桥手术后再行开胸手术。

3. 伴有完全房室传导阻滞或来自心肌病的多源性心律不齐的人及多发室性期前收缩者，一般不能耐受手术。对于胸片、CT 示心脏增大，左心室射血分数 < 44%，左室舒张末压 > 18mmHg，血清酶 LPK 高峰 > 2000，心电图存在多导联 Q 波或伴有持续复杂的心律失常，一般不能耐受手术。

（四）生化检查

血常规、尿常规、便常规、D- 二聚体、电解质、血糖、肝肾功能、凝血功能、血型等作为开胸手术患者的常规检查项目。伴有严重肝肾功能异常、出血性疾病以及恶病质（PS > 3）不能耐受手术。

术中意外

——杨春鹿

1. 心跳骤停　电刀、电钩刺激心脏，极少数患者出现心跳骤停，立即终止手术，右手挤压心脏，电除颤恢复心跳。

2. 血氧突然下降　原因：呼吸道梗阻，痰栓堵塞健肺呼吸道，术中因麻醉插管及手术操作，血液流入健肺或瘤栓脱落于健肺支气管导致健侧呼吸道梗阻及气体交换量下降，引起血氧突然下降。处理：及时吸出健肺液体，必要时纤支镜取出健肺异物。因肺梗塞引起的，排除手术原因后，双肺通气仍出现 PO_2 下降，应考虑 D- 二聚体，必要时终止手术。

3. 大出血 操作不当分离时误伤上腔静脉、肺动脉、肺静脉乃至胸主动脉破裂出血，及时止血，应用无损伤钳夹，不要盲目钳夹，必要时先压迫，看清楚出血点，再设计具体方案处理。

术后常见并发症的处理

——杨春鹿

1. 术后继发出血 由于术中胸膜广泛粘连游离后止血不确切，或结扎线不确切、滑脱所致。近年来，由于切割缝合器械的广泛使用，偶有出现细的切割缝合器上的金属钉伤及肺血管所致的出血。个别病例关胸时缝扎误伤肋间血管所致的出血。处理：对出血量大，术后短时间内即出现引流量增大，每小时引流量 > 200ml，并出现心率增快，血压下降，颜面、黏膜苍白等失血表现应立即再次开胸止血。对失血量小，但持续不止的应密切观察，定时检测血常规，观察有无进行性失血表现。有一病例，胸腔引流管引出血性液体不多，并未达到进行性血胸的标准，但持续有新鲜血液流出，血压不稳定，急检胸片显示胸内有积血征象，此种情况应尽早开胸探查止血。

2. 术后突发肺动脉栓塞 个别老年人、肥胖患者、手术复杂、术后卧床时间长的肺癌患者术后呈高凝状态，偶有发生肺动脉栓塞。其发生率不足 1%，但发病快、症状急、死亡率高。临床表现为突然呼吸困难、意识恍惚、血氧下降、心率增快，甚至出现心跳骤停。处理：立即进行气管插管，接呼吸机支持呼吸，即刻行心电监护，行血 D- 二聚体检验，除外心梗。有条件应行肺动脉造影，如证实有较大肺动脉栓塞者，应行介入取栓；对于小的动脉分支栓塞，应视术后出现时间行抗凝及溶栓治疗。预防：术前应行双下肢深静脉超声检查，如发现下肢深静脉血栓，应在术前于股静脉滤网置入，预防血栓脱落。术后双下肢应用专用弹力袜，加强下肢活动来预防血栓形成。术后视引流性状，24~48 小时之内开始应用低分子肝素抗凝，预防血栓形成。

3. 术后切口疼痛 术前预防性应用止痛泵，硬膜外应用效果更佳。静脉止痛泵应用于个别老年患者时出现术后精神症状。肌注哌替啶，止痛效果好，但早期应用有抑制呼吸等作用，在患者麻醉未完全清醒，潮气量不足时慎用。地佐辛不仅止痛效果好，且无呼吸抑制作用，提倡使用。

4. 术后出现的肺不张、肺内感染 由于术后切口疼痛，患者拒绝主动咳嗽排痰，及术中对残肺挤压、过度检查等所致。术前尽早戒烟，进行呼吸道护理、化痰、雾化吸入等方法协助患者练习排痰。一旦出现肺不张，应及早行纤支镜吸痰，选用敏感抗生素进行抗炎治疗。

5. 术后支气管胸膜瘘 肺切除术后，由于缝线过密或过疏，或由于术后肺膨胀不良，胸腔积液感染导致线结开裂，支气管残端不愈合。近年来应用切割缝合器来处理支气管残端，瘘的发生率明显降低。如果常规地将支气管残端用附近的组织片覆盖加固，将大大减少术后早期支气管残端瘘。处理：安放合理有效的引流管，尽早排净胸腔积液、积脓，促进肺膨胀。

6. 乳糜胸 肺癌手术操作过程中，尤其是在廓清淋巴结的过程中，可能损伤淋巴管，导致术后乳糜由淋巴管溢出到胸腔内，引流液多为清亮透明，时有乳白色。如量不超过 1000ml/d，观察数日，低脂肪饮食，且引流量逐渐减少，不必开胸手术。如引流量超过 1000ml/d，并持续一周以上，应再次开胸手术结扎淋巴管。

围术期重要器官功能衰竭处理

——沈启明

1. 呼吸衰竭 呼吸衰竭（respiratory failure）是指各种原因引起的肺通气和（或）换气功能严重障碍，以致在静息状态下亦不能维持足够的气体交换，导致低氧血症伴（或 v 不伴）高碳酸血症，进而引起一系列病理生理改变和相应临床表现的综合征。在海平面、静息状态、呼吸空气条件下，动脉血氧分压（PaO_2）< 60mmHg，伴或不伴二氧化碳分压（$PaCO_2$）

>50mmHg，并排除心内解剖分流和原发于心排出量降低等因素，可诊为呼吸衰竭。通常按照动脉血气分析结果分为Ⅰ型呼吸衰竭（PaO_2<60mmHg，$PaCO_2$降低或正常）和Ⅱ型呼吸衰竭（PaO_2<60mmHg，同时伴有$PaCO_2$>50mmHg），按照发病急缓分为急性呼吸衰竭和慢性呼吸衰竭，按照发病机制分为通气性呼吸衰竭和换气性呼吸衰竭。

呼吸衰竭的临床表现主要是低氧血症所致的呼吸困难和多器官功能障碍。除原发疾病和低氧血症及CO_2潴留导致的临床表现外，呼吸衰竭的诊断主要依靠血气分析。结合肺功能、胸部影像学和纤维支气管镜等检查对于明确呼吸衰竭的原因至为重要。

呼吸衰竭总的治疗原则是：加强呼吸支持，包括保持呼吸道通畅、纠正缺氧和改善通气等；呼吸衰竭病因和诱发因素的治疗；加强一般支持治疗和对其他重要脏器功能的监测与支持。

保持气道通畅的方法主要有：①若患者昏迷应使其处于仰卧位，头后仰，托起下颌并将口打开；②清除气道内分泌物及异物；③若以上方法不能奏效，必要时应建立人工气道，即简便人工气道（口咽通气道、鼻咽通气道和喉罩）、气管插管及气管切开。气管内导管是重建呼吸通道最可靠的方法。

对于急性呼吸衰竭患者，应给予氧疗。确定吸氧浓度的原则是保证PaO_2迅速提高到60mmHg或脉搏容积血氧饱和度（SpO_2）达90%以上的前提下，尽量减低吸氧浓度。尤其是对于伴有高碳酸血症的急性呼吸衰竭，往往需要低浓度给氧以避免二氧化碳潴留。

呼吸兴奋剂主要适用于以中枢抑制为主、通气量不足引起的呼吸衰竭，使用时必须保持气道通畅。常用的药物有尼可刹米和洛贝林。近年来，取而代之的有多沙普仑。慢性呼吸衰竭患者可服用呼吸兴奋剂阿米三嗪50~100mg，2次/日。

急性呼吸衰竭患者病情加重时，应及时行气管插管机械通气。近年来，无创正压通气用于急性呼吸衰竭的治疗已取得了良好效果。其适用患者应具备以下基本条件：①清醒能够合作；②血流动力学稳定；③不需要气管插管保护（即患者无误吸、严重消化道出血、气道分泌物过多且排痰不利等情况）；④无影响使用鼻/面罩的面部创伤；⑤能够耐受鼻/面罩。

2. 急性心力衰竭　急性心力衰竭（acute heart failure，AHF）是指由于急性心脏病变引起心排血量显著、急骤降低导致的组织器官灌注不足和急性淤血综合征。临床上急性左心衰较为常见，以肺水肿或心源性休克为主要表现，是严重的急危重症。

急性左心衰竭时的缺氧和高度呼吸困难是致命的威胁，必须尽快使之缓解。

（1）患者取坐位，双腿下垂，以减少静脉回流。

（2）吸氧：高流量鼻管给氧，对病情特别严重者应采用面罩呼吸机持续加压（CPAP）或双水平气道正压（BiPAP）给氧。

（3）吗啡：3~5mg静脉注射，必要时每间隔15分钟重复1次，共2~3次。老年患者可酌减剂量或改为肌内注射，合并Ⅱ型呼吸功能衰竭的患者慎用。

（4）快速利尿：呋塞米20~40mg静注，于2分钟内推完，4小时后可重复1次。

（5）血管扩张剂：①硝酸甘油：先以10μg/min开始，然后每10分钟调整1次，每次增加5~10μg，以收缩压达到90~100mmHg为度。②硝普钠：起始剂量0.3μg/（kg·min）滴入，根据血压逐步增加剂量，最大量可用至5μg/（kg·min），维持量为50~100μg/min。用药时间不宜连续超过24小时。

（6）正性肌力药：①多巴胺：小剂量多巴胺[<2~5μg/（kg·min），iv]可降低外周阻力，扩张肾、冠脉和脑血管；中等剂量[5~10μg/（kg·min）]可增加心肌收缩力和心输出量。小剂量和中等剂量均有利于改善AHF的病情。但>10μg/（kg·min）的大剂量静脉注射时，因可增加左室后负荷和肺动脉压而对患者有害无益。②多巴酚丁胺：起始剂量为2~3μg/（kg·min），最高可用至20μg/（kg·min），但多巴酚丁胺容易引起房性或室性心律失常。③磷酸二酯酶抑制剂（PDEI）：米力农为Ⅲ型PDEI，兼有正性肌力及降低外周血管阻力的作用。起始25μg/kg于10~20分钟推注，继以0.375~0.75μg/（kg·min）速度滴注维持，一般应用不超过7天。

（7）洋地黄类药物：毛花苷C静脉给药，首剂可给0.2~0.4mg，每隔2小时后可酌情再给0.2mg，直到洋地黄化，24 小时总量不超过 1.0~1.2mg。对急性心肌梗死，在急性期 24 小时内不宜用洋地黄类药物；二尖瓣狭窄所致肺水肿，洋地黄类药物也无效。

（8）机械辅助治疗：主动脉内球囊反搏（IABP）和临时心肺辅助系统，对极危重患者，有条件的医院可采用。

待急性症状缓解后，应着手对诱因及基本病因进行治疗。

3. 肝性脑病　肝性脑病（hepatic encephalopathy，HE）过去称为肝性昏迷（hepatic coma），是由严重肝病引起的、以代谢紊乱为基础、中枢神经系统功能失调的综合征，其主要临床表现是意识障碍、行为失常和昏迷。临床过程可分为前驱期、昏迷前期、昏睡期和昏迷期。

各期 HE 的诊断可依据下列异常而建立：①有严重肝病和（或）广泛门体侧支循环形成的基础；②出现精神紊乱、昏睡或昏迷，可引出扑翼样震颤；③有肝性脑病的诱因；④反映肝功能的血生化指标明显异常及（或）血氨增高；⑤脑电图异常。

去除 HE 发作的诱因、保护肝脏功能免受进一步损伤、治疗氨中毒及调节神经递质是治疗 HE 的主要措施。

（1）及早识别及去除 HE 发作的诱因：

1）慎用镇静药及损伤肝功能的药物。

2）纠正电解质和酸碱平衡紊乱：缺钾者补充氯化钾；碱中毒者可用精氨酸溶液静脉滴注。

3）止血和清除肠道积血：清除肠道积血可采取乳果糖、乳梨醇或 25% 硫酸镁口服或鼻饲导泻，生理盐水或弱酸液（如稀醋酸溶液）清洁灌肠。

4）预防和控制感染。

5）防治便秘，避免大量蛋白质饮食，警惕低血糖。

（2）减少肠内氮源性毒物的生成与吸收：

1）限制蛋白质饮食。

2）清洁肠道：方法如前述。

3）乳果糖或乳梨醇：乳果糖剂量为每日 30~60g，分 3 次口服，调整至患者每天排出 2~3 次软便。亦可用乳果糖稀释至 33.3% 保留灌肠。乳梨醇剂量为每日 30~40g，分 3 次口服。

4）口服抗生素：常用的抗生素有新霉素、甲硝唑、利福昔明等。新霉素的剂量为 2~8g/d，分 4 次口服，不宜超过 1 个月。甲硝唑每日口服剂量为 0.8g。利福昔明每日剂量为 1.2g。

5）益生菌制剂口服。

（3）促进体内氨的代谢：

1）L 鸟氨酸 -L- 门冬氨酸（OA），每日静脉注射 20g 的 OA 可降低血氨，改善症状。

2）鸟氨酸 - α - 酮戊二酸，其降氨机制与 OA 相同，但其疗效不如 OA。

（4）调节神经递质：

1）GABA/BZ 复合受体拮抗剂氟马西尼，用量为 0.5~1mg 静脉注射，或 1mg/h 持续静脉滴注。

2）支链氨基酸（BCAA）制剂可减少或拮抗假神经递质。

（5）人工肝

（6）肝移植

（7）重症监护

4. 急性肾衰竭　急性肾衰竭（acute renal failure，ARF）是由各种原因引起的肾功能在短时间内（几小时至几周）突然下降而出现的氮质废物滞留和尿量减少综合征。ARF 主要表现为氮质废物血肌酐（Cr）和尿素氮（BUN）升高，水、电解质和酸碱平衡紊乱，及全身各系统并发症。常伴有少尿（< 400ml/d），但也可以无少尿表现。临床病程典型可分为三期：起始期、维持期和恢复期。

急性肾衰竭一般是基于血肌酐的绝对或相对值的变化诊断，如血肌酐绝对值每日平均增加 44.2 μ mol/L 或 88.4 μ mol/L；或在 24~72 小时内血肌酐值相对增加 25%~100%。

ARF 的治疗包括非透析治疗和透析治疗：

（1）纠正可逆的病因。

（2）维持体液平衡：每日补液量应为显性失液量加上非显性失液量减去内生水量，大致可按前一日尿量加 500ml 计算。

（3）饮食和营养：补充营养以维持机体的营养状况和正常代谢，不能口服的患者需静脉营养补充必需氨基酸及葡萄糖。

（4）高钾血症：血钾超过 6.5mmol/L 时，应予以紧急处理，包括：①钙剂（10% 葡萄糖酸钙

10~20ml）稀释后静脉缓慢（5 分钟）注射；② 11.2% 乳酸钠或 5% 碳酸氢钠 100~200ml 静滴；③ 50% 葡萄糖溶液 50~100ml 加普通胰岛素 6~12U 缓慢地静脉注射；④口服离子交换（降钾）树脂（15~30g，每日 3 次）。以上措施无效者，透析是最有效的治疗。

（5）代谢性酸中毒：HCO_3^- 低于 15mmol/L 时，可选用 5% 碳酸氢钠 100~250ml 静滴。对于严重酸中毒患者，应立即开始透析。

（6）控制感染：根据细菌培养和药物敏感试验选用对肾无毒性或毒性低的药物，并按肌酐清除率调整用药剂量。

（7）透析疗法：明显的尿毒症综合征，包括心包炎和严重脑病、高钾血症、严重代谢性酸中毒、容量负荷过重对利尿药治疗无效者都是透析治疗指征。ARF 的透析治疗可选择腹膜透析（PD）、间歇性血液透析（IHD）或连续性肾脏替代治疗（CRRT）。

（8）多尿的治疗：维持水、电解质和酸碱平衡，控制氮质血症和防止各种并发症。已施行透析的患者，仍应继续透析。多尿期 1 周左右后可见血肌酐和尿素氮水平逐渐降至正常范围，饮食中蛋白质摄入量可逐渐增加，并逐渐减少透析频率直至停止透析。

（9）恢复期的治疗：一般无需特殊处理，定期随访肾功能，避免使用对肾有损害的药物。

50 空洞型肺鳞癌双侧原发

病史简介

性别：女　　　出生日期：1938-04-18

现病史　患者以“咳嗽伴痰中带血1个月”为主诉入院。患者于2011年4月始无明显诱因出现阵发性咳嗽，咳黄白色黏痰，量约20~30ml/d，痰中带少量鲜血。就诊于当地医院，予抗炎治疗（具体药物不详），症状无明显好转。行胸部CT检查示右肺上叶及左肺上叶占位伴厚壁空洞形成。为求进一步诊治来我院。病来患者无发热，无胸痛，无盗汗及乏力，无胸闷气短，饮食及二便正常，体重无明显变化。

个人史　右眼因天花失明，听力下降5~6年。吸烟史：30支/天 ×40年，至今未戒。无粉尘及污染物接触史。

辅助检查　血生化检查：结核抗体阴性，PPD阴性，痰查结核菌涂片阴性。CEA：4.83ng/ml。细胞角蛋白19片段：6.50ng/ml。NSE：18.00ng/ml。血沉：101mm/h。心肺功能未见明显异常。

胸部CT见图1。

CT引导下左肺病灶穿刺活检，病理回报为鳞癌（图2）。

术前诊断及分期　左肺上叶鳞癌；右肺上叶占位性病变，鳞癌可能性大；T1b/2bN0M1a，Ⅳ期

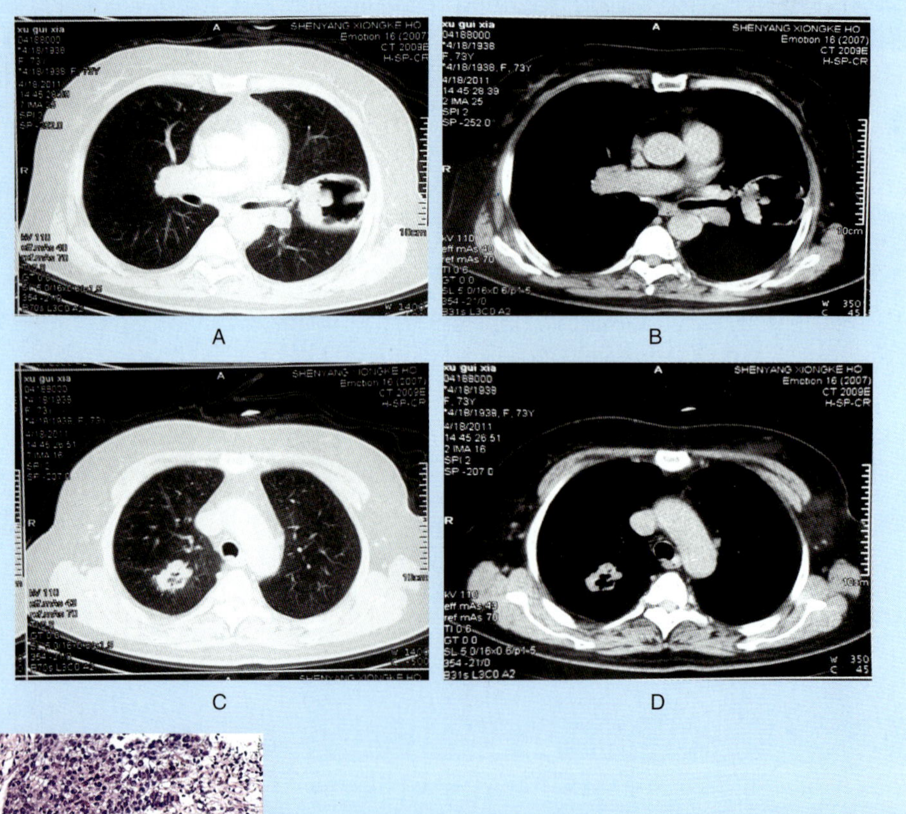

图1　A、B：胸部CT（2011-04-18）示左肺上叶占位病变，伴厚壁空洞形成；C、D：胸部CT（2011-04-18）示右肺上叶不规则软组织肿块影，内见空洞形成，周围见短细毛刺，纵隔内未见明显肿大淋巴结

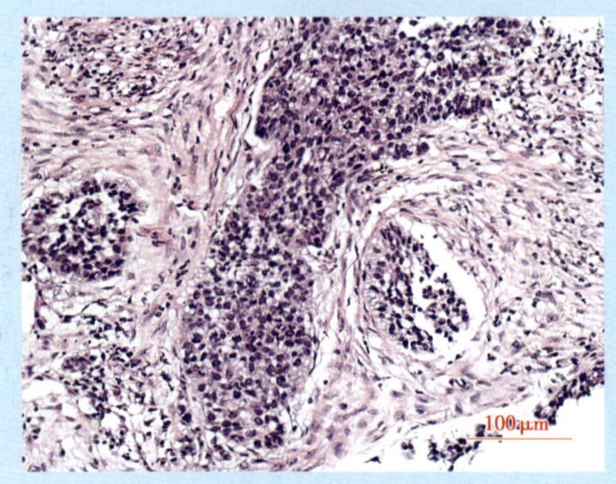

图2　左肺病灶穿刺活检，病理回报：鳞癌（基底细胞样型）

图 3 2011 年 12 月治疗后左肺病灶明显缩小，右肺病灶几乎消失

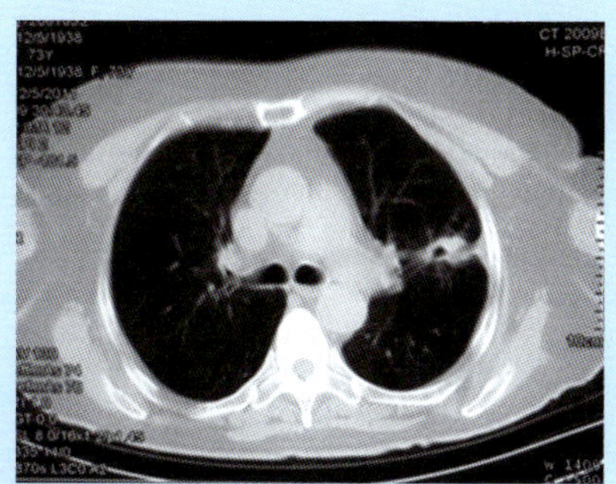

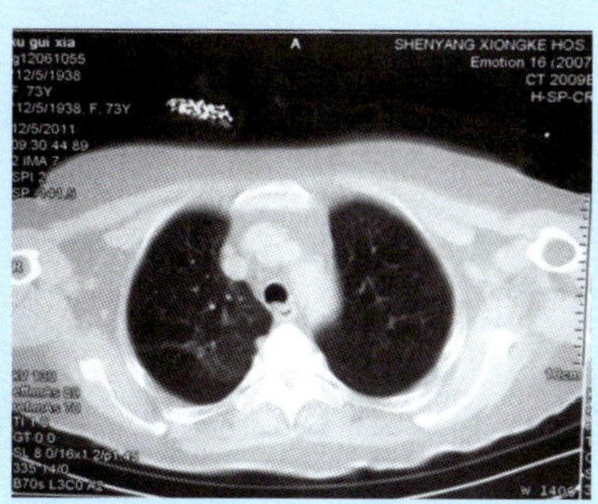

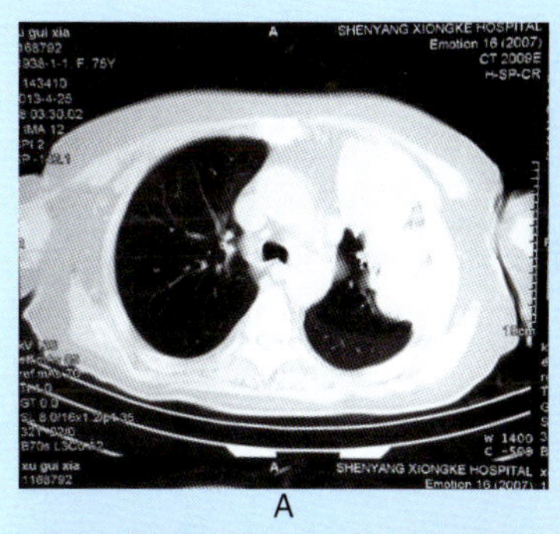

A

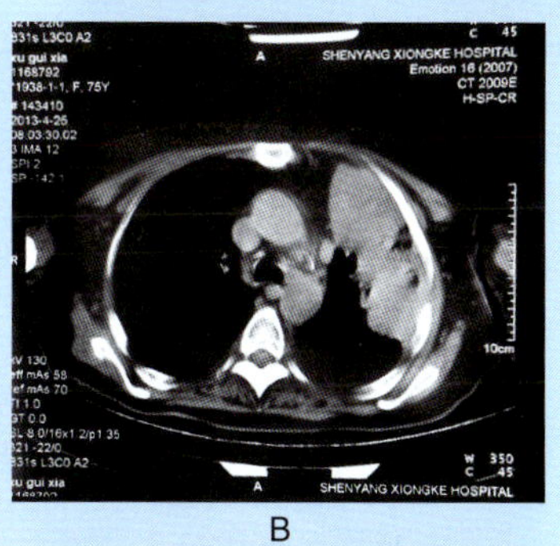

B

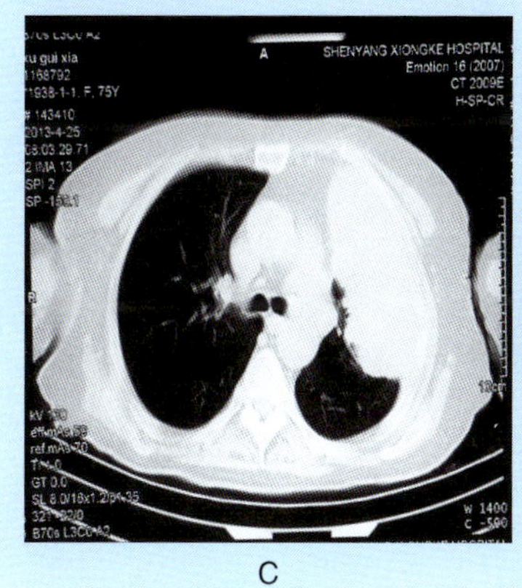

C

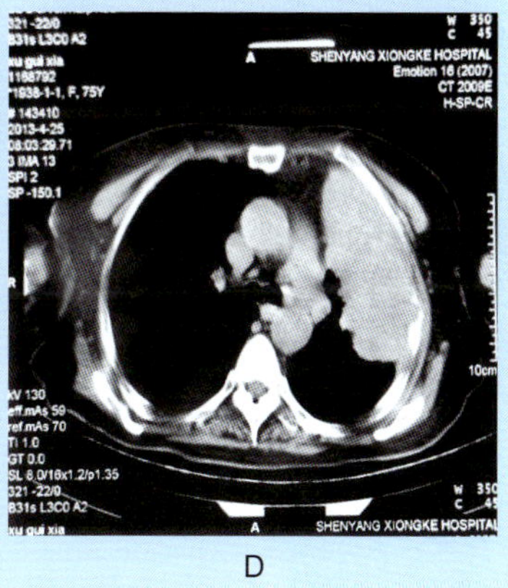

D

图 4 胸部 CT（2013-04-25）：左肺上叶癌复发，侵及胸膜，其内密度不均。纵隔内见多组肿大淋巴结

治疗 患者行 EGFR 基因检测提示无突变。

确定诊断及分期 双肺鳞癌，T1b/2bN0M1a，Ⅳ期

患者行 NP 方案支气管动脉灌注化疗 2 周期后复查胸部 CT（图 3）。自行停药 3 个月后，复查胸部 CT 左肺病灶较前增大。而后改用 GP 方案支气管动脉灌注化疗 4 周期，患者再次自行中断治疗。2013 年 1 月起应用培美曲塞联合顺铂化疗 4 周期，末次化疗结束于 2013 年 3 月，期间行射频消融治疗 2 次。

2013-04-25 再次复查胸部 CT 见左肺癌复发（图 4）。

李厚文点评

该病例患者为年龄 > 70 岁的重吸烟者，2011-04-18 胸部 CT 表现，双侧肺分别有一个病灶，均为空洞型、厚壁不整，纵隔淋巴结增大不明显。左肺病灶穿刺活检病理所见：癌巢周边细胞略呈栅栏状排列，核深染，间质增生明显，符合肺鳞癌——基底细胞样型。肺鳞癌也有多中心生长之例，但按新版 TNM 分期划入 T1b/2bN0M1a，Ⅳ期。故列为非手术适应病例，应选用化疗。此例已进入老年之列，采用经支气管动脉化疗（NP 方案）2 个周期，反应明显达到 PR，尤其是右侧病灶经过治疗收效明显，此种给药途径治疗肺癌值得参考及探索。由于未能进行维持化疗（个人原因），从 2011 年 12 月至 2013 年间虽然换药应用维持到三线化疗，但肿瘤在局部复发，未能得到良好控制而增大扩延，终至失访！

51 炎性肌纤维母细胞瘤

病史简介

性别：男　　　出生日期：1944-09-22

现病史 患者以“检查发现右肺上叶肿物1个月”为主诉入院。患者1个月前因淋雨出现发热咳嗽，就诊于当地医院抗炎治疗（氧氟沙星），并行胸部CT检查发现右肺上叶肿物；抗炎1周后患者上述症状消失，进一步复查胸部CT泼水+增强提示右肺上叶占位性病变来诊。病来患者无咳痰带血，无胸痛、气促，体重变化不明显。

个人史 无肿瘤病史；无吸烟饮酒史，无粉尘、放射线及污染物接触史。

辅助检查 血生化检查、心肺功能未见明显异常。

胸部CT见图1。

纤维支气管镜见图2。

余全身各部检查均未见异常。

术前诊断及分期 右肺上叶占位性病变，恶性可能性大；T2aN0M0，ⅠB期

图1 右肺上叶内一团块影，大小约3.9cm×3.3cm，呈类圆形，周围可见毛刺，肿块内可见空洞，周围血管聚集，相邻胸膜牵拉，平扫CT值约42Hu，增强后病变明显强化，CT值约101Hu；双侧肺门不大，纵隔居中，其内未见肿大淋巴结

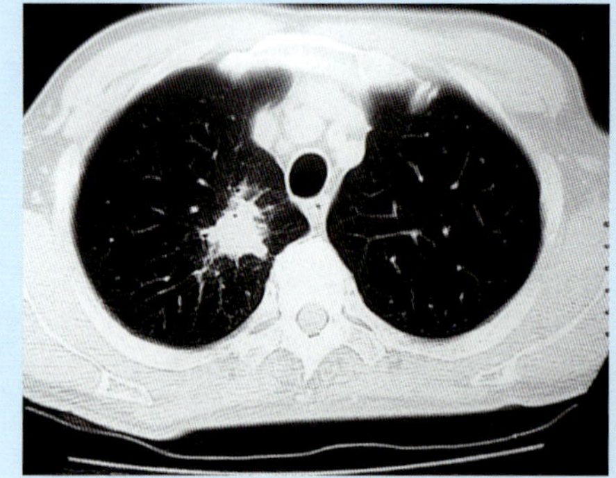

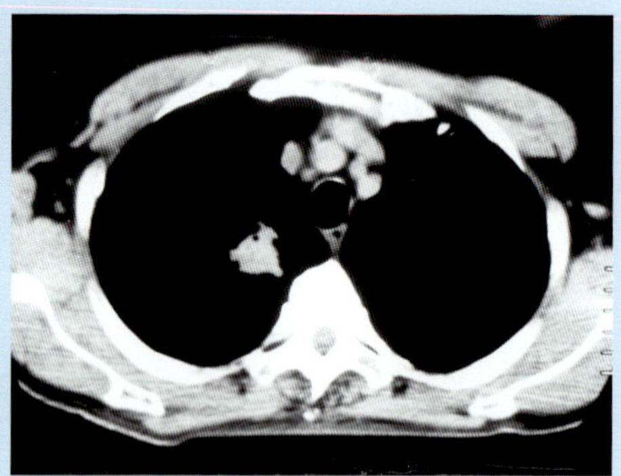

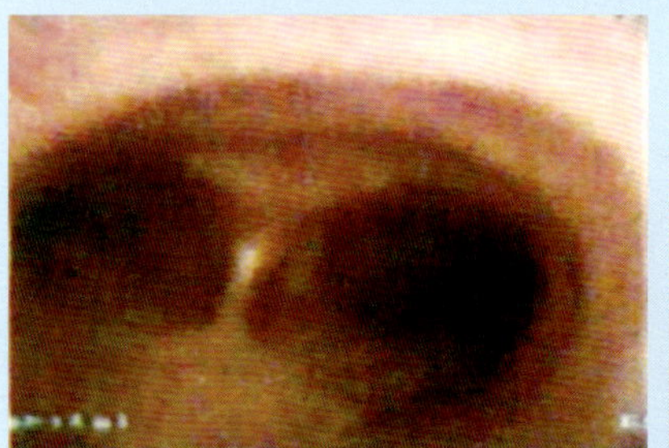

隆突

右侧二级隆突

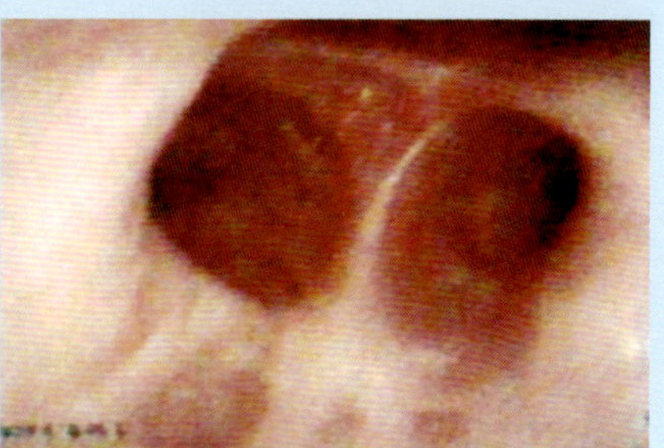

右上叶支气管

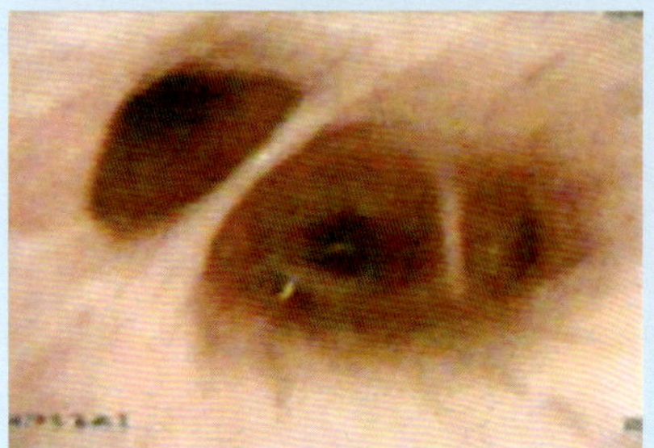

右中间支气管远端

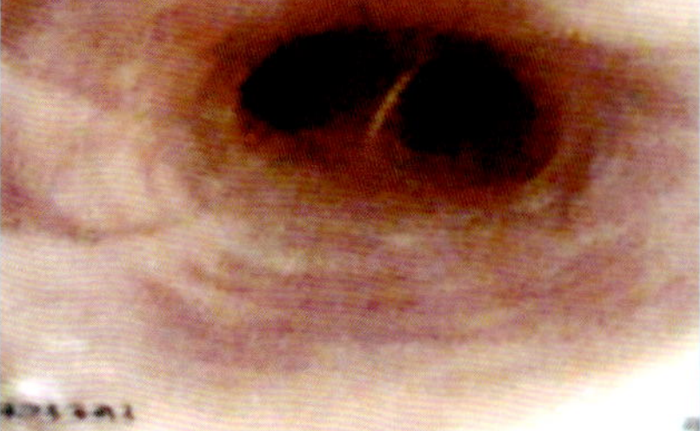

右中叶支气管

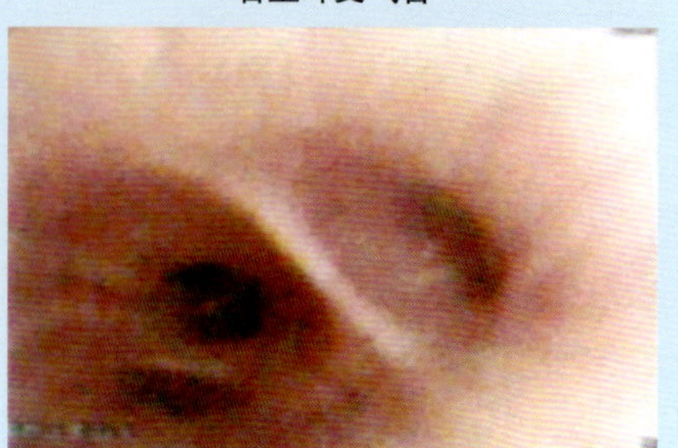

右下叶支气管

图2 未见异常

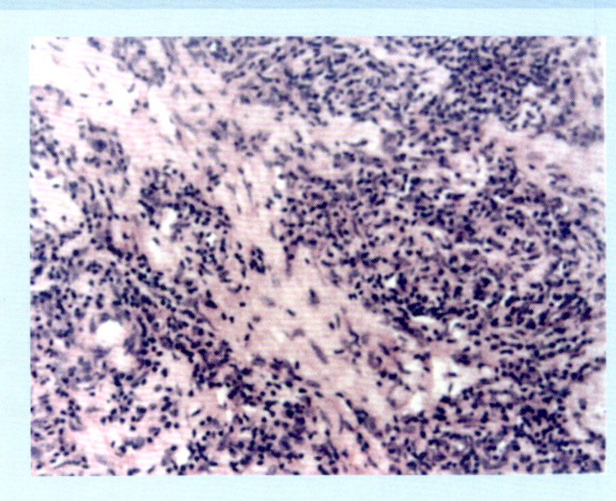

图 3 镜下所见（肿瘤组织）：肺组织内局部区域见大量卵圆形及梭形细胞增生，弥漫分布，间质见淋巴细胞浸润或丰富的胶原纤维组织，部分区域见肺泡上皮与纤维组织增生。免疫组化（肿瘤组织）：CK（L）（-）、TTF-1（+）、Vimentin（+）、Actin（sm）血管壁（+）、ALK（-）、S-100（-）、CD68 散在（+）、Ki67（+）< 5%。诊断意见：右肺上叶炎性肌纤维母细胞瘤伴肺泡上皮异型增生（属低度恶性）；（支气管切缘）支气管壁组织；淋巴结反应性增生（L2 0/3；L3 0/1；L4 0/1；L7 0/1；L9 0/1；L10 0/1；L11 0/2；L12 0/1）

手术情况 患者于 2010-08-19 行右肺上叶切除，术中病理提示"低度恶性潜能肿瘤"，遂加做纵隔淋巴结清除术。术后病理见图 3。

术后诊断 右肺上叶炎性肌纤维母细胞瘤

术后治疗 未行进一步治疗。

随访 现患者术后 3 年，于定期复查随访中，无局部复发及远处转移。

李厚文点评

1. 炎性肌纤维母细胞瘤（inflammatory myofibroblastic tumor，IMT）是一种临床少见而独特的间叶性肿瘤。1939 年 Brunn 最早报道了 2 例肺部梭形细胞肿瘤，当时认为肿瘤是良性。以往对该病的命名较混乱，如浆细胞肉芽肿、浆细胞假瘤、炎性假瘤、炎性肌纤维组织细胞增生和大网膜肠系膜黏液样错构瘤等。近年来认识到该病可出现浸润、复发、恶变和转移，证实其确实是一种真性肿瘤，而非炎性疾病。IMT 主要发生于肺，但身体其他部位，如肠系膜、腹膜后、脾、鼻腔、鼻窦、阴囊和肾等也均有发病的报道。

2. 手术切除肿瘤是治疗肺 IMT 的有效方法，是否施行扩大切除现仍存在争议。Cerfolio 将肺 IMT 分为侵袭性和非侵袭性两类。无症状或者肿块 < 3cm（非侵袭性）者，可施行局部切除；有症状或者肿块 > 3cm（侵袭性）者，应采取肺叶切除，甚至全肺及其他侵犯组织的切除以实现完整切除。肿瘤复发可再次行外科切除。Cerfolio 报道复发肿瘤的切除，即使行楔形切除，长期随访仍可取得无瘤生存，激素治疗、化疗、放疗均可见于复发肿瘤治疗的报道，但治疗反应不一。

3. IMT 从影像学上很难与肺癌相鉴别，在未认识以前常怀疑是经皮活检组织材料不足，IMT 术后局部或在胸壁、胸膜腔内复发，故原发灶局部根治应该重视！局部放疗、化疗仍然在探索中！

附表 1 IASLC 新版肺癌 TNM 分期

总述

TX	仅细胞学检查阳性
T1	T ≤ 3cm
T1a	T ≤ 2cm
T1b	T > 2cm，但≤ 3cm
T2	T > 3cm，但≤ 7cm；肿瘤位于主支气管，距离隆突≥ 2cm；累及脏层胸膜；不全性肺不张
T2a	T > 3cm，但≤ 5cm
T2b	T > 5cm，但≤ 7cm
T3	T > 7cm；累及胸壁、横膈、心包、纵隔胸膜；肿瘤位于主支气管，距离隆突 < 2cm；完全性肺不张；原发肿瘤同一肺叶出现单个或多个肿瘤结节
T4	侵犯纵隔、心脏、大血管、隆突、气管、食管、椎骨；原发肿瘤同侧不同肺叶出现单个或多个肿瘤结节
N1	同侧支气管旁、肺门淋巴结转移
N2	同侧纵隔、隆突下淋巴结转移
N3	对策纵隔或肺门，同侧或对侧斜角肌或锁骨上淋巴结转移
M1	远处转移
M1a	原发肿瘤对侧肺叶出现单个或多个肿瘤结节；胸膜结节或恶性胸腔积液或心包积液
M2a	远处转移

分期			
隐匿期	TX	N0	M0
0 期	Tis	N0	M0
ⅠA 期	T1a,b	N0	M0
ⅠB 期	T2a	N0	M0
ⅡA 期	T2b	N0	M0
	T1a,b	N1	M0
	T2a	N1	M0
ⅡB 期	T2b	N1	M0
	T3	N0	M0
ⅢA 期	T1a,b, T2a,b	N2	M0
	T3	N1,N2	M0
	T4	N0,N1	M0
ⅢB 期	T4	N2	M0
	任何 T	N3	M0
Ⅳ期	任何 T	任何 N	M1

注：T：肿瘤；N：淋巴结；M：远处转移。小写字母（a、b）代表肿瘤大小；大写字母（A、B）代表肿瘤分期。

附表 2　WHO 标准和 RECIST 对肿瘤测量的定义和疗效评价的标准

	WHO	RECIST
肿瘤测量	二维测量法	一维测量法
	肿瘤两个最大垂直径乘积，肿瘤以面积来测量	肿瘤最长径的总和，肿瘤以（总）长度来测量
疗效		
CR（完全缓解）	全部肿瘤病灶消失，并维持 4 周	全部肿瘤病灶消失，并维持 4 周
PR（部分缓解）	缩小 50% 或以上（但未达到 CR），维持 4 周	缩小 30% 或以上，维持 4 周
SD（疾病稳定）	非 PR/PD	非 PR/PD
PD（疾病进展）	病灶增加 25%	病灶增加 20%，或者出现一个或多个新病灶

附表 3　肿瘤化疗毒副作用分级

毒副作用指标	分级（度）				
	0	Ⅰ	Ⅱ	Ⅲ	Ⅳ
血液系统					
血红蛋白（g/L）	≥ 110	95~109	80~94	65~79	< 65
白细胞（$\times 10^9$/L）	≥ 4.0	3.0~3.9	2.0~2.9	1.0~1.9	< 1.0
粒细胞（$\times 10^9$/L）	≥ 2.0	1.5~1.9	1.0~1.4	0.5~0.9	< 0.5
血小板（$\times 10^9$/L）	≥ 100	75~99	50~74	25~49	< 25
出血	无	瘀点	轻度失血	明显失血	严重失血
胃肠道					
胆红素	≤ 1.25×N	1.26~2.50×N	2.6~5.0×N	5.1~10.0×N	> 10×N
谷丙转氨酶	≤ 1.25×N	1.26~2.50×N	2.6~5.0×N	5.1~10.0×N	> 10×N
碱性磷酸酶	≤ 1.25×N	1.26~2.50×N	2.6~5.0×N	5.1~10.0×N	> 10×N
口腔	无异常	红斑、疼痛	红斑、溃疡，可进食	溃疡，只能进流食	不能进食
恶心呕吐	无	恶心	暂时性呕吐	呕吐，需治疗	难控制的呕吐
腹泻	无	短暂（< 2 天）	能忍受（> 2 天）	不能忍受，需治疗	血性腹泻
肾、膀胱					
尿素氮	≤ 1.25×N	1.26~2.50×N	2.6~5.0×N	5.1~10.0×N	> 10×N
肌酐	≤ 1.25×N	1.26~2.50×N	2.6~5.0×N	5.1~10.0×N	> 10×N
蛋白尿	无	+，< 0.3g/100ml	++,+++, 0.3~1.0g/100ml	++++, > 1.0g/100ml	肾病综合征
血尿	无	镜下血尿	严重血尿	严重血尿，带血块	泌尿道梗阻
肺	无症状	症状轻微	活动后呼吸困难	休息时呼吸困难	需完全卧床
发热（药物性）	无	< 38℃	38~40℃	> 40℃	发热伴低压
过敏	无	水肿	支气管痉挛，不需注射治疗	支气管痉挛，需注射治疗	过敏反应

续表

毒副作用指标	分级（度）				
	0	Ⅰ	Ⅱ	Ⅲ	Ⅳ
肾、膀胱					
皮肤	无	红斑	干性脱皮，水疱、瘙痒	湿性皮炎，溃疡	剥脱性皮炎、坏死，需手术
头发	无	轻度脱发	中度、斑状脱发	完全脱发，可再生	脱发，不能再生
感染（特殊部位）	无	轻度感染	中度感染	重度感染	重度感染伴低血压
心脏					
节律	正常	窦性心动过速，休息心率＞100次/分	单灶PVC，房性心律失常	多灶性PVC	室性心律不齐
心功能	正常	无症状，但有异常心脏征象	短暂的心功能不足，但不需治疗	有症状，心功能不足，治疗有效	有症状，心功能不足，治疗无效
心包炎	无	有心包积液，无症状	有症状，但不需抽积液	心包填塞，需抽积液	心包填塞，需手术治疗
神经系统					
神志	清醒	短暂时间嗜睡	嗜睡时间不及清醒的50%	嗜睡时间超过清醒的50%	昏迷
周围神经	正常	感觉异常或腱反射减退	严重感觉异常或轻度无力	不能忍受的感觉异常或显著运动障碍	瘫痪
便秘	无	轻度	中度	腹胀	腹胀，呕吐
疼痛（非肿瘤引起）	无	轻度	中度	严重	难控制

附表4　急性放射性肺损伤RTOG分级标准

0级	无变化
1级	轻度干咳或劳累时呼吸困难
2级	持续咳嗽需麻醉性止咳药/稍活动即呼吸困难，但休息时无呼吸困难
3级	重度咳嗽，对麻醉性止咳药无效，或休息时呼吸困难/临床或影像有急性放射性肺炎的证据/间断吸氧或可能需类固醇治疗
4级	严重呼吸功能不全/持续吸氧或辅助通气治疗
5级	致命性

附图　IASLC 淋巴结图谱

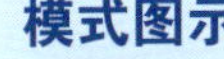
模式图示

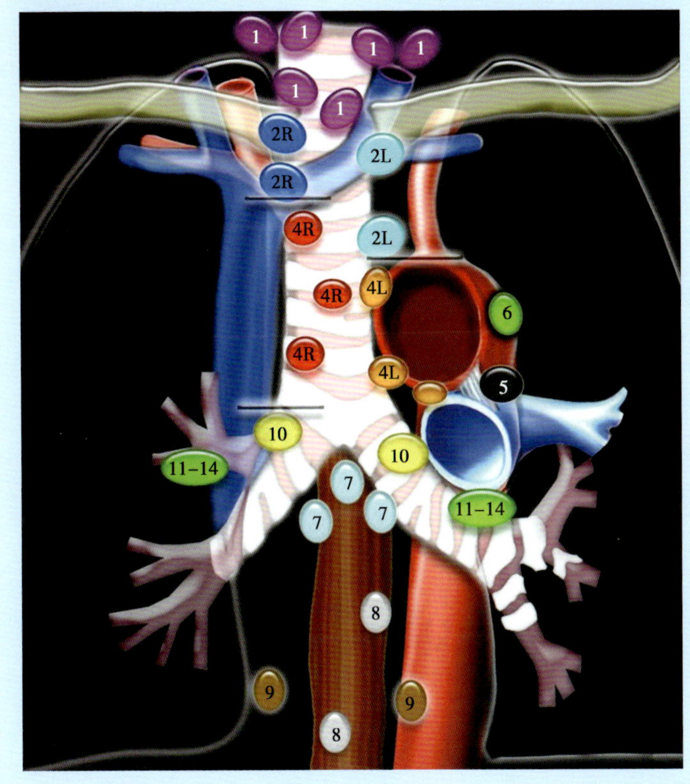

附图 1

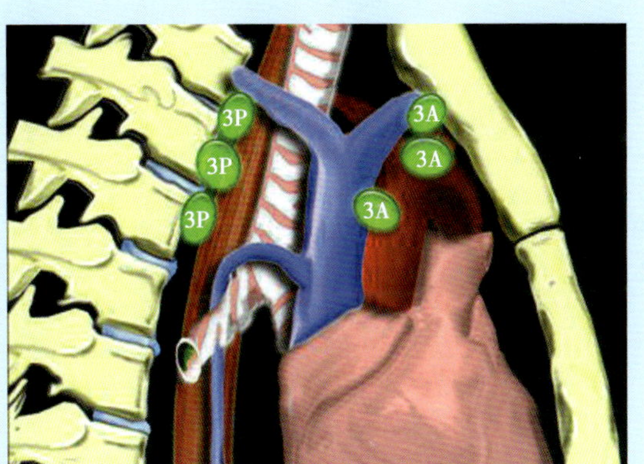

附图 2

解剖学定义

IASLC 淋巴结图谱的解剖学定义		
淋巴结分组	名称	定义
第 1 组	下颈部、锁骨上和胸骨颈静脉切迹淋巴结	上界为环状软骨下缘；下界为双侧锁骨，正中为胸骨切迹上缘，气管中线将此区域淋巴结分为 1R 和 1L
第 2 组	上气管旁淋巴结	2R 上界为右肺尖和胸膜顶，中间为胸骨切迹上缘，下界为无名静脉与气管交叉处下缘，内界为气管左侧缘；2L 上界为左肺尖和胸膜顶，中间为胸骨切迹上缘，下界为主动脉弓上缘
第 3 组	血管前和气管后淋巴结	3a 为血管前淋巴结，右侧上界为胸膜顶，下界为隆突水平，前界为胸骨后，后界为上腔静脉前缘；左侧上界为胸膜顶，下界为隆突水平，前界为胸骨后，后界为左颈总动脉；3p 为气管后淋巴结，上界为胸膜顶，下界为隆突水平
第 4 组	下气管旁淋巴结	4R 包括右侧气管旁和气管前淋巴结，上界为无名静脉与气管交叉处下缘，下界为奇静脉下缘；4L 气管左侧缘和动脉韧带之间，上界为主动脉弓上缘，下界为左肺动脉干上缘

续表

IASLC 淋巴结图谱的解剖学定义		
淋巴结分组	名称	定义
第 5 组	主动脉下淋巴结（主动脉肺动脉窗）	动脉韧带外侧淋巴结，上界为主动脉弓下缘，下界为左肺动脉干上缘
第 6 组	主动脉旁淋巴结（升主动脉或膈神经）	升主动脉和主动脉弓前外侧淋巴结，上界为主动脉弓上缘切线，下界为主动脉弓下缘
第 7 组	隆突下淋巴结	上界为气管隆突，左侧下界为下叶支气管上缘，右侧下界为中间干支气管下缘
第 8 组	食管旁淋巴结	位于食管表面，除外隆突下淋巴结，上界为左侧为下叶支气管上缘，右侧为中间干支气管下缘，下界为膈肌
第 9 组	肺韧带淋巴结	肺韧带内淋巴结，上界为下肺静脉，下界为膈肌
第 10 组	肺门淋巴结	紧邻主支气管和肺门血管（包括肺静脉和肺动脉干远端），上界为右侧为奇静脉下缘，左侧为肺动脉上缘，下界为双侧叶间区域
第 11 组	叶间淋巴结	叶支气管开口之间，11s 位于右侧上叶和中间干支气管之间，11i 位于右侧中叶和下叶支气管之间
第 12 组	叶淋巴结	紧邻叶支气管淋巴结
第 13 组	段淋巴结	段支气管周围淋巴结
第 14 组	亚段淋巴结	紧邻亚段支气管淋巴结

CT 图示

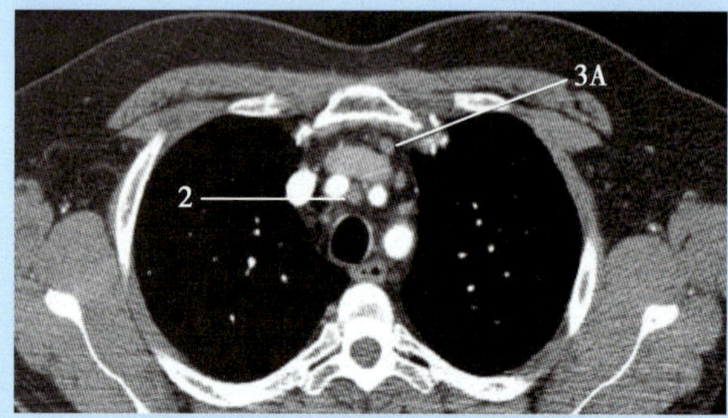

附图 3

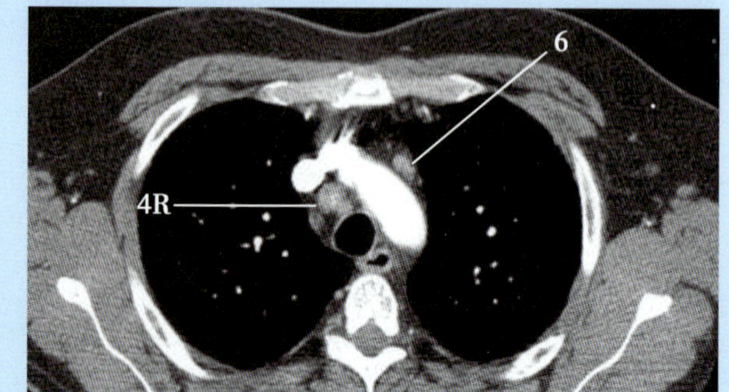

附图 4

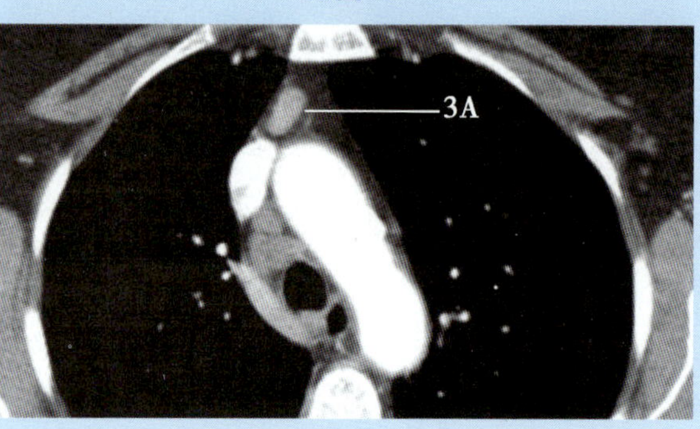

附图 5

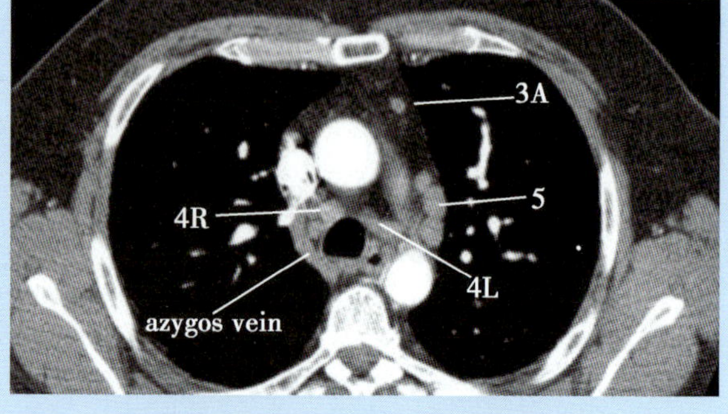

附图 6

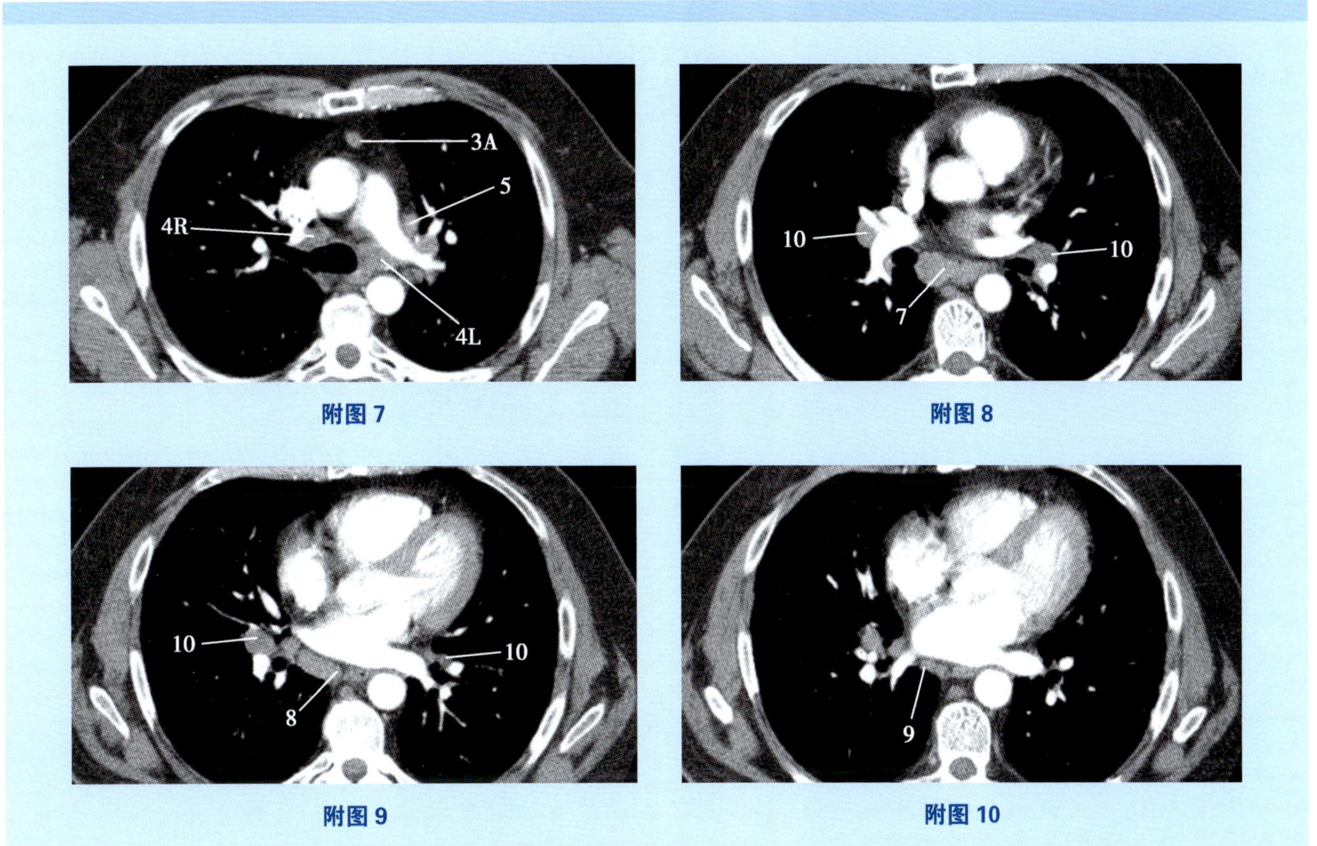

附图 7

附图 8

附图 9

附图 10

编 后 记

随着对肺癌认识的逐渐加深加快，我们深知研究肺癌还有很长的路要走，仅对今后的肺癌做几点展望：

1. 既然肺腺癌亚型在非小细胞肺癌（NSCLC）病理中依免疫组织化学（IHC）标志，不仅可以划定肺腺癌亚型，更在此印证的基础上，又将它细化为一些更为复杂的亚型。这就是2011年第7版病理的核心事件！例如临床上沿用多年的“细支气管肺泡癌”（BAC）作为肺腺癌一个亚型，运用在肺癌临床，今日已不再应用。但这方面不是简化而是细化，从临床深化到病理的不同时期、不同组织学成分变化以及分子学相关的事件参与分型，又衍化其各分型、分期特征，故趋向更为合理！但却给临床非病理专业医生造成某些更为繁杂而难以统一认识的现实。例如：将非典型腺瘤样增生（AAH）及原位腺癌（AIS）（主要为非黏液型及少数黏液型）统归入浸润前病变（主要是根据其缺乏组织学浸润）；进一步发展进入微浸润腺癌（MIA）。此期也以非黏液型为主，直径≤3.0cm，浸润深度≤5mm。此两期临床胸部CT常见的影像学是磨玻璃样（GGO）改变，也可能在影像上见到少量、小的密度区，并有各种不同的形状，如空泡征等，但对胸膜不浸润，故又称为“胸膜下腺癌”。此期是手术的最佳时期，而且多在较长时间内不见增大，不变形，又无局部淋巴结增大。由于此期癌细胞严格沿肺泡壁生长（Lepidic生长）可以想象是与“浸润前病变”同源的！此期的黏液型是极为少见的，称为黏液型MiA（Mucinous MiA），它同样能看到Lepidic为主生长，可能在胸部CT表现为GGO基础上密度较大、有“薄雾”的表现；浸润性腺癌（invasive adenocarcinoma）主要限于非黏液型腺癌——而既往称为非黏液性BAC。由于此型此期浸润灶深度＞5mm，在间质组织学中可以出现腺泡为主、乳头状为主、微乳头状为主或实性生长等，如不见到Lepidic predominant（贴壁生长为主）区域，很难能将其归回到非黏液型BAC中去。但此期受EGFR突变驱使，增加了恶性度趋势，常伴有肌纤维母细胞基质，与肿瘤细胞、血管、淋巴管以及胸膜受侵混合在一起。另外，变异型浸润型腺癌中的黏液型腺癌（旧称黏液性BAC）与基因K-ras突变相关，多数病例存在多中心或多肺叶甚至双肺受侵。此型肺腺癌在早期阶段的GGO表现，多数呈“云雾状”灶，也可维持很长时间不变，因此常被临床误认为“炎症灶”，有的病例被观察到1~2年，甚至局部淋巴结仍不受侵害，这一点也反映它来自肺泡上皮[TTF-1（+）]。切记：一个“炎症性灶”若能经过2~3个月保持原样不变形态，尤其一位无临床症状的“炎症灶”，只要超过3个月，即使形状不变，如在2~3cm之间，患者应经皮肺活检或FDG PET/CT检查。若仍不能得到明确诊断，手术探查也是一种选择。

肺腺癌亚型中浸润前病变、原位腺癌、微浸润腺癌及浸润性腺癌中的更多亚型，从临床观点，如能将它们统一到源于 AAH 中，随时间、条件变化（含基因驱使）逐步增加恶性度，这样，可以归纳："多中心、慢生长、晚转移"。依此"三个要素"规划每位患者所处的病期、特点，进行"各个病灶"影像学、分子生物学及免疫组织化学标记，综合所有"全过程"信息，得出个体化策略，进行"理性"的治疗：将会对肺腺癌亚型诊治做出更好的更大贡献。因为肺腺癌亚型中从 AAH → AIS → MIA →浸润性腺癌所占全肺癌比例很大。

2. 树立对肺癌外科尤其肺鳞癌的局部根治的理念　无论肺切除、肺叶切除术、肺楔形切除术，也无论是选择常规开胸术或微创手术，不仅要注意支气管残端有无肿瘤残留，而且在肿瘤及淋巴结侵及的界面，也同样要注意做到病理学上的"无瘤"，尤其对肺鳞癌的局部根治术更显得重要！

右中叶或左舌叶肺癌，涉及邻叶（右或左上叶前段肺裂不全病例）部分切除病例，悉应对相邻肺裂不全的肺段进行解剖性肺段分离，以充分显露并保护右或左上叶前段静脉勿受损伤，尽可能不使用切割器，以免术后相应肺段淤血，形成严重并发症。

（1）胸外科医生在术前对外科适应证的选择上往往处于两难的地位：一是在病期为Ⅰ~ⅡA 期病例，但年龄、肺功能状态（如慢阻肺）、心血管病等尚有难预测的因素，是否手术难以评定，此期此情新放射技术（SBRT）是一个理性选择。

（2）对于ⅢA N1 病例：胸外科医生对 T3N1、T4N0 甚至是 T4N1 的原发灶，若局部淋巴结能做到与支气管及组织切缘阴性（R0），又是一个非全肺切除的病例，经术前诱导化疗、手术及手术后辅助化疗后，其 5 年生存率有可能接近 30%~40%。

（3）对于ⅢA N2 病例的手术根治（自 20 世纪 70 年代至今一直是胸外科争论的问题），局部扩大切除的技术层面已经解决或已被掌握，当然，这些技术必须得到证实，而且这些标准只能在对纵隔内淋巴结及被肿瘤侵犯的组织学上降期，手术要求既要做到最低程度损伤，又要彻底非全肺切除（R0），根据现今新的治疗技术发展，推导出新的策划模式，从而引出对ⅢA N2 治疗策略：①术前化疗诱导 / 新的放疗技术（局部高辐射量技术），在 PET/CT 测控下的降期策略，又不是多站 N2 转移方可手术，并在术后行选择性辅助治疗；②今后在一个分子生物学引领肺癌治疗时代，对肺癌ⅢA N2 期的病例的外科介入将不再成为主流的主导地位，将会被更多的新技术挑战。

李厚文

2013 年 11 月 15 日

寄 语

当我为此书写完最后一份点评时，曾几度涌现出我在胸外科岁月中的日日夜夜！作为一名历史的见证者，作为对年轻医生成长的一份牵挂，将我的感想留给后来者，也是我们的责任。

中国的胸外科在二战后逐渐从大外科中分化出来，进入20世纪50年代，由于肺癌能在肺结核中被鉴别出来以及麻醉学的进步使正压开胸成为可能，自此，各大学的附属医院及大城市的中心医院逐渐将胸外科自结核病医院中分离、独立出来，尤其肺癌病例的逐日增加，胸外科几乎均以肺癌为主要病种，跃居食管癌之上。50年来，随着全世界肺癌之高发，中国也不例外地成为东方肺癌的高发国家之一，并受到国际重视，但肺癌的高发速度及其复杂性远远超出了胸外科医生的数量及质量的要求，尤其相关的学科——多学科综合实力，更显得滞后。面对这样一种现实，国家在“十二五”计划中将十大癌之首的肺癌列为主要病种进行全面干预！藉“吴阶平医学基金会”确立的“李厚文肺癌医学教育发展基金”为平台，在政府项目的支持下，组织中国医科大学及其附属第一医院、附属盛京医院、附属第四医院，辽宁省肿瘤医院，沈阳市胸科医院，盘锦市中心医院的中青年技术力量骨干编写此书：一是反映近年肺癌临床的实际情况以及折射出我们学术上的差距；二是为了建设培养一支文化素质与业务专长兼备的中青年学术团队。他们经过培训将具备对肺癌的早诊能力，并通过参与多学科会诊以达到规范治疗的目的。

我们共同处于国际上科学、经济迅猛发展、激烈竞争的年代，知识与力量交织在一起，瞬息万变！切望中青年同道、同学们一定要把握好自己的方向，将毕生精力贡献给伟大中华民族复兴的大业上。切记：科学尤其生命科学无捷径，要坚持自我自律，面对客观要求坚定树立为患者服务的信念。你们每天相遇的是正在痛苦中的患者，你能为他们解脱任何一件痛苦，都将增加你的难忘回忆！

为了能够使患者获得最好的生存质量，增加肺癌晚期的生命意义，国际上已将肿瘤的姑息治疗列入肺癌晚期的一项治疗，它不仅能延长患者的生存期，从中更能拓展中青年医生成长过程中的业务能力。一名肿瘤科医生尤其胸外科医生，他不仅仅是手术的强者，更应从全方位、多层面去理解患者的所思所想，不仅仅是疼患者之所疼，更要从人生中学会如何面对社会的责任。

医德医风是医生自律的体现，克己奉献是人生价值观的表现。青灯黄卷，不染风尘——愿将陪我一生的理念，与我的青年朋友分享，共勉！

李厚文

2013年11月25日

图书在版编目（CIP）数据

肺癌早期诊断与多学科治疗示例/李厚文主编. —北京：人民卫生出版社，2013.12

ISBN 978-7-117-18453-3

Ⅰ.①肺… Ⅱ.①李… Ⅲ.①肺癌-诊疗 Ⅳ.①R734.2

中国版本图书馆CIP数据核字（2013）第278061号

人卫社官网	www.pmph.com	出版物查询，在线购书
人卫医学网	www.ipmph.com	医学考试辅导，医学数据库服务，医学教育资源，大众健康资讯

肺癌早期诊断与多学科治疗示例

主　　编：李厚文
出版发行：人民卫生出版社（中继线 010-59780011）
地　　址：北京市朝阳区潘家园南里19号
邮　　编：100021
E - mail：pmph @ pmph.com
购书热线：010-59787592　010-59787584　010-65264830
印　　刷：北京盛通印刷股份有限公司
经　　销：新华书店
开　　本：889×1194　1/16　　印张：12.5
字　　数：423千字
版　　次：2013年12月第1版　2013年12月第1版第1次印刷
标准书号：ISBN 978-7-117-18453-3/R·18454
定　　价：95.00元
打击盗版举报电话：010-59787491　E-mail：WQ @ pmph.com
（凡属印装质量问题请与本社市场营销中心联系退换）